Zurück zur Natur?

Antje Flade

Zurück zur Natur?

Erkenntnisse und Konzepte der Naturpsychologie

Unter Mitarbeit von Gunter Mann, Hans-Joachim Schemel und Torsten Schmid

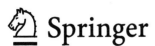 Springer

Antje Flade
Hamburg, Deutschland

ISBN 978-3-658-21121-9   ISBN 978-3-658-21122-6   (eBook)
https://doi.org/10.1007/978-3-658-21122-6

Die Deutsche Nationalbibliothek verzeichnet diese Publikation in der Deutschen Nationalbibliografie; detaillierte bibliografische Daten sind im Internet über http://dnb.d-nb.de abrufbar.

Springer ist ein Imprint der eingetragenen Gesellschaft Springer Fachmedien Wiesbaden GmbH und ist ein Teil von Springer Nature
Die Anschrift der Gesellschaft ist: Abraham-Lincoln-Str. 46, 65189 Wiesbaden, Germany

Vorwort

Mehrere Entwicklungen haben dem Thema Natur eine neue Aktualität beschert. Zu nennen sind die zunehmende Verstädterung und eine damit einhergehende bauliche Verdichtung, die der Natur in den Städten Flächen streitig macht, ein zunehmendes Gesundheitsbewusstsein und das Wissen, dass körperliche Bewegung im Freien gesund ist, das Umweltbewusstsein fördernde Leitbild der Nachhaltigkeit und schließlich auch die Digitalisierung der Gesellschaft, die den Menschen nicht nur in immer künstlichere Welten versetzt und ihn zunehmend von authentischen Naturerfahrungen abkoppelt, sondern die zugleich auch das Bewusstsein weckt, dass das ein Verlust an Lebensmöglichkeiten bedeuten könnte.

Die Natur mitsamt dem Mensch-Natur-Verhältnis ist ein außerordentlich umfangreiches Themenfeld, mit dem Forscher und Praktiker aus verschiedenen Wissenschaftsbereichen, Instituten, Unternehmen, Verbänden, Arbeitskreisen, Ausschüssen und Ämtern befasst sind. Im vorliegenden Buch wird die Natur aus psychologischer Perspektive betrachtet. Unter der Bezeichnung „Naturpsychologie" werden die psychologischen Konzepte, Modelle und empirischen Forschungsergebnisse, die sich mit dem Mensch-Natur-Verhältnis befassen, gebündelt. Die Naturpsychologie strebt wie die Umweltpsychologie allgemein eine Kooperation mit der Praxis an, denn sie möchte sich nicht mit der Beschreibung und Erklärung von Wirkungszusammenhängen begnügen, sondern, dem Motto von George Miller „to give psychology away" folgend, die gewonnenen Ergebnisse zum Wohle der Menschen und zum Schutz der natürlichen Umwelt auch nutzbringend anwenden. Diese fachübergreifende Vorgehensweise wird im vorliegenden Buch in der Weise praktiziert, indem Experten aus den Bereichen Stadt- und Landschaftsplanung und Tierschutz zu Worte kommen. Gunter Mann, der Biologie studiert hat, ist Experte für Gebäudegrün, Dach- und Fassadenbegrünung. Er ist bei Optigrün international AG als Prokurist tätig und zuständig für das Marketing mit den Aufgaben Öffentlichkeitsarbeit, Fortbildung, Werbung und Pressearbeit. Er hat den Abschn. 3.3 „Dachgärten in Wohnsiedlungen" verfasst. Hans-Joachim Schemel hat Landschaftsökologie und darauf aufbauend Stadtplanung studiert. Er ist Inhaber des Büros für Umweltforschung und Stadtentwicklung. Das von ihm und seinen Mitarbeitern konzipierte Konzept der Naturerfahrungsräume in der Stadt wurde in verschiedenen Städten umgesetzt. Von ihm stammt der Abschn. 6.4 „Naturerfahrungsräume in der Stadt". Natur ist indessen nicht nur grüne Natur, auch Tiere gehören dazu. Dem trägt der Abschn. 6.5 „Tiere in der Stadt" Rechnung, den der Biologe Torsten Schmidt verfasst hat. Er ist wissenschaftlicher Mitarbeiter des Bund gegen Missbrauch der Tiere e. V., Sachverständiger und Autor von Beiträgen zu tierschutzrelevanten Themen.

Ich danke den beteiligten Experten für ihre Mitarbeit, die es ermöglicht hat, den Anspruch der Naturpsychologie, fachübergreifend zu wirken, ansatzweise zu realisieren.

Zu wünschen ist, dass das interdisziplinäre Boot, auf dem Forscher und Praktiker zusammen zum Wohle der Natur und der Optimierung von Mensch-Natur-Beziehungen wirken, Fahrt aufnimmt. Dafür, dass das Boot gebaut werden konnte, sei dem Springer-Verlag und vor allem Frau Eva Brechtel Wahl, die das Buchprojekt auf den Weg gebracht hat, herzlich gedankt.

Hamburg   Antje Flade
Februar 2018

Inhaltsverzeichnis

Autorenverzeichnis

Über die Autorin

Dr. Antje Flade hat an der Universität Hamburg Psychologie studiert. Nach ihrem Diplom hat sie sich an der Technischen Universität in Darmstadt neben Seminaren über Entwicklungspsychologie für Lehramtskandidaten mit Grundfragen der Wahrnehmungspsychologie befasst und darüber promoviert. Anschließend war sie wissenschaftliche Assistentin im Psychologischen Institut der Universität Frankfurt. Zu ihren Aufgaben gehörte die methodische und allgemein psychologische sowie verhaltenstherapeutische Ausbildung von Psychologie-Studierenden. Ihrem Interesse folgend, nicht nur Grundlagenforschung zu betreiben und sich nicht allein mit der Wahrnehmung von Objekten (im Forschungslabor), sondern mit der Wahrnehmung der realen Umwelt zu befassen, war der Einstieg in die in Deutschland noch kaum verbreitete Umweltpsychologie. Sie bot Seminare zur Umweltwahrnehmung und Umweltpsychologie an. Es erfolgte ein Wechsel von Frankfurt nach Darmstadt in das Institut Wohnen und Umwelt (IWU), in dem sie bis 2006 als Umweltpsychologin in interdisziplinären Forschungsprojekten tätig gewesen ist. Während dieser Zeit war sie Lehrbeauftragte für Umweltpsychologie an verschiedenen Universitäten, darunter in Mainz, Tübingen, Hagen und Bern. Seit Ende 2006 lebt sie wieder in Hamburg. Sie ist Autorin zahlreicher Aufsätze und Sachbücher zu umweltpsychologische Fragestellungen, darunter der Wohn-, Architektur-, Mobilitäts-, Stadt- und Naturpsychologie.

Kontakt: awmf-hh@web.de

Mitarbeiterverzeichnis

Dr. Gunter Mann hat Biologie an der Universität Tübingen studiert. Schon in seiner Diplomarbeit als auch in seiner Dissertation befasste er sich mit begrünten Dächern. Von 1993 bis 1999 war er Angestellter bei der Firma Harzmann, optima-Zentrale Süd in der Abteilung „Anwendungstechnik; Forschung und Entwicklung". Seit 2000 ist er bei Optigrün international AG tätig, seit Mai 2013 als Prokurist und als Leiter Marketing u. a. mit den Aufgaben Öffentlichkeitsarbeit, Seminare/Fortbildung, Werbung, Fachpresse. Von 2001 bis 2003 war er im Vorstand der Fachvereinigung Bauwerksbegrünung e.V. tätig, seit 2003 ist er dort als Präsident mit Führungsaufgaben, Veranstaltungen, Öffentlichkeits- und Lobbyarbeit und der Organisation von Kongressen wie dem Weltkongress Gebäudegrün 2017 befasst. Er betreut Diplom-, Bachelor- und Masterarbeiten an verschiedenen Fachhochschulen, hält Fachvorträge, veröffentlicht in Fachzeitschriften und Büchern zum Thema Dach- und Fassadenbegrünung. Er ist Autor des Kinderbuchs „Vier Freunde finden eine neue Heimat". Er ist verantwortlicher Redakteur des Fachmagazins „Gebäude-Grün" und des Unternehmensmagazins „Der Dachbegrüner" sowie Mitglied im FLL-Arbeitskreis Dachbegrünung, im zugehörigen Regelwerksausschuss (RWA) und im FLL-Regelwerksausschüsse „Verkehrsflächen auf Bauwerken", Fassadenbegrünung" und „Regenwassermanagement".
Kontakt: mann@fbb.de und info@optigruen.de

Dr. Hans-Joachim Schemel studierte an der Technischen Universität München Landschaftsökologie und darauf aufbauend Stadtplanung. An der Universität in Dortmund hat er über die Umweltverträglichkeit von Großprojekten promoviert. Er war acht Jahre lang im Münchner Alpeninstitut für Entwicklungsplanung Projektleiter und ist seit 1983 Inhaber des Büros für Umweltforschung und Stadtentwicklung (München und Leipzig). Im Auftrag von staatlichen Institutionen auf Bundes- und Länderebene, von Kommunen, Stiftungen, Verbänden und Bürgerinitiativen hat er zusammen mit seinen Mitarbeitern interdisziplinär geforscht und Gutachten erstellt. Seine Themenschwerpunkte liegen in den Bereichen Siedlungsentwicklung, umweltverträglicher Verkehr, Sport, Tourismus sowie Naturschutz und Naturerfahrung. Er war öffentlich bestellter und beeidigter Sachverständiger für Umweltverträglichkeitsprüfung und Lehrbeauftragter der TU München für das Fachgebiet „Freizeit- und Erholungsplanung" und ist Sprecher des bundesweiten Arbeitskreises Städtische Naturerfahrungsräume (www.naturerfahrungsraum.de). Er hat zahlreiche Aufsätze und Sachbücher veröffentlicht.
Kontakt: schemelhj@aol.com

Torsten Schmidt studierte Biologie an der Johannes Gutenberg-Universität in Mainz sowie an der Gesamthochschule in Essen. Bevor er für sieben Jahre die Leitung des Tier-, Natur- und Jugendzentrum in Weidefeld des Deutschen Tierschutzbundes e.v. übernahm, arbeitete er als wissenschaftlicher Referent im Bereich Natur- und Artenschutz in der Tierschutzakademie des Deutschen Tierschutzbundes in München. Seit 2008 ist er wissenschaftlicher Mitarbeiter des Bund gegen Missbrauch der Tiere e.V. und vertritt diesen Verband in mehreren Landestierschutzbeiräten. Einer der Schwerpunkte seiner Tätigkeit ist die Wildtierhaltung. So war er unter anderem im Auftrag des Bundeslandwirtschaftsministeriums mehrfach berufener Sachverständiger bei der Überarbeitung von Gutachten zur Haltung bestimmter Wildtierarten. Er ist Autor zahlreicher Beiträge zu tierschutzrelevanten Themen und wohnt in Kappeln in Schleswig-Holstein.

Kontakt: torsten.schmidt@bmt-tierschutz.de

Einleitung 1

1.1 Zurück zur Natur?

Der Appell „Zurück zur Natur" bringt einen Missstand zum Ausdruck. Auch wenn er sich nicht in den Schriften von Jean-Jacque Rousseau findet, dem er zugeschrieben wird, so spiegelt er doch seine Gesellschaftskritik wider (Landgrebe 2012). Rousseau blickte auf eine Gesellschaft mit selbstsüchtigen, missgünstigen, eitlen und unehrlichen Menschen. Den Grund für ihre Boshaftigkeit und Selbstsucht sah er in der widernatürlichen Vergesellschaftung und übermäßigen Kultivierung. Er glaubte, dass der Mensch von Natur aus gut ist, dass jedoch die Zivilisation und alles, was dazu gehört und sich daraus entwickelt, ihn böse gemacht hat. Nur in kleinen, überschaubaren und *naturnahen* Gemeinschaften könnten die Menschen gut und sozial sein. Deshalb sollte allzu viel Zivilisierung zurück geschraubt und sollten kleinere „natürliche" Gemeinschaften gebildet werden. Dazu ist es bisher nicht gekommen – ganz im Gegenteil. Denn statt in kleinen naturverbundenen Gemeinschaften leben die Menschen heute in einer globalisierten Welt überwiegend in großen Städten fern der Natur und immer seltener in kleinen dörflichen Gemeinschaften. Wären die Überlegungen Rousseaus zutreffend, müssten die Menschen inzwischen noch böser und selbstsüchtiger sein, als sie es im 18. Jahrhundert gewesen sind.

Die Naturferne der Menschen nimmt allein schon dadurch zu, dass die in den großen Städten lebenden nachwachsenden Generationen die Natur immer weniger kennenlernen und eine gebaute Umwelt ohne grüne Natur für das Normale halten, so dass sie auch keinen Wunsch mehr nach einem kurzen oder auch etwas länger dauerndem „Zurück zur Natur" verspüren. Beschleunigt wird diese Entwicklung noch durch die Vermittlung eines negativen Naturbilds: „Unsere Gesellschaft bringt den jungen Menschen bei, unmittelbare Naturerfahrungen zu meiden … Medien und Eltern jagen

© Springer Fachmedien Wiesbaden GmbH, ein Teil von Springer Nature 2018   1
A. Flade, *Zurück zur Natur?*,
https://doi.org/10.1007/978-3-658-21122-6_1

unseren Kindern buchstäblich Angst vor Wald und Flur ein … Aber wenn Kinder und Jugendliche immer weniger Zeit in der freien Natur zubringen, verengt sich ihr sinnlicher Wahrnehmungshorizont …" (Louv 2011, S. 17). Es trifft nicht nur für Kinder zu, sondern allgemein gilt, dass ein Mensch, der die Natur nicht kennt, sie auch nicht vermisst.

Auf der anderen Seite setzen sich viele Gruppen und Organisationen wie Umwelt- und Tierschützer, Bürgerinitiativen, Naturschutzverbände, Stadt- und Landschaftsplaner, Ökologen und Naturwissenschaftler, Umweltsoziologen und Umweltpsychologen usw. für den Erhalt der Natur ein. Das große Interesse an Naturfragen spiegelt sich in der steigenden Zahl an Publikationen wider, die sich mit den irreversiblen Schädigungen der natürlichen Umwelt und den Folgen der zunehmenden Verstädterung befassen. Ein weiterer Grund für das wachsende Interesse an der Natur, auf den Hartig et al. (2014) hingewiesen haben, ist das zunehmende Gesundheitsbewusstsein in der Bevölkerung. Dieses bewirkt, dass man sich wieder der Natur zuwendet.

In der mythologischen Vorzeit, als die Menschen im Paradies lebten, gab es reichlich und ausschließlich Natur. Sich eine Hütte zu bauen, die vor wilden Tieren und ungünstigen Witterungen schützt, war im Paradies nicht erforderlich. Adam und Eva brauchten zu diesem Zeitpunkt noch keine gebaute Umwelt und keinerlei Technik, denn sie waren Teil der natürlichen Umwelt, die man sich als eine harmonische Gesamtheit im ewigen Stillstand vorstellte. Nachdem jedoch Eva ihre Neugier nicht hat bezähmen können und dadurch dieser Idylle ein Ende bereitet hatte, mussten die Ureltern der Menschheit das Paradies verlassen. Seitdem müssen die Menschen mit der unwirtlichen Umwelt, in die sie hineingestoßen wurden, zurechtkommen. Adam erfand eine Hacke, mit der er den Boden lockern und beackern konnte (Heßler 2012). Die Vertreibung aus dem Paradies und die unmittelbaren Folgen wurden in vielen Kunstwerken dargestellt (Abb. 1.1).

Die Geschichte besagt:

- Menschen sind neugierig, sie streben nach Erkenntnissen.
- Sie nutzen ihre Erkenntnisse, um in unwirtlichen Umwelten überleben und sich ein mehr oder weniger komfortables Habitat zu schaffen.

Leben in technischen Kulturen bedeutet, sich von der Natur und den biologisch-natürlichen Ursprüngen zu entfernen (Heßler 2012). Ein Zurückkehren in den technikfreien Urzustand ist sicherlich keine Option. Der Aufruf „Zurück zur Natur" meint heute, sich auf den Erhalt der Natur zu besinnen und sie nicht im Übermaß zu nutzen oder aus dem Wege zu räumen.

Abb. 1.1 Adam mit
Hacke. (Szene aus dem
Grabower Altar von
Meister Bertram aus dem
14. Jahrhundert in der
Hamburger Kunsthalle)

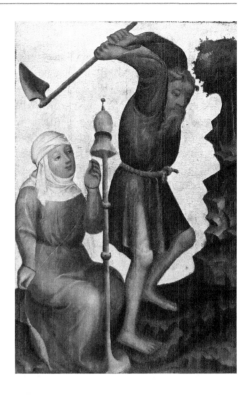

Ein schlichter Grund für den Erhalt der Natur und deren Schutz ist, dass der Mensch ein körperlich biologisches Lebewesen ist und sein Wohlergehen von der Intaktheit seiner Umwelt abhängt. „Menschen sind nicht nur symbolisch interagierende, kulturell geprägte, sondern auch biologische Wesen. Menschen sind von natürlichen Umweltbedingungen abhängige, gesundheitlich sehr verletzliche Teile des biophysischen Systems Erde" (Brand 2014, S. 14). Auch in künstlichen Umwelten bleibt der Mensch ein körperliches Wesen und ist über materielle und energetische Austauschprozesse mit der physischen Umwelt untrennbar verbunden. Er braucht also gar nicht in die Natur zurück zu kehren, denn er ist als körperliches Lebewesen ohnehin fest darin verankert. Der Mensch benötigt die Natur allein schon, um seine existenziellen Bedürfnisse befriedigen zu können.

Nachdem Adam und Eva den Apfel vom Baum der Erkenntnis probiert hatten und aus dem Paradies vertrieben worden waren, mussten sie sich, um leben und überleben zu können, unter widrigsten Umständen einen neuen Lebensraum schaffen. Der Drang nach Wissen, der die Menschen, seit sie vom Baum der Erkenntnis gegessen haben, nie wieder los gelassen hat und sie zu intelligenten Lebewesen hat werden lassen, kam ihnen dabei zugute. Sie lernten es, Techniken zu entwickeln und sich in der Welt jenseits des Paradieses einzurichten. Wie die spektakulären Bauwerke und Projekte der heutigen Zeit vor Augen führen, hat es der Mensch dank seiner Neugierde, seines erworbenen Wissens, seines Erfindungsgeists und seines technischen Könnens weit gebracht. Er kann funktionale und komfortable Umwelten herstellen, die mit den schlichten Hütten der Ureltern nichts mehr gemein haben. Mit Computern und Grafikprogrammen kann er höchst komplexe Formen entwerfen, berechnen und realisieren. Er kann die Natur *nachahmen* und kehrt auf diese Weise zur Natur zurück. Gestaltungsprinzipien einer anthroposophischen bzw. biomorphen Architektur, d. h. sich an der Natur orientierenden Formen sind:

- Alle Formen sind weich, strikte Rechtwinkligkeit und Eckigkeit werden vermieden.
- Das Gebaute ist differenziert, wobei die Teile ein kohärentes Ganzes bilden; Collagen von isolierten, unverbundenen Elementen sind unnatürlich und deshalb unerwünscht.
- Variationen sind erlaubt, nicht aber bloße Wiederholungen.

In der Natur – dem großen Vorbild – sind die vielfältigsten Formen anzutreffen, man trifft auch – wenn auch selten – auf rechtwinklige Formen (Abb. 1.2).

Das Ergebnis einer sich an natürlichen Formen orientierenden Architektur sind Bauten, die lebenden Wesen, Pflanzen oder Bäumen ähneln[1]. Ein Beispiel ist die pilzähnliche Steinkirche in Cazis im schweizerischen Kanton Graubünden (Abb. 1.3).

---

[1]Stilmerkmale der anthroposophische Architektur sind gerundete organische Formen. Des Weiteren werden natürliche Farben als Lasuren und natürliche Materialien verwendet. https://de.wikipedia.org/wiki/Anthroposophische_Architektur, abgerufen am 13.12.2017.

Mit „biomorph" bezeichnet man künstliche, organisch anmutende Gebilde und Abbildungen, die lebenden Wesen oder deren Teilen oder biologischen Produkten ähneln. https://de.wikipedia.org/wiki/Biomorph, abgerufen am 30.09.2017.

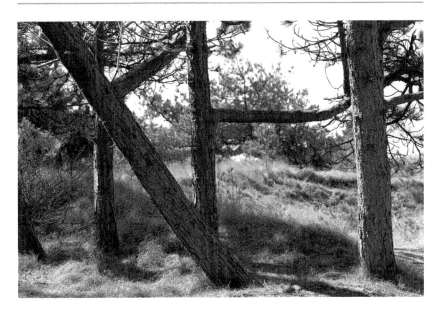

Abb. 1.2 Ungewöhnliche Formen in der Natur

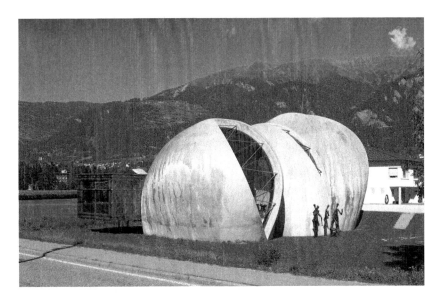

Abb. 1.3 Nachahmung der Natur beim Bauen

1.2   Natur: Begriff und Themen

1.2.1   Natürliche und kulturelle Umwelt

Um die vielfältigen Wirkungen von Natur auf den Menschen erfassen und diese in einen größeren theoretischen Rahmen einordnen zu können, ist eine Differenzierung des Globalbegriffs „Natur" unumgänglich. Nur dann lässt sich auch sagen, welche Natur gemeint ist, zu der zurückzukehren sich der Mensch anschicken sollte. Sicherlich ist es nicht die lebensfeindliche und überwältigende Natur, die bei Naturkatastrophen, denen der Mensch nichts entgegen zu setzen vermag, sichtbar zutage tritt. „Nature is not always nice. Nature is far from restorative when it delivers storms, wildfires, temperature extremes, earth-quakes, tsunamis, volcanic eruptions, and meteors" (Gifford 2014, S. 559).
Was ist nun also Natur?

- Natur ist all das, was auch ohne den Menschen und sein Tun existieren würde.
- Natur umfasst organische (belebte) und anorganische (unbelebte) Materie.
- Natur existiert in unterschiedlichen Größenordnungen. Das Spektrum reicht vom Blütenblatt bzw. der Waldamsel über eine Naturlandschaft bis hin zum Kosmos.
- Es gibt keinen Stillstand, die Natur ist in einem ständigen Wandel begriffen.

Die Begriffe „Natur" und „natürliche Umwelt" werden wie bei Hartig et al. (2014) synonym verwendet: „'Nature' overlaps substantially with 'natural environment', an environment with little or no apparent evidence of human presence or intervention, and the two terms have been used interchangeably" (S. 208). Bereits Hellpach (1924), der als Pionier der Umweltpsychologie gilt, hatte die natürliche Umwelt als den Teil der Umwelt definiert, der unabhängig vom Menschen existiert, der kein Produkt menschlicher Aktivitäten und Interventionen ist und der sich nach eigenen Gesetzen entwickelt. Die natürliche Umwelt besteht aus anorganischer (unbelebter) und organischer (belebter) Materie. Unbelebt sind Boden, Wasser, Wetter, Klima, Luft, Sonnenlicht, Atmosphäre, Wärme, Temperatur, Strömungen, chemische Stoffe, kosmische Einflüsse usw., belebte Materie sind Pflanzen, Tiere und der Mensch.
Als kulturelle Umwelt hat Hellpach den Teil der Umwelt ausgemacht, den es ohne Tun des Menschen nicht geben würde. Die kulturelle Umwelt ist „manmade", sie besteht aus materiellen und immateriellen Dingen wie Ritualen, Normen, Religionen, Mythen, Gesetzen, Sprachen und Symbolen. Ausgangspunkt

ist die Natur, die sich der Mensch aneignet. Dabei ist zwischen zwei Ebenen zu unterscheiden: der Umweltaneignung durch die Menschheit und der Aneignung der Umwelt durch den einzelnen Menschen. Dementsprechend hat Graumann (1996) zwischen einer überindividuellen anthropologischen und einer individuell psychologischen Umweltaneignung differenziert. Die Erfindung des Ackerbaus und die Domestizierung von Tieren sind Beispiele für die anthropologische Ebene der Aneignung. Ein einzelner Mensch, der sich seine Umwelt aneignet, verwandelt einen neutralen „space" in einen persönlich bedeutsamen „place". Diese Umwandlung muss nicht äußerlich für jedermann sichtbar sein. Auch der Erwerb einer kognitiven Karte ist Umweltaneignung; es sind alle diejenigen Handlungen eines Menschen, bei denen er eine Umwelt sichtbar verändert oder sie kognitiv in Besitz nimmt (Graumann 1996).

Meistens ist es die Welt der Pflanzen bzw. die *grüne* Natur (green space), die in den Sinn kommt, wenn der Appell „Zurück zur Natur" erschallt. Auch umweltpsychologische Forschungsprojekte beziehen sich zum größten Teil auf das Verhältnis zwischen Mensch und *grüner* Natur. Untersuchungen zu Mensch-Tier-Beziehungen und den Wirkungen von Tieren auf Menschen sind, wie Bergler (2009) bemerkt hat, im Vergleich dazu rar. Welch enorme Bedeutung Tiere indessen für den Menschen haben, zeigt sich z. B. daran, dass man sie zu Sternzeichen am Himmel und damit in eine überirdische Sphäre entrückt hat, und Götter die Gestalt eines Tieres annehmen wie z. B. der ägyptische Gott Horus die Gestalt eines Falken. Tiere werden verehrt und geliebt, aber auch genutzt. In dieser Ambivalenz spiegelt sich die Vielfalt der Mensch-Tier-Beziehungen wider[2].

Die Begriffe „green space" und „grüne Natur" werden synonym verwendet. Sie bezeichnen die Pflanzenwelt, auch wenn diese nicht durchweg grün ist. Zunehmend ins Blickfeld rücken Gewässer als erholsame Naturumwelten, die als blue spaces oder, wenn sie sich in städtischen Räumen befinden, als „Stadtblau" bezeichnet werden (Kistemann et al. 2010). Auch wenn green und blue spaces auf die Farben grün und blau verweisen, so ist die grüne Natur ebenso wenig stets grün wie die Gewässer blau. Zutreffender ist dagegen die Bezeichnung „white space" für eine Schneelandschaft, die Korpela et al. (2014) verwendet haben,

---

[2]Diese Ambivalenz kommt in der Ausstellung „Tiere" vom 03.11.2017 bis 4. März 2018 im Museum für Kunst und Gewerbe in Hamburg zum Ausdruck. Die vielfältigen Mensch-Tier-Beziehungen werden drei Kategorien zugeordnet: Respekt (Tiere können etwas, was der Mensch nicht kann), Harmonie (das Tier als Begleiter und Gefährte) und Unterwerfung (das domestizierte und genutzte Tier).

wobei sie darauf hingewiesen haben, dass Schnee bedeckte Landschaften nicht immer und nicht überall, wie z. B. in Finnland im Winter, zu finden sind. Anders als bei den green und blue spaces sind die Wirkungen von white spaces (im Sinne von Schneelandschaften) auf den Menschen empirisch noch kaum erforscht (Korpela et al. 2014)[3].

Nicht nur wegen der vielen Arten, sondern auch wegen der variierenden Größenordnung (scale) ist der Begriff „Natur" im wahrsten Sinne des Wortes allumfassend. Natur reicht von einzelnen Elementen bis hin zu umgrenzten bis grenzenlosen Umwelten. Natur kann eine kleine Pflanze sein, die man wie ein Objekt betrachten kann, und etwas Umgebendes, in dem man selbst ein Teil ist. Eine umgebende ist Welt kann man nicht wie ein Objekt auf einen Blick erfassen, man muss sich in der Umwelt fortbewegen, um sie wahrnehmen und sich ein Bild von ihr machen zu können. Die Umwelt kann man nicht beobachten, man muss sie erkunden, was räumliche Mobilität erfordert (Flade 2013). Natur reicht von der Mikro- bis hin zur Makroebene. Die Skala ist kein absoluter Maßstab, denn die Kategorisierung hängt auch davon ab, welcher Umweltausschnitt betrachtet wird. So kann die Mikroebene ein einzelnes Tier, die Mesoebene das Tier in einem etwas größeren Ausschnitt und die Makroebene das Tier in einer Landschaft sein (Abb. 1.4). Im Universum, in dem Entfernungen in astronomischen Einheiten[4] und Lichtjahren gemessen werden, würde man die Sonne mitsamt ihren Planeten der Mikroebene zuordnen, die Mesoebene wäre die Galaxis der Milchstraße, die Makroebene der gesamte Kosmos.

Die Differenzierung zwischen natürlicher und kultureller Umwelt ist insofern „graue Theorie"[5], als man in den Lebenswelten des Menschen durchweg auf Mischungen trifft. Martens und Bauer (2014) haben mit der Konzeption eines Kontinuums „natürlich – künstlich" einen Ansatz geliefert, um die unterschiedlichen Varianten von Überlappungen von natürlicher und kultureller Umwelt zu verorten (Abb. 1.5).

Auf diesem Kontinuum beschreiben Martens und Bauer verschiedene Zwischenstufen:

„Naturnah" ist eine zeitweilig landwirtschaftlich genutzte Fläche, *„naturfern"* deren Intensivnutzung, *„naturfremd"* sind flächenhafte Monokulturen

---

[3]Der Begriff „Weißraum" wird für typografischen Leerraum verwendet, im Zusammenhang mit einer Schnee bedeckten Landschaft ist er kaum gebräuchlich.

[4]Die Astronomische Einheit der mittlere Abstand zwischen Erde und Sonne.

[5]„Grau, teurer Freund, ist alle Theorie und grün des Lebens goldner Baum" spricht Mephisto in Goethes Faust.

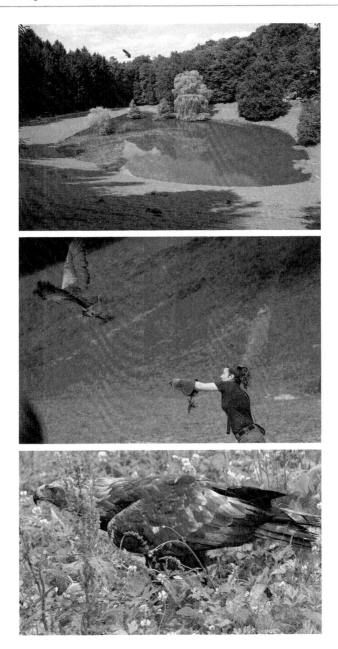

Abb. 1.4 Ebenen von Natur

Natürlichkeit				Künstlichkeit
natürlich	naturnah	naturfern	naturfremd	künstlich

Abb. 1.5 Kontinuum natürlich – künstlich. (Martens und Bauer 2014, S. 276)

oder barocke Gartenanlagen. Als Beispiel für die Kategorie „*künstlich*" führen sie großflächige Veränderungen der Landschaft durch massive Erdbewegungen beim Straßen- und Siedlungsbau an. Beispiele für den Endpunkt „*natürlich*" sind vom Menschen unberührte Umwelten, die er nicht verändert und in „man made environments" verwandelt hat. In dem Moment, in dem der Mensch diese unberührte Natur betritt und beginnt, sie zu erforschen und zu nutzen, hört sie auf, Wildnis zu sein Auf dem Kontinuum „natürlich – künstlich" stellt sich das als Verschiebung von „natürlich" zu „naturnah" dar.

Doch es gibt natürliche Umwelten, die sich jeder Umweltaneignung entziehen. Es sind Regionen, in denen die Lebensbedingungen für Menschen so extrem sind, dass sie dort nur mit einer speziellen Ausrüstung und nur vorübergehend leben können. Ein Aufenthalt auf einer Forschungsstation in der Antarktis, einer extremen Naturumwelt, ist zweifellos eine schwere Belastung, erkennbar an den Symptomen Deprimiertheit, Nervosität, Einsamkeitsgefühlen, Schlafstörungen, ständiger Müdigkeit, Gereiztheit und übermäßigem Kritisieren der anderen, Schwierigkeiten sich zu konzentrieren und Ruhelosigkeit (Palinka 1991). Regionen mit extremen Klimata sind natürliche, aber lebensfeindliche Umwelten. Auch nicht von Menschen wirtschaftlich genutzte Moorlandschaften repräsentieren den Pol „natürlich". Wegen ihres fehlenden festen Bodens sind sie als Lebensraum für den Menschen nicht geeignet (Abb. 1.6). Durch Senkung des Wasserspiegels werden sie nutzbar.

Von etwaigen Nutzungs- und Forschungsinteressen abgesehen fragt es sich, warum sich der Mensch überhaupt mit diesen Extrem-Regionen befasst. Es könnte die Sehnsucht des Menschen nach dem Natürlichen und Ursprünglichen sein. Unwirtliche Gegenden, die sich einer Aneignung durch den Menschen entziehen, werden zu „Sehnsuchtsorten", Umwelten, die ganz anders sind als der eigene allzu vertraute Lebensraum. Boesch (1998) hat dazu gemeint: „Die Sehnsucht verspricht uns eine Alternative zu einem „Ist-Zustand", dem Erleben einer Gegenwart, die uns Wesentliches vorzuenthalten scheint" (S. 16).

Es sind die künstlichen und naturfernen Lebensumwelten des Menschen, bei denen ein „Zurück zur Natur" in Erwägung zu ziehen wäre. Die Zielvorstellung ist dabei jedoch nicht die ursprüngliche Wildnis, zu der man aus einer

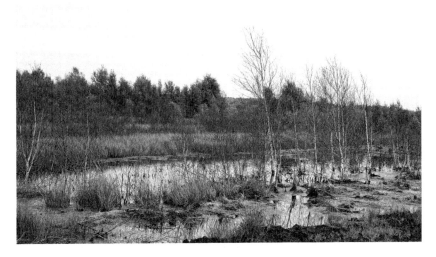

Abb. 1.6 Moor

technischen, hochgradig kultivierten Lebenswelt entflieht. Wie das Ziel aussehen könnte, haben Martens et al. (2011) in einer Untersuchung herausgefunden. Sie verglichen das Wohlbefinden von Versuchspersonen nach einem 30-minütigen Spaziergang in zwei unterschiedlichen Waldtypen. Der eine Typ war ein verwilderter forstwirtschaftlich nicht genutzter Wald mit hoher Vegetationsdichte (wild forest), der andere ein gepflegter Wald mit geschichteter Holzernte am Wegesrand und geringer Vegetationsdichte (tended forest). Die Versuchspersonen aus dem universitären Umfeld in Zürich wurden per Zufall einer der beiden Gruppen zugeteilt. Die einen gingen in dem „wild forest", die anderen in dem „tended forest" spazieren. Ihr Wohlbefinden wurde mit verschiedenen Skalen erfasst, auf denen angegeben werden soll, inwieweit eine Aussage zutrifft. Es zeigte sich, dass sich die Spaziergänger nach dem Gang durch den gepflegten Wald wohler fühlen als nach dem Gang durch den verwilderten Wald, der etwas Beunruhigendes ausstrahlte.

Dieses Ergebnis lässt sich indessen nicht verallgemeinern, denn es hängt von der jeweiligen Situation, den Personen und ihren Absichten und schließlich auch davon ab, welche Wirkungen erfasst werden. So stellten Lee et al. (2017) fest, dass eine „Waldtherapie" in Form eines halbtägigen, mit therapeutischen Maßnahmen verbundener Aufenthalt im Wald je nach Art des Waldes unterschiedlich erfolgreich war. Der verwilderte Wald (wild forest) erwies sich als die heilsamere

Umwelt. Es macht einen Unterschied, ob man einen Spaziergang macht oder sich einer therapeutischen Behandlung unterzieht. Individuell unterschiedlich sind auch die Bedürfnisse und Absichten. Verlangt es einen Menschen nach andersartigen, spannenden Erlebnissen, wird er einen wildnisartigen Wald vorziehen. Will er sich entspannen und erholen, wird es ihn kaum in die Wildnis ziehen.

In der Lebenswelt des Menschen sind Natur und Kultur eng miteinander verwoben. Der Mensch eignet sich die Natur an und nutzt deren Ressourcen. Er baut einen Schiffsanleger und Deiche und verändert dabei die Meeresküste (Abb. 1.7).

Oder er baut Staumauern in Flüsse und nutzt die Energie fallenden Wassers. Die dabei entstandenen Stauseen machen durchaus einen natürlichen Eindruck, ähnlich wie ein großer Nationalpark wie eine ursprüngliche Landschaft aussieht.

Böhme (1989) hat von einer „Allianztechnik" gesprochen: Die Natur wird nicht bis zur Unkenntlichkeit umgeformt, sondern die gestalterischen Eingriffe und Veränderungen fügen sich so ein, dass dabei etwas stimmiges Neues heraus kommt. Für eine gelungene Allianz hat Böhme den englischen Landschaftsgarten gehalten, bei dem sich, wie Böhme gemeint hat, natürliche und kulturelle Umwelt harmonisch zusammenfügen und ein kohärentes Ganzes bilden.

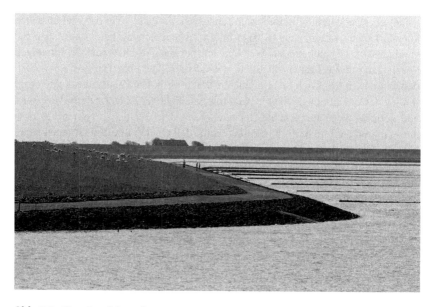

Abb. 1.7 Gestaltete Meeresküste

Es sind mehr oder weniger gelungene Mischungen, so dass es nicht paradox ist, wenn man von einer *künstlichen* Natur spricht (Böhme 1992). Die Natur dient als Vorbild und Muster, das nachgeahmt wird. Künstliche Pflanzen lassen sich mitunter auf den ersten Blick kaum von echten Pflanzen unterscheiden. Eine Fortentwicklung der Allianztechnik hat Böhme (1992) in der Supertechnologie gesehen, darunter insbesondere der Biotechnologie, die es dem Menschen ermöglicht, die Regie über seine körperliche Existenz zu übernehmen.

Materielle Ressourcen findet der Mensch in der Natur. Diese werden verbaut oder überformt, z. B. werden angepflanzte Bäume auf einem Boulevard so geschnitten, dass sie Schatten spenden, was die Aufenthaltsqualität des öffentlichen Raums vor allem in sonnenreichen südlicheren Ländern steigert (Abb. 1.8).

Der Mensch legt Stadtparks an und erschafft Hügel durch Bodenaushub und kunstvolle Bodenmodellierungen. Und er bahnt sich einen Weg und stellt Verkehrsschilder auf, um die individuellen räumlichen Fortbewegungen zu koordinieren und zu regeln. Dabei kann es leicht zu einer „Überkultivierung" kommen (Abb. 1.9).

Als mobiles Lebewesen kann der Mensch „Aus grauer Städte Mauern durch Wald und Feld ziehen", er kann die als trostlos und beengend wahrgenommene Stadt hinter sich lassen. Doch Wald und Feld sind oft keine authentische natürliche Umwelt mehr. Es ist eine längst angeeignete Natur mit Wegweisern, Lehrpfaden, gebahnten Wanderwegen, es sind Landschaftsparks, touristisch vermarktete

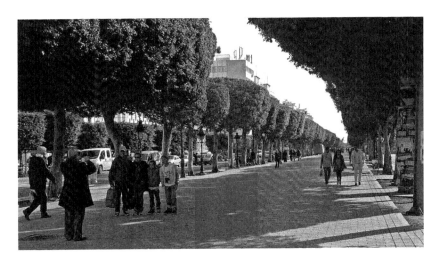

Abb. 1.8 Boulevard mit Bäumen in Tunis

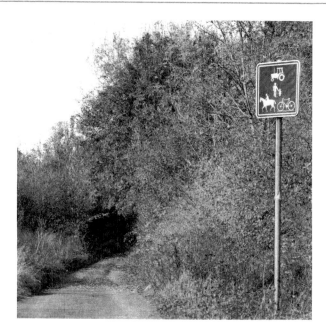

Abb. 1.9 Shared Space. (Mit freundlicher Genehmigung des Büros für Stadt- und Verkehrsplanung Dr.-Ing. Reinhold Baier GmbH in Aachen)

Nationalparks und Naturschutzgebiete. Auch die von Wandertouristen besuchten
Landschaften sind keine unberührte Natur, wie Reis (2012) am Beispiel Neuseeland geschildert hat. Es gibt dort ein ausgedehntes System an großen Nationalparks. Auch wenn die Authentizität der Naturlandschaft gepriesen wird, so ist es
nicht mehr die ursprüngliche Natur, sondern eine „commodified nature", eine in
ein Wirtschaftsgut umgewandelte Natur, die attraktiv für Wandertouristen ist.

Kulturelle Produkte sind auch die Landschaften, die bei Renaturierungs-
projekten in ehemaligen Bergbau-Gebieten geschaffen werden und keinesfalls
einen künstlichen Eindruck machen. Ein Beispiel ist das ausgedehnte Areal
im Süden von Leipzig, in dem seit langem Braunkohle abgebaut wird. Die
Bereiche, in denen die Vorräte erschöpft sind, werden in Seenlandschaften mit
Bootsanlegestellen und Freizeiteinrichtungen oder Felder verwandelt. Um den
Prozess der Renaturierung und die Umwandlung in eine ansprechende Landschaft zu beschleunigen, wartet man nicht ab, bis sich Bäume, Sträucher und
Gräser von allein ansiedeln, sondern man begrünt die Landschaft mit einem

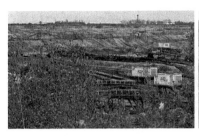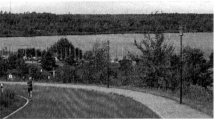

Abb. 1.10 Zerstörte und neu entstandene Landschaft

Hydroseeder Verfahren[6]. Der Mensch schafft so in vergleichsweise kurzer Zeit green und blue spaces, die sich von einer natürlichen Landschaft kaum mehr unterscheiden (Abb. 1.10). Der Eindruck ist vielmehr, dass es schon immer so gewesen ist. Vom Erscheinungsbild her würde man die Landschaft weitgehend der Kategorie „natürlich" zuordnen. Doch es ist eine nachgeahmte Naturlandschaft, eine von Menschen hergestellte Natürlichkeit.

Eine andere Art des Umgangs mit einer ehemals genutzten Natur ist der Verzicht auf Eingriffe. Orte, die verlassen wurden, wo seit Langem niemand mehr wohnt oder die natürlichen Ressourcen ausgeschöpft wurden, werden über kurz oder lang wieder zur Wildnis. Sie werden von der Vegetation überwuchert. Hier kommt es zu einem „Zurück zur Natur" ohne menschliches Zutun. Solche Landschaften sowie Gebäude, die nicht mehr gebraucht und verlassen werden, sind „lost places". Beispiele sind verfallende Industrieanlagen, nicht mehr gebrauchte Bahnanlagen und überflüssig gewordene Tankstellen (Abb. 1.11). Man überlässt das nicht mehr gebrauchte Gebaute der Natur. Hier kehrt nicht der Mensch selbst zur Natur zurück, sondern das, was er dereinst einmal hergestellt und genutzt hat.

Diese Art der Rückkehr wird indessen durch nicht recycelbare Materialien, durch Schad- und Giftstoffe und stark kontaminierte Böden erschwert (Abb. 1.12). Dennoch gibt man sich optimistisch. So heißt es z. B. auf einem

---

[6]Es handelt sich um ein ingenieurbiologisches Verfahren zur schnellen Begrünung von Flächen. Bei der Hydrosaat werden Saatgut, Mulchstoffe, Dünger, Bodenhilfsstoffe und organischer Kleber mit Wasser (Trägersubstanz) vermischt. Diese Mischung wird auf die zu begrünenden Flächen verteilt. https://de.wikipedia.org/wiki/Hydrosaat, abgerufen am 10.10.2017.

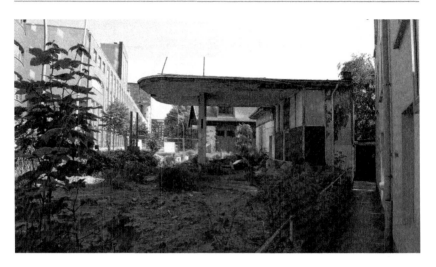

Abb. 1.11 Lost place

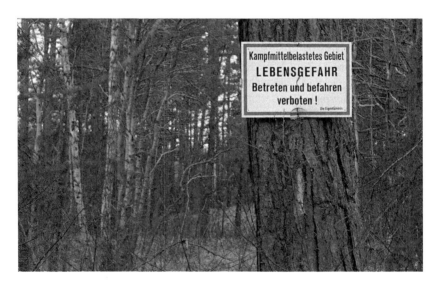

Abb. 1.12 Kampfmittelbelasteter Wald

Hinweisschild: „Geblieben sind in Peenemünde die Ruinen der militärischen Nutzung, die *allmählich* von der Natur zurück erobert werden".

Im Wort *allmählich* deutet sich an, dass sich dieser Prozess über sehr lange Zeiträume erstrecken kann. So sind die verheerenden Wirkungen der Reaktorkatastrophe von Tschernobyl im April 1986 auch nach über drei Jahrzehnten noch immer unübersehbar, wie Berichte und Bilder aus dem Sperrgebiet vor Augen führen (Ludwig 2014). Eine „Renaturierung" ist hier noch nicht absehbar.

Die Umwandlung von Industriebrachen, ehemaligen Wohn- und Gewerbegebieten, Bahnanlagen und Truppenübungsplätzen in green spaces und Parklandschaften ist eine naheliegende Lösung (Kühn und Prominski 2009). Beispiele sind der Emscherpark, ein Landschaftspark im nördlichen Ruhrgebiet, sowie die Landschaftsparks im Süden von Leipzig, die nach dem Abbau von Braunkohle aus den ausgedehnten Brachen entstanden sind. Sie wurden „renaturiert", d. h. in eine Landschaft verwandelt, die einen natürlichen Eindruck macht.

Renaturierung wie bei den Lost Places, bei denen die Natur selbst die Renaturierung vornimmt, ist nicht immer erwünscht. Bei archäologischen Ausgrabungsstätten möchte man ein „Zurück zur Natur" unterbinden, um sie weiter als Forschungsfeld und vor allem als touristische Ziele nutzen zu können. Die mit viel Mühe aufgedeckten Spuren früherer Kulturen würden in kurzer Zeit überwuchert werden und in Vergessenheit geraten, wenn die nachwachsende Vegetation nicht immer wieder zurück gedrängt würde.

Zusammenfassend ist festzustellen: Dimensionen, um den Naturbegriff und das Mensch-Natur-Verhältnis zu differenzieren und zu strukturieren, sind

- die Art von Natur mit der Unterscheidung zwischen anorganischer und organischer Natur, zwischen Pflanzen- und Tierwelt sowie green und blue spaces,
- die Größenordnung mit den Kategorien Mikro-, Meso- und Makroebene,
- der Grad der Kultivierung von Natur.

Eine vierte Dimension: die wirtliche (lebensfreundliche) und unwirtliche (lebensfeindliche) Natur, käme dann hinzu, wenn die gesamte Welt und nicht allein der Lebensraum des Menschen, d. h. die von ihm bewohnte Welt, betrachtet würde.

1.2.2 Die Landschaft

Es gibt viele Definitionen von Landschaft, die sich in ihrer Umfänglichkeit und der Hervorhebung bestimmter Aspekte unterscheiden. Beispiele sind:

- Auf dem Kontinuum „natürlich- kultiviert" lässt sich Landschaft als ein Mischprodukt einordnen.
- Die Landschaft ist eine Umwelt mittlerer Größenordnung, ein geografisch relevanter Raumausschnitt, ein abgrenzbares, sich von anderen Ausschnitten unterscheidendes Gebiet (Hard 2002).
- Die Landschaft ist ein subjektiver sinnlicher Gesamteindruck. Erst der Mensch macht aus einem Stück Land eine Landschaft, indem er dieses Stück Land als Landschaft wahrnimmt (Hard 2002; Kianicka et al. 2006).
- Landschaftserleben heißt *zweckfreies* sinnliche Erleben. Von Landschaft kann nur gesprochen werden, wenn der Mensch sie als Sinnerlebnis ohne jeden Nutzzweck aufnimmt (Hellpach 1977). Der Bauer sieht seinen Acker nicht als Landschaft an, während ein Wanderer das Feld als Landschaft wahrnimmt.
- „Landschaft steht für einen einfühlsamen Umgang mit der Natur in konkreten Räumen und damit für Kultur allgemein" (Körner 2017, S. 129).
- „Landscapes = natural or designed environments in urban and rural areas" (Abraham et al. 2010, S. 64)
- „Landschaft ist also vor allem Land, das bebaut, kultiviert und bewirtschaftet werden kann, und am schönsten ist jenes, wo dies am besten gelungen ist" (Maurer 2015, S. 39).
- Landschaft ist ein kulturelles Produkt, „the result of an ever-changing interplay between human activity and the physical environment" (Gesler 1992, S. 736).

Gemeinsam ist den verschiedenen Begriffsbestimmungen, dass erst der Mensch aus einer Umwelt eine Landschaft. Ein weiterer Aspekt, den Hellpach (1977) betont hat, ist, dass die Umwelt für einen Menschen zur Landschaft wird, wenn er sie ohne Verwertungsgedanken als reines Sinneserleben hinnimmt oder sie genau aus diesem Grunde aufsucht, um den Eindruck, den sie hervorruft, ganz bewusst aufzunehmen und auf sich wirken zu lassen.

Die Landschaft wird als Ganzheit wahrgenommen, auch wenn sie von den jeweiligen Teilen geprägt wird, aus denen sie sich zusammensetzt. So ergeben sich unterschiedliche Landschaftstypen dadurch, dass bestimmte Teile dominieren oder nicht vorhanden sind.

Ein Raumausschnitt, der sich von anderen Ausschnitten unterscheidet, ist nicht notwendigerweise eine *natürliche* Umwelt, wie der Begriff der „Stadtlandschaft" zeigt. Als gebaute Umwelt mit vielen und vielfältigen Gebäuden, Straßen und Plätzen hebt sich die Stadt von der unbesiedelten Naturlandschaft ab oder die Altstadt von neueren Stadtteilen. Mit dem Begriff Stadtlandschaft wird die Bindung des Landschaftsbegriffs an natürliche unbebaute Umwelten aufgehoben (Claßen 2016). Doch auch, wenn der Begriff der Landschaft zunächst unbestimmt sein mag, so ist doch meistens eine Landschaft gemeint, in der die Natur viel Raum einnimmt.

Es gibt besondere Landschaften – Sehnsuchtsorte. Dazu gehört die italienische Landschaft, die als Ideallandschaft gilt. Was kennzeichnet diese Ideallandschaft? Maurer (2015) stellte fest, dass es die Kultivierung ist, die Reisende anzieht, die sichtbaren Eingriffe, „mit denen der Mensch im Laufe von Jahrzehnten und Jahrhunderten dieses Terrain geprägt, verändert, sich angeeignet hat: Straßen, Brücken, Häfen, Mauern, Terrassen, Acker- und Gartenbau, Viehzucht, Bergbau" (S. 39).

Neben ihrer Kultiviertheit ist Landschaft ein multisensorischer Gesamteindruck: „Landscape is experienced physically in a multisensory manner, in particular through sight, hearing, touching, and smelling; landscape from this perspective is a conglomerat of different types of „scapes", such as soundscape and smellscape" (Abraham et al. 2010, S. 59 f.). Landschaften werden nicht nur angeschaut, sie werden mit allen Sinnen erlebt.

1.2.3 Vorstellungen von Natur

Die sensorischen Eindrücke von der Natur werden kognitiv verarbeitet und im Langzeitgedächtnis gespeichert. Es entstehen interne Naturbilder, welche die Deutung künftiger Eindrücke mit bestimmen. Böhme (1989) hat diesen Naturbildern bzw. der imaginierten Natur eine besondere Bedeutung zugemessen: Naturbilder fungieren als Gegenbild einer überzivilisierten Welt und sind so ein Ausgangspunkt für die Bemühungen, die Natur vor schädigenden Eingriffen zu schützen. Naturbilder sind Vorstellungen, die sich auf die vermeintlichen Eigenschaften der Natur sowie ein idealisiertes Verhältnis des Menschen zur Natur beziehen. Dass solche Bilder und Konzeptionen auch kulturell geprägt sind, hat Krömker (2004) in ihrer Untersuchung nachgewiesen, in der sie die Naturvorstellungen von Studierenden aus Deutschland, Indien, USA und Peru verglichen hat. Am häufigsten stellten sich die Befragten unabhängig vom jeweiligen Land zum Stichwort „Natur" Wald, Bäume, Pflanzen, Tiere, Wasser und frische Luft vor. Andere Assoziationen waren ländertypisch. Häufige Äußerungen der Befragten in Indien waren „Natur ist ein Geschenk Gottes" oder „Natur ist der Ursprung", die Befragten aus Peru assoziierten mit Natur häufiger sowohl Bedrohung als auch Schutz.

Neben kulturellen Prägungen beeinflussen individuelle Erfahrungen und Einstellungen die Naturvorstellungen. Hunziker (1995) hat die individuellen Einstellungen kategorisiert und auf dieser Grundlage vier Gruppen gebildet und zwar Traditionalisten, Naturschützer, ökonomisch denkende Naturnutzer und „Flüchtlinge", die ihrem Alltag entfliehen wollen. Das individuelle Bild von der Natur hängt davon ab, wie sich der Mensch mit der Natur in Beziehung setzt:

- Die Traditionalisten möchten die Natur als Bestandteil der Kultur so erhalten, wie sie schon immer war; die Naturlandschaft ist für sie einem *kulturellen* Erbe vergleichbar, das, so wie es ist, erhalten werden soll.
- Den Naturschützern geht es um das *natürliche* Erbe, das es zu bewahren gilt. Sie sehen die Natur als ein Reservat: bedrohte Arten müssen geschützt werden, die Artenvielfalt muss erhalten bleiben.
- Für die ökonomisch denkenden Naturnutzer ist Natur eine Ressource, mit der man Gewinne erzielen kann. Sie denken an fruchtbare Böden, die hohe Erträge gewährleisten, an außergewöhnliche Landschaften, die viele Touristen anziehen, und Wellness bietende Naturumwelten, die auf eine große Nachfrage stoßen.
- Das Bild des „Weltflüchters" ist das einer Natur, die ein Anderswo repräsentiert, in dem man den alltäglichen Ärgernissen, Routinen und Anforderungen entkommen kann.

Inzwischen lassen sich mit dem Computer und der entsprechenden Software virtuelle Naturumwelten herstellen. Levi und Kocher (1999) bewerten die unproblematische und zeitunabhängige Erreichbarkeit virtueller Natur, den Schutz realer Natur, die weniger strapaziert wird, und die Möglichkeit, ohne jeden Aufwand Kenntnisse über die Natur zu vermitteln, positiv. Ein negativer Effekt könnte allerdings der Bedeutungsverlust der realen Natur, darunter insbesondere auch der „nearby nature", sein, um die man sich fortan weniger kümmert. Dass auch diese nicht realen Naturumwelten einen Erholeffekt haben können, haben Nisbet et al. (2009), Kjellgren und Buhrkall (2010) und Ziesenitz (2010) in ihren Experimenten bestätigt. Sofern virtuelle Naturumwelten an die Stelle realer Naturumwelten treten können, würde sich nicht nur ein Ausflug ins Grüne erübrigen, sondern es müsste auch die Frage nach einem „Zurück zur Natur" neu formuliert werden: Muss es ein Zurück in die *reale* Natur sein? Für eine fundierte empirisch abgesicherte Antwort ist „die Zeit noch nicht reif".

1.2.4 Naturverbundenheit

Schon allein wegen seiner Körperlichkeit ist der Mensch untrennbar mit der Natur verbunden. Materielle und energetische Austauschprozesse verbinden ihn mit der Umwelt (Brand 2014). Seine körperliche Naturverbundenheit ist unstrittig.

Dass Umwelteinflüsse das Erleben und Verhalten des Menschen sowie seine Entwicklung mitbestimmen, ist keine neue Erkenntnis. Das Entweder- Anlage- oder- Umwelt Paradigma, um Persönlichkeitseigenschaften und Verhaltensweisen zu erklären (Hofstätter 1972), wurde jedoch inzwischen durch die Erkenntnisse der epigenetische Forschung infrage gestellt. Heute weiß man, dass auch Genstrukturen Umwelteinflüssen unterliegen (Lickliter 2009). Letztlich bedeutet das, dass Umwelteinflüsse ein noch größeres Gewicht bekommen haben.

Doch diese enge *biologische* Naturverbundenheit sagt noch nichts über eine *psychische* Verbundenheit aus. Von dieser psychischen Verbundenheit hängt es indessen ab, wie sich ein Mensch gegenüber der Natur und seiner Umwelt verhält. Dass man diese Naturverbundenheit für sehr wichtig hält, zeigt sich allein schon an den dazu ersonnenen Konzepten wie

- connectedness with/to nature (Naturverbundenheit)
- emotional affinity to nature (Naturliebe)
- nature relatedness (Naturbezogenheit)
- environmental identity (Umweltidentität)

Die Begriffe ähneln sich; der gemeinsame Nenner ist die psychische Verbundenheit mit der natürlichen Umwelt. Es kann eine kognitive, emotionale oder eine auf das Umweltverhalten bezogene Verbundenheit sein.

Connectedness to nature wird definiert als Gefühl, mit der Natur eng verbunden (Mayer und Frantz 2004; Mayer et al. 2009; Schultz und Tabanico 2007), und als Vorstellung, Teil der natürlichen Umwelt zu sein (Bruni et al. 2012). Es kann ein momentanes Gefühl oder eine überdauernde Einstellung sein, sodass Mayer et al. (2009) in ihrer „Connectedness to Nature Scale", die aus einer Reihe von Aussagen besteht, zu denen die Befragten auf einer mehrstufigen Skala den Grad ihrer Zustimmung oder Ablehnung angeben sollen, zwischen einer Zustands- (state) und einer Eigenschafts-Variante (trait) differenzieren. Eine augenblickliche emotionale Verbundenheit mit der Natur entsteht z. B., wenn man einen Sonnenaufgang im Gebirge oder einen Sonnenuntergang am Meer erlebt. Diese Verbundenheit besteht aber nicht dauerhaft.

Momentane und dauerhafte emotionale Verbundenheit mit der Natur korrelieren zwar, jedoch wiederum nicht so hoch, dass man sie gleich setzen könnte. So lässt ein augenblickliches tiefes Gefühl der Verbundenheit mit der Natur beim Erleben einer schönen Landschaft nicht unbedingt auf eine fortdauernde Naturverbundenheit schließen.

Die Betonung der Individualität und die Hervorhebung der Einzigartigkeit des Individuums hat, wie Frantz et al. (2005) dargelegt haben, dazu beigetragen, dass sich der Mensch auch als getrennt von seiner natürlichen Umwelt und nicht als Teil davon wahrnimmt. Eine ausgeprägte Ich-Bezogenheit (self awareness) schmälert das Interesse an Belangen jenseits des eigenen Selbst und damit auch die Umwelt- bzw. Naturverbundenheit. Frantz et al. sehen es als höchst problematisch an, wenn diese Fokussierung und Konzentration auf das eigene Ich so weit geht, dass die Verbundenheit mit der Welt ringsum und damit auch mit der Natur dahin schwindet: „The modern development of the individual as the basic unit or object of attention does pose a problem for the environment" (Frantz et al. 2005, S. 433).

Diesem Zusammenhang zwischen Ich-Bezogenheit und Naturverbundenheit sind auch Schultz (2000) und Schultz et al. (2004) nachgegangen. In ihrem Modell sind Natur und Selbst in unterschiedlicher Weise repräsentiert. Unterschieden wird zwischen drei Motiv-Kategorien (Abb. 1.13):

- *egoistische* Motive, die in der Zustimmung zu Aussagen wie „*meine* Zukunft" oder „*meine* Gesundheit" zum Ausdruck kommen,
- eine *altruistische* Haltung, die im Beipflichten zu Aussagen, die das Wohlergehen der Kinder sowie der künftigen Generationen betreffen, zutage tritt,
- *biosphärische* Motive, die den Wert der Natur hervor heben und die Notwendigkeit, diese zu erhalten und zu schützen.

Im Rahmen einer Evaluation eines Umweltbildungsprogramms in vierten Klassen in Schulen in Florida, dessen Ziel es war, das Interesse an der Natur bei Schülern zu wecken und ihr Umweltwissen zu vermehren, haben Cheng und Monroe (2012) das Konzept der Naturverbundenheit analysiert. Sie identifizierten vier Dimensionen:

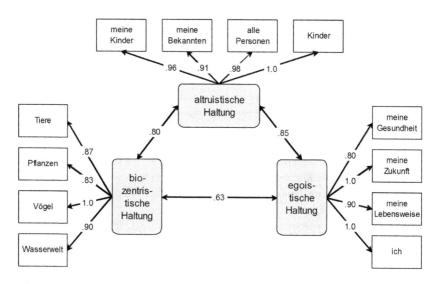

Abb. 1.13 Typologie der Mensch-Natur-Verhältnisse. (Schultz 2000, S. 398)

- Freude an der Natur, z. B. „ich freue mich über den Anblick einer Wiese mit blühenden Blumen",
- Empathie mit anderen Lebewesen, z. B. „es macht mich traurig, wenn Tiere schlecht behandelt werden",
- Gefühl des Einsseins mit der Natur, z. B. „die Menschen sind Teil der Natur",
- Verantwortlichkeit, z. B. „das Aufheben von Müll ist ein Beitrag zum Umweltschutz".

Stimmungen und emotionale Reaktionen sind etwas Vorübergehendes, ein Zustand (state), der sie von dauerhaften emotionalen Bindungen unterscheidet. In diesem Sinne haben Kals et al. (1999) „emotional affinity" als ein *dauerhaftes* Gefühl der Zuneigung, Sympathie und Liebe definiert. *Naturliebe* ist ein dauerhaft bestehendes Gefühl. Kals et al. haben betont, dass die Naturliebe eine emotionale Mensch-Natur-Beziehung ist. Der Naturwissenschaftler hat großes Interesse an den Naturerscheinungen und Gesetzmäßigkeiten, der Astrophysiker möchte die Dunkle Materie erforschen, er muss deshalb die Natur bzw. den Kosmos nicht lieben. Man kann wissenschaftliches Interesse an der Natur haben, ohne dabei gefühlsmäßig involviert zu sein. Genau so wenig muss ein Mensch, der die Natur liebt, Naturwissenschaftler sein. Sowohl die kognitive als auch die emotionale Naturverbundenheit korrelieren mit der Häufigkeit von Naturaufenthalten und umweltbewusstem Verhalten.

Das Konzept der *Nature relatedness* mitsamt den Skalen zu dessen Erfassung wurde von Nisbet et al. (2009) entwickelt. Nature relatedness wird als dauerhaft bestehendes Persönlichkeitsmerkmal aufgefasst, das sich jedoch bei veränderten Umweltbedingungen wandeln kann. Enthalten darin sind die Identifizierung mit der Natur, Vorstellungen und Einstellungen zur Natur und das Interesse, mehr über die Natur zu erfahren.

Das Konzept der *Umweltidentität* von Clayton (2003) knüpft an die Ich-Identität an. Identität hat Clayton definiert als die Art und Weise, Informationen über das eigene Selbst zu organisieren. Analog zur sozialen, nationalen und kulturellen Identität, bei der die Informationen in Bezug auf die jeweiligen Aspekte organisiert werden, wird bei der Umwelt-Identität das eigene Selbst bezogen auf die natürliche Umwelt organisiert. In dem Maße, in dem sich der Mensch mit der natürlichen Umwelt identifiziert, wird diese zu einem Teil von ihm selbst. Eine Schädigung derselben würde deshalb auch ihm selbst schaden. Auf eine Identifizierung mit der

Natur, die eine enge Verbundenheit einschließt, lässt die Zustimmung zu den Aussagen schließen:

- Die Natur und mein Verhältnis zur Natur ist ein wichtiger Teil von mir selbst.
- Ich sehe mich selbst als Teil der Natur an und nicht als getrennt davon.
- Wenn ich aufgeregt, erschüttert oder gestresst bin, fühle ich mich sogleich besser, wenn ich mich eine Weile draußen in der Natur aufhalte.

Eine grafische Methode zur Erfassung der Naturverbundenheit hat Schultz (2002) entworfen, nachdem er die Mensch-Natur-Verbundenheit als „the extent to which an individual includes nature within his/her cognitive representation of the self" (S. 67) definiert hatte. Die „Inclusion of the nature in the self"- Skala (INS- Skala) besteht aus zwei Kreisen, wobei der eine Kreis das eigene Selbst, der andere die Natur repräsentiert (Abb. 1.14). Die beiden Kreise überschneiden sich mehr oder weniger. Einer maximalen Überlappung wird ein Skalenwert von 7 zugewiesen. Er bedeutet: Mensch und Natur sind eins. Sind beide gänzlich getrennt, entspricht dies einem Skalenwert von 1. Bruni et al. (2008) haben diese leicht zu handhabende Skala verwendet. „Please circle the picture below which best describes your relationship with the natural environment. How interconnected are you with nature?" (Bruni et al. 2008, S. 142). Dass ein Mensch sich völlig getrennt von der Natur oder als vollkommen in ihr aufgehend sieht, ist unwahrscheinlich. Das haben Davis et al. (2009) bestätigt. Bei ihren studentischen Versuchspersonen lag der Mittelwert bei 4,3. Niemand hatte das Diagramm, das den Skalenwert 1 darstellt, angekreuzt, d. h. keiner der Befragten sah sich als autonomes, vollkommen von der Natur getrenntes Individuum.

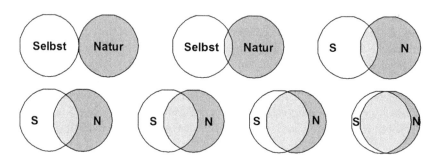

Abb. 1.14 INS-Skala (Inclusion of nature in the self). (Davis et al. 2009, S. 176; Bruni et al. 2008, S. 142)

Ein wegweisendes Ergebnis war, dass der INS- Wert signifikant mit umweltbewusstem Verhalten und mit einer positiven Einstellung zur natürlichen Umwelt korreliert. Bruni et al. (2008) ermittelten bei Zoo-Besuchern einen Mittelwert von 4,06 vor und 4,10 nach dem Zoo Besuch. Ein Skalenwert in diesem Bereich besagt: Man fühlt sich mit der Natur verbunden und nicht als getrennt davon, man geht aber auch nicht völlig in ihr auf.

Weitere grafische Möglichkeiten, die Enge der Verbundenheit grafisch darzustellen, sind die Variation der Größe des Kreises, der die Natur repräsentiert oder des Abstands zwischen den beiden Kreisen Selbst und der Natur oder der Zentralität. Wie Martin und Czellar (2016) feststellten, korrelieren die Messergebnisse mit den unterschiedlichen Varianten Überlappung, Größe, Abstand und Zentralität hochsignifikant, sodass die ursprüngliche INS Skala ausreicht, um die individuelle Naturverbundenheit zu messen.

Das Konzept der Naturverbundenheit wurde von Raymond et al. (2010) in den umfassenderen Rahmen der *Umwelt*verbundenheit gestellt. In die Untersuchung, die in einer Region in Südaustralien stattfand, wurden Landbesitzer befragt. Es zeichneten sich drei Komplexe der Umweltverbundenheit ab: eine auf die eigene Person bezogene Verbundenheit wie die Orts-Identität, eine Verbundenheit mit der sozialen und familiären Umwelt sowie eine Verbundenheit mit der Natur (Tab. 1.1).

In der Konzeption von Raymond et al. ist *Natur*verbundenheit eine von drei Formen der *Umwelt*verbundenheit. Menschen sind mit ihrem physischen und sozialen Lebensraum nicht nur gefühlsmäßig verbunden, indem sie sich damit identifizieren, sondern sie sind auch davon abhängig. Die Verbundenheit mit der Natur ist insofern eine besondere Kategorie, indem sie über diesen vertrauten und existenziell wichtigen Raum hinaus weist. Wie eng die Umweltverbundenheit ist, hängt, wie Raymond et al. festgestellt haben, nicht in erster Linie davon ab, wie

Tab. 1.1 Dimensionen der Umweltverbundenheit. (Raymond et al. 2010, S. 429)

Dimensionen der Umweltverbundenheit	Beispiele
Umweltidentität (place identity) Umweltabhängigkeit (place dependence)	I have a lot of fond memories about the region The region is the best place for the activities I like to do
Nachbarliche Bindungen Zugehörigkeit, Vertrautheit	The friendships developed by doing various community activity strongly connect me the the region I live in the region because my family is here
Naturverbundenheit	I would feel less attached to the region if the native plants and animals that live here disappeared

lange man dort schon lebt, wichtiger sind die prägenden Erfahrungen, die man dort gemacht hat. Wer solche Erfahrungen nicht gemacht hat oder dafür nicht offen ist, entwickelt weniger Umweltbindungen und profitiert auch weniger von den damit einhergehenden Benefits, wie Duvall (2011) nachgewiesen hat. Für diejenigen, die „mit offenen Augen" durch die Natur wandern, d. h. sich dabei mit der Umgebung ganz bewusst befassen – in dem Experiment von Duvall in der Weise, dass sie sich Gedanken darüber machen, was sie dort verändern würden, wenn es in ihrer Macht stünde –, sind nach einer Wanderung erholter als diejenigen, die nur auf ihre Befindlichkeit achten und mit sich selbst beschäftigt sind.

Die Frage der Naturverbundenheit ist also auch wegen der Folgewirkungen grundlegend. Zum einen hängt davon ab, wie umweltbewusst man handelt und zum anderen, wie erholsam Natur ist.

So ist ein Wald dann erholsam, wenn sich der Mensch mit dieser Naturumwelt verbunden fühlt und für Naturerfahrungen offen ist. „A personal connection to nature is likely to enhance a person's perceptual experiences of natural landscapes" (Tang et al. 2015, S. 595).

Die stärker Naturverbundenen halten ein und denselben Wald für erholsamer als die weniger Naturverbundenen. Und sie fühlen sich dort sicherer.

Weil es von seiner Naturverbundenheit abhängt, wie umweltbewusst ein Mensch sich verhält, hat Naturverbundenheit zwangsläufig auch eine ökologisch-gesellschaftliche Bedeutung. Das gewünschte umweltverträgliches Verhalten kann durch deren Stärkung gefördert werden, denn: „People who feel connected to nature want to protect it" (Zelinski und Nisbet 2014, S. 4).

In dem Experiment von Zelinski et al. (2015) wurde das sozialökologische Dilemma (commons dilemma, Allmendeklemme) verwendet, um den Effekt einer Sensibilisierung für Naturbelange bzw. einer momentanen Naturverbundenheit zu prüfen. Beispiele für Allmenden sind Wege, Gebiete, Wälder, Gewässer und Weideland, die jeder zu nutzen berechtigt ist. Auf der Gemeindewiese können alle, die zur Gemeinde gehören, ihre Tiere weiden lassen, im Meer können alle fischen. Würde der einzelne Mensch nur die Maximierung seines individuellen Nutzens im Auge haben, gäbe es auf der Wiese bald keinen Grashalm mehr und das Meer wäre nach kurzer Zeit leer gefischt. Das Problem ist, dass die Natur das nicht aushält, weil ihre Regenerations- und Wachstumsfähigkeit nicht so weit reicht wie die summierte Eigennützigkeit (Hardin 1968; Hunecke 2001). In dem Experiment von Zelinski et al. wurde den Versuchspersonen entweder der Film „Planet Erde" oder ein Architekturfilm vorgeführt. Anschließend wurden die Versuchspersonen mit einer auf den Fischfang bezogenen Allmendeklemme konfrontiert. Zwischen den simulierten 15 Fangfahrten blieb der Fischbestand konstant, sofern nicht zu viel gefischt wurde. Werden jedoch zu viele Fische gefangen, ist der Fischbestand gefährdet. Diejenigen, die „Planet Erde" gesehen hatten, fischten weniger, auch wenn ihr Profit anfangs geringer war. Das Ergebnis ist auch deshalb bemerkenswert, weil es zeigt, dass bereits im Film erlebte Natur bewirken kann, dass man mit den natürlichen Ressourcen sparsam umgeht. Mit den traditionellen Fangmethoden früherer Zeiten war diese Sparsamkeit naturgegeben, man war gar nicht in der Lage gewesen, das Meer leer zu fischen (Abb. 1.15).

Positive Effekte psychischer Naturverbundenheit sind des Weiteren vermehrte Kreativität, eine vertiefte Wahrnehmung der Umwelt und eine positive Gestimmtheit. So fanden Leong et al. (2014) in ihrer Untersuchung mit Jugendlichen eine hohe Korrelation zwischen ihrer Naturverbundenheit und der Kreativität ihres Handelns sowie der Offenheit für neue Erfahrungen. Zur Messung der Naturverbundenheit haben sie die von Mayer und Frantz (2004) und von Nisbeth et al. (2009) entwickelten Methoden verwendet. Die Jugendlichen, die „always full of ideas" sind, waren signifikant naturverbundener als diejenigen, die mit dem Gewohnten vollkommen einverstanden sind und keine Veränderungen anstreben. Der naturverbundene Mensch schaut genauer hin, er erlebt die Natur in ästhetischer Hinsicht und als Ort der Erholung intensiver (Tang et al. 2014). Er ist öfter positiv gestimmt und glücklich, wie Zelenski und Nisbet (2014) festgestellt haben. Eine enge Naturverbundenheit ist also nicht nur um ihrer selbst willen erstrebenswert, sondern auch wegen der positiven individuellen Folgewirkungen.

Stokols (1990) hat zwischen einer zweckorientierten und einer zweckfreien Beziehung zur Natur unterschieden, die er als instrumentelle und spirituelle

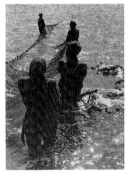
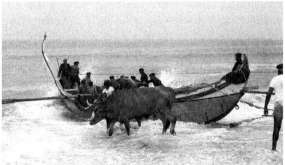

Abb. 1.15 Fischfang in früheren Zeiten

Perspektive bezeichnet hat. Diese Perspektiven markieren zwei unterschiedliche Haltungen gegenüber der Natur:

- Die instrumentelle Perspektive: Die Natur birgt Ressourcen, die man nutzen kann. Bäume sind z. B. Lieferanten von Holz und Baumaterial, sie sind Schattenspender und ein „kosmetisches" Mittel, um eine unschöne Hausfassade zu verschönern; der Kauf einer Immobilie an einem Seeufer rechnet sich, weil deren Wert voraussichtlich weiter steigt.
- Die spirituelle Perspektive: Frei von irgendwelchen Nutzungsabsichten und Verwertungsinteressen schaut der Mensch auf die Landschaft, ohne diese mit irgendwelchen Vorhaben in Verbindung zu bringen.

Die instrumentelle Perspektive kann, wie die oben genannten Beispiele bereits andeuten, auf ganz unterschiedliche Sachverhalte gerichtet sein. Dies lässt sich mit der Gegenüberstellung der Aussagen von Einheimischen und Touristen veranschaulichen, die Hunziker (1995) in einer Region im Engadin in der Schweiz befragt hat. Die betreffende Region hatte brach gelegen und wurde dann wieder aufgeforstet. Die Ansichten, wie sich die Wiederaufforstung auswirkt, weichen deutlich voneinander ab: Die Touristen interessiert, ob die Region jetzt schön aussieht, die Einheimischen fragen sich, ob sich das Aufforsten rechnet, was z. B. der Fall ist, wenn die Zahl der Touristen zunimmt. Sie forsten den Wald wieder auf, weil sie am Tourismus interessiert sind. Der Wald dient ihrer Existenzsicherung, denn andernfalls würden womöglich die Touristen weg bleiben. Sie verhalten sich aus einer instrumentellen Perspektive heraus „nachhaltig".

Kianicka et al. (2006) haben ebenfalls die Aussagen von Einheimischen und Touristen in einem Dorf im Schweizer Kanton Graubünden einander gegenüber gestellt. Die Touristen interessiert die Ästhetik und die Eignung des Orts für die gewünschten Freizeitaktivitäten, für die Dorfbewohner ist die Landschaft von existenzieller Bedeutung. Das Dorf ist für sie darüber hinaus Ort der Kindheit, Wohnsitz der Familie, ein nachbarlicher Ort. Die Touristen genießen die schöne Landschaft, sie erholen sich und fühlen sich wieder fit. Beide Gruppen nutzen die Naturlandschaft für ihre – ganz unterschiedlichen – Zwecke. Beide sehen die Landschaft aus einer instrumentellen Perspektive.

Kennzeichnend für die spirituelle Perspektive die Einstellung, dass die Natur nicht für den Menschen und dessen Wohl da ist, also nicht Mittel zum Zweck ist, sondern ein Wert an sich bzw. „an end in itself" (Stokols 1990, S. 642). Die spirituelle Perspektive entspricht weitgehend der biosphärischen Orientierung bei Schultz et al. (2004). Seel (1991) hat diese Perspektive als „interesselose Wahrnehmung"

charakterisiert, als ein sinnliches Wahrnehmen ohne Bewerten und Nutzungsabsichten. „Interesselos" meint hier nicht Desinteresse an der Natur, sondern ein
Absehen davon, wie man sie gewinnbringend nutzen kann.

1.2.5 Natursymbolik

Naturphänomene enthalten Botschaften, sie sind Zeichen für etwas (Brand 2014).
Dieses Etwas kann vielerlei sein. Graue Wolken und ein plötzlich aufkommender
Wind sind z. B. Zeichen für ein herauf ziehendes Gewitter. Die Entschlüsselung
solcher Zeichen geht über ein bloßes Wahrnehmen hinaus, es setzt Wissen über
die natürliche Umwelt voraus. Die Natur in all ihren Arten, Größenordnungen,
Erscheinungsformen und Phänomenen ist reich an solchen Zeichen. Sie werden in dem Maße verstanden, indem man sie zu deuten versteht. Wissen ist auch
erforderlich, um Symbole zu deuten.

Die Natur insgesamt ist ein Symbol für

- Ursprünglichkeit, das vom Menschen Unberührte, die heile Welt,
- Leben, Lebendigsein, Entwicklung, Wachstum und Wandel,
- urwüchsige Kraft, die sich der Kontrolle des Menschen entzieht,
- Kontinuität, Fortdauer, Universalität und Zeitlosigkeit.

Die Natur als heile Welt erinnert an das Paradies. Es ist nicht nur verloren gegan-
gen, weil der Mensch nach Erkenntnissen strebte, sondern auch, weil er die
Natur „missbraucht" hat. Den Verlust der heilen Welt hat Rachel Carson in dem
Buch „The silent spring" geschildert. Sie beschreibt darin, wie die Pflanzen- und
Tierwelt nach dem Einsatz von Pestiziden zugrunde geht. Die Folge ist ein Früh-
ling, in dem es keine Vögel mehr gibt – ein stummer Frühling ohne Vogelgesang
(Carson 1976).

Farben sind nicht nur elektromagnetische Schwingungen in einem bestimmten
Frequenzbereich, sie haben physiologische Effekte: Rotes Licht erhöht, blaues
und grünes Licht verringert die Pulsfrequenz (Elliot und Maier 2014). Farben
dienen dem Menschen als Zeichen (z. B. bei Verkehrsampeln) und als Symbole.
Grün symbolisiert Ruhe und Entspannung, Blau Entspannung, Weite, Offenheit
und Friedlichkeit. Die Bezüge zur Natur liegen auf der Hand: „Conceptually, blue
and green … have positive links in the natural realm (e.g., blue sky and water,
green foliage and vegetation) and both have been shown to be associated with
positive content" (Elliot und Maier 2014, S. 108). Zur Nacht gehört das Schwarze
(Keller und Meiners 2016), zur Sonne das Gelbe, zur Natur das Grüne.

Mit den Bezeichnungen *grüne* Natur, green space und Stadtgrün oder dem schlichten Kürzel „Grün" wird der Frühling unter den Jahreszeiten hervorgehoben. Der Frühling ist ein Symbol für einen Neuanfang. Grüne Natur bezeichnet Pflanzen aller Art – auch wenn sie gar nicht grün sind. Greenspace ist ein gebräuchlicher Begriff um so verschiedene Umwelten wie die Wildnis, den Wald und städtische Settings wie Parks und Gärten zu bezeichnen. Blue spaces sind alle Arten von Gewässern. Wenn eine Stadt am Meer liegt, rechnet auch das Meer zum Stadtblau dazu wie z. B. in Vancouver am Pazifik (Finlay et al. 2015). „The term blue is chosen given its established associations with oceans, seas, lakes, rivers and other bodies of water" (Foley und Kistemann 2015, S. 157 f.). Ähnlich heißt es bei Finlay et al. (2015): „We define blue space as aquatic environments, both in natural and urban areas, with standing or running water. Blue space encompasses oceans, lakes, and rivers, as well as smaller water features such as fountains and streams" (S. 97 f.).

Green und blue spaces in einer Umwelt ergeben zusammen nicht nur einen stimmigen Gesamteindruck (Abb. 1.16), sie sind auch besonders symbolträchtig.

Außerordentlich symbolträchtig ist der Baum. In Mythen verkörpert er den Kosmos, z. B. in der nordischen Mythologie den kosmischen Weltenbaum. Aus seinen Wurzeln strömt Wasser, in seiner Krone leben Tiere, darunter ein Adler.

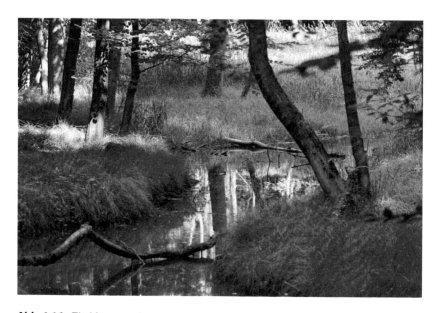

Abb. 1.16 Ein blue space im green space

„Die Welt liegt im Schatten eines gewaltigen Baumes, der seine Wurzeln tief in die Erde hinab treibt und dessen Krone in den Himmel emporragt. Yggdrasill wird er gewöhnlich genannt" (de Vries 1937, S. 402). Der Baum ist ein Symbol für überirdische Kräfte wie sie dem *Zauberbaum* in Mythen und Märchen inne wohnen (Sloterdijk 1985), aber auch für die irdische Kraft der Natur, die sich in dem hohen Wuchs und einer langen Lebensdauer ausdrückt. Der Begriff des Stammbaums steht für Ursprung und Fortdauer.

Auch die Tierwelt liefert Symbole. Der Löwe und der Adler sind Machtsymbole, die Schnecke verkörpert Langsamkeit, der Hase als Angsthase Ängstlichkeit. Der Osterhase ist ein Frühlingsbote.

Vom Meer umgebene Inseln symbolisieren Abgeschiedenheit, Isolation und Abgrenzung (Foley und Kistenmann 2015). Auch das Verhältnis zwischen natürlicher und gebauter Umwelt kann verschlüsselt werden, wenn ein Architekt z. B. das Erdgeschoss eines Gebäudes in die Erde hinein legt, um das Gebäude weniger auffällig erscheinen zu lassen, möchte er damit die Harmonie zwischen gebauter und natürlicher Umwelt zum Ausdruck bringen. Es ist ein Leitmotiv des japanischen Architekten Tadao Ando, der z. B. auf dem Vitra Campus in Weil am Rhein ein solches Gebäude gebaut hat. Die Natur wird respektiert, wenn Gebäude nicht höher als die Bäume in der unmittelbaren Umgebung sind[7].

1.2.6 Der fortwährende Wandel

In der Natur gibt es keinen Stillstand. Der griechische Philosoph Heraklit hat das mit dem Ausspruch „panta rhei" (alles fließt) auf den Punkt gebracht. Nichts bleibt wie es ist. Veränderungen sind unausweichlich und finden fortgesetzt statt. Zyklische natürliche Veränderungen sind die Jahreszeiten und der Wechsel von Ebbe und Flut, Tag und Nacht. Der Mensch, der in der Zeit der Dunkelheit schläft, hat sich diesem Wandel angepasst. Doch auch hier findet ein Wandel statt. In technischen Kulturen lässt sich Helligkeit künstlich erzeugen, sodass der Mensch vom natürlichen Zyklus von Tag und Nacht unabhängig wurde. Wach- und Schlafenszeiten sind verschiebbar geworden, was Bezeichnungen wie „24-Stunden-Tag", „24/7" und „Nachtleben" zum Ausdruck bringen. Von der „Abschaffung der Nacht" ist die Rede und davon, dass Berlin nicht die einzige Stadt ist, die damit wirbt, durchgehend geöffnet zu sein (Keller und Meiners 2015, S. 108). Die Ruhephase ist nicht mehr fest an die Nacht gebunden, wenn

---

[7]Vgl. Ulf Meyer, „In Japan muss man japanisch sein", FAZ 06.01.2018, S. 12.

sich die Aktivitätszeiten über die Nacht hinweg erstrecken. Es ist „die Stadt, die niemals schläft" (Henckel 2009, S. 4 f.).

Wie Torsten Schmidt im Abschn. 6.5 schildert, verändert sich dadurch auch das Verhalten vieler Tiere. Eichhörnchen und Wasservögel stimmen ihren Tagesrhythmus auf den Menschen ab, der in den städtischen Anlagen und Parks die Tiere regelmäßig füttert. Aus dem ursprünglich nachtaktiven, scheuen Waldkauz ist der tagaktive Stadtkauz geworden, während manche Rotkehlchen, um den Kontakt mit Menschen zu vermeiden, nachtaktiv geworden sind.

Die natürlichen Veränderungen werden zunehmend von Eingriffen des Menschen überlagert. Der Mensch verändert die Natur, wenn er sie nutzt oder sie beseitigt und etwas anderes an deren Stelle setzt (Brand 2014). Ein durch menschliches Handeln bedingter Wandel ist hinzugekommen, der durch die Entwicklung von Technologien forciert wird. Dies gilt in besonderem Maße für die Biotechnologie, in der Natur und Technik direkt aufeinander treffen (Böhme 1992). Diese neue Epoche hat man als „Anthropozän" bezeichnet. Gemeint ist damit, dass Veränderungen der Umwelt nicht allein durch den natürlichen Wandel, sondern zu einem wesentlichen Teil durch menschliches Handeln verursacht werden. Beispiele sind Abholzungen und Erdbewegungen zum Zwecke einer weiteren Autobahnspur, der Bau von Staudämmen und Tunnel, die Förderung von Erzen und fossilen Brennstoffen, die Vermüllung der Meere, Deponien für Abfälle, die Abholzung von Waldgebieten und die damit einher gehenden Folgen, darunter die Ausrottung von Tierarten, weil deren Habitat zerstört wurde.

Bei den Maßnahmen, die ergriffen werden, um die natürliche Umwelt vor den unheilvollen und oftmals irreversiblen Veränderungen zu schützen, tauchen nicht selten unerwünschte Effekte auf. So sind z. B. Windkraftanlagen, mit denen Energie aus einer erneuerbaren Energiequelle, nämlich den bewegten Luftmassen der Atmosphäre, gewonnen wird, ein Problem für die Vogelwelt. Ein einfaches „Zurück zur Natur" ist also nicht leicht zu bewerkstelligen.

1.3 Theorie und Praxis

Forscher wollen nicht nur Begriffe definieren, Konzepte ersinnen und Sachverhalte beschreiben, sondern vielmehr Beobachtungen und Zusammenhänge erklären und Fragen beantworten können wie z. B., warum bestimmte Landschaften als schön wahrgenommen werden, worauf der Erholeffekt von Natur beruht und warum Kinder auf Spielplätzen mit Bäumen und Büschen kreativer spielen als auf grünfreien Plätzen. Wenn es gelingt, die beobachteten Phänomene und Zusammenhänge zu erklären und das Wirkungsgefüge ausfindig zu machen, kann sich als nächster Schritt die Umsetzung anschließen. Einen solchen idealen Ablauf von der Theorie zur Praxis hatte Miller bereits Ende der 1960er Jahre (1969) propagiert: Die Erkenntnisse der Psychologie sollten zum Wohle der Menschen angewendet werden (psychology as a means of promoting human welfare). Ein Hindernis ist dabei, dass Theoretiker (Forscher, darunter Psychologen) und Praktiker (darunter Architekten, Planer, Designer, Ingenieure) von unterschiedlichen Positionen bzw. Dimensionen ausgehen (Abb. 1.17).

Dimensionen, von denen man ausgeht, können sein:

- Umwelteinheiten, die in ihrer Art und Größenordnung variieren,
- Mensch-Umwelt-Beziehungen mitsamt allen psychologischen Prozessen, die sich zwischen Mensch und Umwelt abspielen,
- Individuen und Gruppen, die sich hinsichtlich ihres Alters, Geschlechts, Lebensstils, ihrer kulturellen Zugehörigkeit, Lebenslage und ihren Einstellungen, subjektiven Normen, Gewohnheiten usw. unterscheiden.

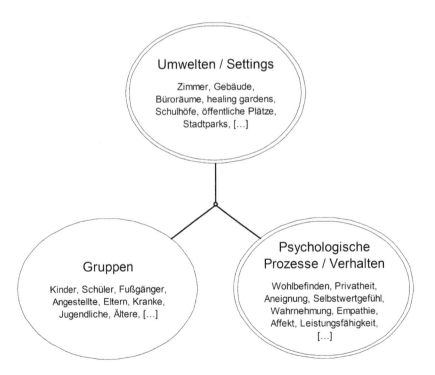

Abb. 1.17 Einstiege von Theoretikern und Praktikern

Ausgangspunkt und Betätigungsfeld der Planer und Gestalter sind Umwelten unterschiedlicher Art und Reichweite. Beispielsweise soll eine Brachfläche bebaut werden. Ausgangspunkt der Psychologen sind Persönlichkeitseigenschaften und Mensch-Umwelt-Beziehungen wie Wahrnehmungs-, kognitive und emotionale Prozesse, territoriales Verhalten, räumliche Orientierung, Privatheit, Beengtheit, Umweltaneignung. Eine Fragestellung ist z. B., ob man sich im Park A besser orientieren kann als im Park B. Experimentelle Verfahren sind dabei unverzichtbar, um Effekte unter kontrollierten Bedingungen ausfindig zu machen oder nachzuweisen. Interdisziplinarität, also ein Zusammenarbeiten von Theoretikern und Praktikern, setzt voraus, dass man in der Lage ist, über die eigene fachliche Perspektive hinaus zu denken.

Menschen unterscheiden sich hinsichtlich objektiver soziodemografischer und subjektiver psychologischer Merkmale. Dies wird mit der dritten Dimension aufgegriffen. So möchte man z. B. wissen, welche Auswirkungen Naturerfahrungen in der Kindheit auf die Einstellungen im Erwachsenenalter haben oder inwieweit Spaziergänge im Grünen das Wohlbefinden älterer Menschen erhöhen.

Eine vierte, in dem Schema in Abb. 1.17 nicht aufgeführte Dimension ist die Zeitachse. Es beginnt mit Entwürfen, es folgen Herstellung und Fertigstellung, Ingebrauchnahme und Aneignung, Nutzung und nicht selten Umnutzung sowie Nicht-mehr-Nutzung. Mitunter steht am Ende ein „lost place": eine gebaute Umwelt, für die man keinen Verwendungszweck mehr hat und dem Verfall überlässt (vgl. Abb. 1.11) oder eine Umwelt, die man dereinst nicht umweltschonend genutzt hat, ohne sich um deren Schädigung Gedanken zu machen (vgl. Abb. 1.12).

Zur Frage, welche Natur gemeint ist, wenn der Appell „Zurück zur Natur" erschallt, lässt sich feststellen: Gemeint ist nicht ein Zurückkehren in noch nicht oder kaum von der Technik geprägte frühere Jahrhunderte. Die Leitvorstellung ist vielmehr eine städtische Umwelt, in der die Natur nicht verdrängt wird, sondern auf Terrassen und Balkons, Innenhöfen, Wegen und Straßen, öffentlichen Plätzen und in Wohngebieten Platz für green spaces gelassen wird.

Eine grundsätzliche Frage, die sich bei solchen Projekten stellt, ist, wer die Natur in die gebaute Umwelt herein holt oder dafür sorgt, dass sie erhalten bleibt. Es sind zum einen Fachleute, die Stadtparks und Grünanlagen und die Begrünung öffentlicher Plätze planen und realisieren, zum anderen aber auch Bürger, die sich Freiräume aneignen. Im ersten Fall spricht man von einer Top down-, im zweiten Fall von einer Bottom up-Strategie (Häberlin und Furchtlehner 2017; Körner 2017). Top-down heißt von oben nach unten; Kommunen und Fachleute bestimmen, wie Freiflächen gestaltet und genutzt werden. Bottom up bezeichnet Initiativen und Aktivitäten, die von den Bürgern ausgehen.

Umwelt verändernde Aktivitäten „von unten" sind in dem Maße möglich, in dem es Gelegenheiten dazu gibt.

Aneignungen öffentlicher Räume finden vor allem auf Rest- oder Brach-flächen statt, d. h. verstreuten unbestimmten Orten im Stadtraum wie Brachen oder Verkehrsrestflächen, die als nutzbare Flächen nicht im Visier der Stadtpo-litik sind. Rummel (2017) hat an konkreten Beispielen in Berlin die Aneignung solcher Resträume durch aktive „Raumpioniere" beschrieben, die diese Restflä-chen im Einverständnis mit der Senatsverwaltung in Besitz genommen haben. Um erlaubte Zwischennutzungen handelt es sich auch bei den von Biedermann und Ripperger (2017) untersuchten Urban-Gardening Projekten in Frankfurt und Offenbach, die Stadtbewohner initiiert haben. Dieses Einverständnis fehlt beim Guerilla Gardening, einem politischen Protest in Gestalt einer heimlichen Aussaat von Pflanzen. „Die heimliche Aussaat von Pflanzen erfolgte als subtiles Mittel politischen Protests, vorrangig auf monotonen Grünflächen. Mittlerweile ist das Guerilla Gardening zum urbanen Gärtnern geworden. Gemeinschaftsgärten sind unter dem Label Urban Gardening bis hin zum Urban Farming bereits etablier-ter Bestandteil der Planungs- und Aneignungskultur" (Häberlin und Furchtlehner 2017, S. 186).

Während der private Bereich vielerlei Möglichkeiten für individuelle Aneig-nung bietet, treffen im öffentlichen Raum unterschiedliche gestalterische Vorstel-lungen und Nutzungsinteressen aufeinander. Der mit dem Bottom up verbundene Anspruch: der öffentliche Raum für alle, lässt sich kaum einlösen, denn städti-sche Räume sind Orte divergierender Nutzungsinteressen. Dieses Problem haben Häberlin und Furchtlehner (2017) mit der Frage aufgegriffen, wie die Interes-sen der „leiseren" Nutzer wie insbesondere der Kinder, die sich nicht lautstark durchsetzen können, hörbar gemacht werden können. Diese Frage stellt sich im Grunde bei allen Bottom up Ansätzen, nämlich welche Nutzer und Nutzergrup-pen zu Wort kommen und sich durchzusetzen vermögen und welche nicht sicht-bar und hörbar in Erscheinung treten. Aktuelle Nutzungen sowie Nutzungsspuren sind aus diesem Grunde kein repräsentatives Abbild der Bedürfnisse und Interes-sen *aller* Nutzergruppen. Auch die Raumpioniere und Zwischennutzer von Bra-chen und Restflächen sind, wie sie Hauck (2017) und Rummel (2017) beschrieben haben, keinesfalls repräsentativ für die Stadtbevölkerung und deren Vorstellungen und Interessen. Sie sind jedoch wichtig, weil sie auf Möglichkeiten aufmerksam machen. Nicht nur offene Konflikte oder explizite Versuche, die „leiseren" Grup-pen einzubeziehen, setzen Diskussionsprozesse in Gang, sondern auch neuartige und ungewöhnliche Nutzungen. Das Ergebnis solchen Diskussionen und Aneig-nungen kann eine Legitimierung der Nutzung sein, die schließlich in eine positive Bewertung und allgemeine Zustimmung mündet (Häberlin und Furchtlehner 2017).

Dies war der Fall bei einer Baumpflanzaktion in den 1970er Jahren in einem Gebiet in Brooklyn in New York, die Dümpelmann (2017) in ihrem historischen

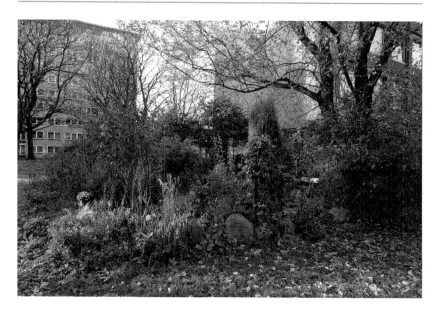

Abb. 1.18 Gemeinschaftsgarten von Hochhausbewohnern

Rückblick analysiert hat. Die Aktion fand in einem Stadtteil mit einem hohen Anteil an afroamerikanischer Bevölkerung statt. Das Ziel war gewesen, benachteiligte Wohngebiete aufzuwerten: Baumpflanzaktionen und ‚plant-ins' – in Anlehnung an das Wort „sit-in", mit dem Proteste von Gruppen benannt werden – wurden, wie Dümpelmann berichtet, zu einem Mittel insbesondere der Frauen und Kinder…, sich Aufmerksamkeit und Raum zu verschaffen.

Unspektakulär im Vergleich zu solchen Aufmerksamkeit hervorrufenden Baumpflanzaktionen ist ein kleiner Garten im Außenraum von Hochhäusern, die in den Nachkriegsjahren in Hamburg gebaut wurden[8], der durch eine Bewohnerinitiative entstanden ist (Abb. 1.18). Das zuständige Gartenbauamt hat zugelassen, dass die Bewohner dort einen Garten anlegen können, den sie nach eigenen Vorstellungen gestalten und nutzen.

Der kleine Garten ist ein Treffpunkt der Bewohner. Es gibt darin eine Bank, die zum Hinsetzen und Verweilen einlädt (Abb. 1.19).

---

[8]https://www.brandeins.de/archiv/2015/immobilien/grindelhochhaeuser-ein-dorf-in-der-stadt/.

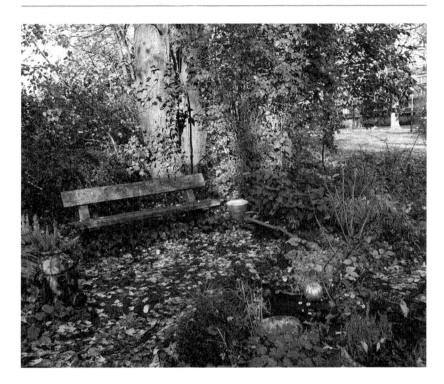

Abb. 1.19 Bank im Gemeinschaftsgarten

Der Gemeinschaftsgarten in dieser Siedlung ist keine Reaktion auf einen Grünmangel, denn er wurde angelegt, obwohl sich im öffentlichen Außenbereich der Hochhäuser Bäume und Grünflächen befinden. Offensichtlich befriedigt der Garten nicht in erster Linie das Bedürfnis nach einem green space in Wohnnähe, sondern vor allem soziale Bedürfnisse, etwas gemeinsam zu planen und zu machen und einen Bewohnertreffpunkt zu schaffen. Zum Bottom up sind auch Bürgerbegehren zu rechnen, z. B. zum Erhalt von Grünflächen (Abb. 1.20).

Eine Freifläche ist öffentlicher Raum, der frei von Barrieren und Gegenständen ist, sodass dieser entsprechend frei gestaltet und angeeignet werden kann (Bellin-Harder 2017). Freiflächen werden knapper, wenn in den Städten zunehmend baulich verdichtet wird. Für ground level Gemeinschaftsgärten bleibt dabei kaum Platz übrig. Die Folge kann eine destruktive Umweltaneignung in

Abb. 1.20 Aktion
zum Erhalt städtischer
Grünflächen

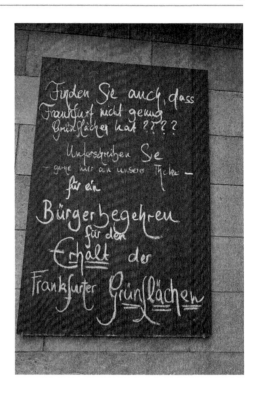

Form von Graffiti und Vandalismus sein, denn Beschädigen und Zerstören von
Dingen ist ein Weg, Einfluss zu nehmen, den man ansonsten nicht hat. Solchen
gesellschaftlich unerwünschten, Kosten verursachenden Formen der Aneignung,
die bis zum „bösartigen" Vandalismus reichen (Flade 1996), lässt sich vorbeu-
gen, indem man Gelegenheiten für akzeptiertes Graffiti schafft (Abb. 1.21). Das
Ergebnis kann ein kunstvolles Wallpainting sein.

Warum der Mensch den Kontakt zur natürlichen Umwelt nicht verlieren sollte,
wird im zweiten Kapitel dargelegt, in dem die vielfältigen Naturwirkungen und
Mensch-Natur-Beziehungen betrachtet werden. Vom dritten bis zum sechsten
Kapitel werden jeweils verschiedene Umwelten ins Blickfeld gerückt. Es sind
Wohnumwelten, Lern- und Arbeitsumwelten, Umwelten, die der Mensch aufsucht, um sich zu erholen und in denen er Wohlbefinden und Gesundheit wieder
zu erlangen hofft, und schließlich städtische Umwelten.

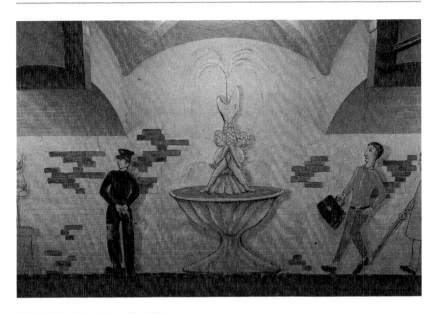

Abb. 1.21   Akzeptiertes Graffiti

   Warum ein Ansatz weises „Zurück zur Natur" weithin Sinn macht, lässt sich folgendermaßen begründen: Natur in Wohnumwelten ist wichtig, weil Menschen dort viel Zeit verbringen, indem sie dort verweilen und bleiben; in Lern- und Arbeitsumwelten müssen Leistungen erbracht werden, was besser gelingt, wenn es zwischendurch Pausen am besten im Grünen gibt; in Erholumwelten tragen green und blue spaces zu einer rascheren Erholung und Heilung bei, und in der Stadt verhilft Natur zur Stressminderung und Stressbewältigung.

Naturwirkungen 2

Der Appell „Zurück zur Natur" würde nicht erschallen, wenn man sich nicht einen Gewinn von einer solchen Rückkehr versprechen würde. Führt man sich die vielfältigen positiven, empirisch bestätigten Wirkungen der Natur auf den Menschen vor Augen, ist ein solcher Gewinn sehr wahrscheinlich. Entsprechend naheliegend ist es, diese positiven Wirkungen zu nutzen. Sie sind indessen sehr vielfältig, so dass es sinnvoll ist, sie erst einmal zu kategorisieren, was anhand von Leitfragen geschehen kann:

- Werden Umwelten mit grüner Natur als schöner wahrgenommen gegenüber unbegrünten Umwelten? Worauf beruht der Eindruck einer schönen Natur?
- Fühlt sich der Mensch in einer Umwelt, in der es green und blue spaces gibt, wohler als in naturarmen gebauten Umwelten? Sind natürliche Umwelten erholsamer als gebaute Umwelten? Worauf beruht der Erholeffekt von Natur?
- Sind grüne Umwelten besonders anregend und inspirierend? Motivieren sie zu Handlungen, die man sonst unterlassen würde? Worauf beruht die anregende, Kreativität fördernde und motivierende Wirkung von Natur?
- Sind authentische Naturerfahrungen in der Kindheit der Grundstein eines vertieften Umweltbewusstseins im Erwachsenenalter? Wie lässt sich bewerkstelligen, dass bei Kindern, die naturfern in Städten aufwachsen, dieser Grundstein gelegt wird?
- Transzendenz -Erfahrungen erweitern den Wahrnehmungsraum und vermitteln dem Menschen das Gefühl, Teil einer ihn umfassenden Welt zu sein. Welche Rolle spielt die Natur beim Erleben von Transzendenz?

© Springer Fachmedien Wiesbaden GmbH, ein Teil von Springer Nature 2018   41
A. Flade, *Zurück zur Natur?,*
https://doi.org/10.1007/978-3-658-21122-6_2

Die Wirkungen schließen sich nicht aus, oftmals folgen sie aufeinander oder bedingen einander, wie die folgenden Beispiele zeigen:

Die Bewohner eines Mehrfamilienhauses legen einen Gemeinschaftsgarten an. Sie nehmen das als ästhetischen Gewinn wahr. Sie sind jetzt lieber, häufiger und länger draußen als früher, kommunizieren mehr miteinander und fühlen sich in ihrer Wohnumwelt wohl und sozial eingebunden.

Die Schönheit der Naturlandschaft, von der man weiß, motiviert dazu, sich in der Frühe auf den Weg zu machen und durch Berg und Tal zu wandern. Der Wanderer fühlt sich von allen Sorgen befreit, beschwingt und erholt.

Die Vielfalt der Erscheinungsformen von Natur, die Komplexität der Wirkungszusammenhänge und die unterschiedlichen Settings (Umweltausschnitte) erschweren es, zu allgemein gültigen Aussagen über die Wirkungen von Natur zu gelangen. Man kann z. B. nicht sagen, wie viele Bäume am Straßenrand in welcher Dichte erforderlich sind, damit genau das richtige Maß für ein ästhetisches Optimum oder einen maximalen Erholeffekt erreicht ist. Ein weiteres Erschwernis ist die große Vielfalt an Naturwirkungen. So kann es sein, dass die Natur anregt, aber nicht erholt, oder dass man sich körperlich wieder fit fühlt, mental aber noch nicht die normale Leistungsfähigkeit wieder erreicht hat.

Hinzukommt noch, dass die Untersuchungspläne und Forschungsmethoden unterschiedlich sind, sodass voneinander abweichende Untersuchungsergebnisse auch methodisch bedingt sein können. Beispielsweise wird die Leistungsfähigkeit als Indikator der Erholtheit vor und nach einem Spaziergang im Stadtwald gemessen, indem man die Beteiligten fragt, wie erholt sie sich fühlen. Oder man registriert mit speziellen Geräten die Reaktionszeiten und die Zahl der richtigen oder falschen Tastendrucke und erhält damit objektive Daten. Solche Geräte hatte schon Wilhelm Wundt, der 1879 im Psychologischen Institut der Universität Leipzig die experimentelle Psychologie begründet hat, eingesetzt (Abb. 2.1).

Experimentelle Versuchsanordnungen sind künstlich geschaffene Situationen, die es ermöglichen, kontrollierte Bedingungen zu schaffen und Störfaktoren auszuschalten, um Wirkungszusammenhänge ausfindig zu machen bzw. zu bestätigen. In realen Situationen sind zahlreiche weitere (unkontrollierte) Einflüsse wirksam, die den Effekt, den man nachweisen will, überdecken können.

Das Problem der Generalisierbarkeit von Ergebnissen tritt in zusammenfassenden Berichten besonders deutlich zutage. So haben Bringslimark et al. (2009) in ihrem Review die Ergebnisse einer Reihe von Untersuchungen zu den Wirkungen von Pflanzen in Innenräumen gesichtet, die in unabhängigen Experimenten im psychologischen Forschungslabor und in realen Settings wie Büros, Krankenhäusern, psychiatrischen Kliniken und Lernumwelten durchgeführt wurden. Betrachtet wurden Befindlichkeiten und Gefühle, Kreativität, Aktiviertheit,

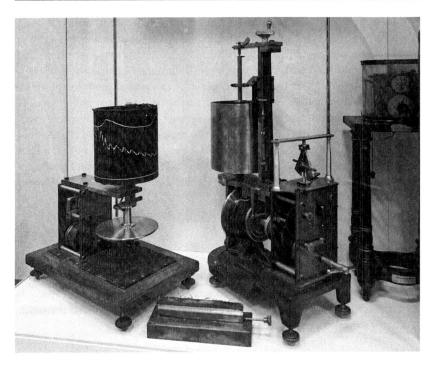

Abb. 2.1 Im psychologischen Forschungslabor von Wilhelm Wundt

Schmerzwahrnehmung, Schnelligkeit der Genesung, Bedarf an Schmerzmitteln nach einer Operation, Reaktionszeiten, Fehler in Testaufgaben, Leistungen beim digit span backwards (eine Zahlenfolge muss erinnert und rückwärts wiederholt werden), Ermüdung, Konzentrationsfähigkeit, ästhetische Eindrücke, wahrgenommene Luftqualität, Arbeitszufriedenheit, wahrgenommene Servicequalität, Sozialverhalten, Stresssymptome usw. Die Ergebnisse sind nicht einheitlich, was zu erwarten ist. Es werden dadurch jedoch verallgemeinernde Aussagen über die Effekte von Natur erschwert. So ist das Fazit von Bringslimark et al. auch nicht überraschend, dass Pflanzen in Innenräumen positive Effekte haben können, dass das aber ist nicht immer so sein muss. Eine „Globalaussage" derart, dass man Töpfe mit Pflanzen in Innenräume unabhängig von deren Größe und Beschaffenheit stellen sollte, weil damit alle möglichen begrüßenswerten Effekte einher gehen, ist nicht möglich. Wenn jedoch ausreichend differenziert wird und Ergebnisse aus unterschiedlichen Untersuchungen übereinstimmen, sind Erkenntnisgewinne zu verzeichnen. Es gilt also herauszufinden, unter welchen Bedingungen mit welchen Effekte zu rechnen ist. Es müssen dazu die Kontexte variiert und verschiedene Gruppen einbezogen werden: „It appears that benefits are contingent on features of the context in which the indoor plants are encountered and on the characteristics of the people encountering them" (Bringslimark et al. 2009, S. 431).

Zur Illustration diene eine Untersuchung von Tifferet und Vilnai-Yavetz (2017). Sie haben Fotos von drei Settings hergestellt und diese online von insgesamt 535 Teilnehmern hinsichtlich verschiedener Wirkungen beurteilen lassen. Die Settings waren eine Bücherei, ein Friseursalon und ein Zahnarzt-Behandlungszimmer. In allen drei Settings bewirkte eine dort hinein projizierte Topfpflanze, dass die Service- bzw. Behandlungsqualität positiver beurteilt wurde und die vorgestellte Zufriedenheit mit dem Angebot höher war als in den Räumen ohne Pflanze.

Im zweiten Kapitel werden fünf Wirkungskomplexe betrachtet:

- die Wahrnehmung von Natur und deren ästhetische Wirkung,
- der Erholeffekt von Natur und dessen Erklärung,
- die anregende, motivierende und inspirierende Wirkung von Natur,
- die prägende Wirkung, die Naturerfahrungen in der Kindheit haben,
- das durch die Natur geförderte Erleben von Transzendenz jenseits der sinnlichen Wahrnehmung.

2.1   Ästhetisches Erleben

Eine unter Fachleuten im Bereich der Gestaltung verbreitete Auffassung ist, dass Schönheit ein objektives Phänomen ist, das im Objekt selbst liegt. Um Schönheit zu erkennen, bedarf es der Schulung. Eine Gegenposition vertrat schon im 18. Jahrhundert David Hume, der gemeint hat, dass Schönheit allein im Bewusstsein des Betrachters existiert, also keine Eigenschaft der Dinge an sich ist, sondern ein subjektiver Eindruck. Eine Umwelt ist schön, wenn es einen Betrachter gibt, der sie schön findet. Nietzsche hat dies Zarathustra in den Mund gelegt, der beim Anblick der Sonne ausruft: „Du großes Gestirn! Was wäre dein Glück, wenn du nicht die hättest, welchen du leuchtest!" (Allesch 2006, S. 13).

Empirische Nachweise, dass Naturelemente und Naturlandschaften als schön erlebt werden, und Erklärungen, warum das so ist, sind die Ausgangsbasis, um Umwelten, die als weniger schön oder geradezu als hässlich wahrgenommen werden, theoretisch fundiert zu verschönern. Wenn sich erklären lässt, warum ein Baum vor einem Bauwerk bewirkt, dass das Bauwerk jetzt schöner aussieht, kann man gezielt mit dem Verschönern beginnen. Lohr und Pearson-Mims (2006) haben diesen Verschönerungseffekt von Bäumen in einem Experiment vorgeführt, in dem den Versuchspersonen Serien von Bildern mit schematisierten gebauten Umwelten mit verschiedenen Arten von Bäumen oder keinem Baum gezeigt wurden. Der ästhetische Eindruck wurde mit der Aussage „Ich denke, diese Szenerie ist attraktiv" erfasst, zu der auf einer 5-stufigen Skala (mit 1 = stimmt überhaupt nicht und 5 = stimmt genau) der subjektiv zutreffende Wert angekreuzt werden sollte. Bei den Umwelten ohne Baum waren die Skalenwerte am niedrigsten. Am meisten gefielen die Szenerien mit Bäumen mit ausladenden, dachartigen Baumkronen (Abb. 2.2).

Es gibt mehrere Erklärungen, warum eine Umwelt als schön wahrgenommen wird und eine andere nicht. Wie Allesch (2006) schreibt, hatte schon Aristoteles darüber nachgedacht. Er unterstellte den Menschen einen natürlichen Drang nach Erkenntnissen, der sie veranlasst, den Dingen auf den Grund zu gehen. Sie haben Freude an den Sinneswahrnehmungen, weil sie über diese zu Erkenntnissen gelangen. Die Sinneswahrnehmungen nannte er „aistheseis". Sie seien das Tor

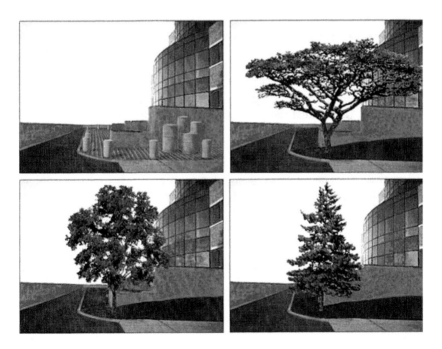

Abb. 2.2 Szenerien gebauter Umwelt mit und ohne Baum. (Lohr und Pearson-Mims 2006, S. 674)

zur erstrebten Erkenntnis. Sie verheißen einen Zuwachs an Wissen und werden deshalb hoch geschätzt.

Entscheidend ist der ästhetische Reiz, der einem Ding oder einer Umwelt Schönheit verleiht. Dieser beruht darauf, dass das Wahrgenommene vom Erwarteten abweicht und die Routine des Immergleichen unterbricht (Allesch 2006). Für diese Erklärung sprechen die Ergebnisse von Berlyne (1971). Er fand heraus, dass der ästhetische Eindruck von bestimmten Reizqualitäten abhängt und zwar von der

- Neuartigkeit
- Inkongruenz
- Komplexität
- Unerwartetheit.

Wie der ästhetische Reiz so sind auch diese Reizqualitäten keine von den Betrachtern unabhängigen objektiven Umweltmerkmale, sondern ein Ergebnis kognitiver Vergleiche, bei denen sich herausstellt, ob sie für den Betrachter neu, inkongruent, komplex oder überraschend sind. Was der eine als neu und komplex wahrnimmt, kann für einen anderen vertraut und ganz einfach sein. Die Reizqualitäten sind also keine Merkmale, die einem Objekt oder einer Umwelt anhaften, sie sind das Ergebnis interner Vergleiche mit den bisherigen Erfahrungen.

Der Eindruck von Schönheit stellt sich allerdings nur ein, wenn Neuartigkeit, Inkongruenz, Komplexität und Überraschung nicht allzu krass vom individuellen Maßstab abweichen. Das Konzept eines individuellen Maßstabs erklärt, warum Experten neue Kunst- oder Musikwerke positiver beurteilen als Nicht-Experten. Für die Fachleute ist das, was sie an neuen Werken zu sehen oder zu hören bekommen, viel weniger neuartig, inkongruent, komplex und überraschend als für weniger eingeübte Nicht-Fachleute.

Kaplan und Kaplan (1989) haben evolutionstheoretisch argumentiert: Menschen werden von solchen Umwelten angesprochen und angezogen, die ihnen die günstigsten Bedingungen zum Leben und Überleben bieten. Diese werden bevorzugt und als schön empfunden. Aufgrund der Fähigkeit, sich Informationen zu verschaffen, diese aufzunehmen und zu verarbeiten, zu sammeln, miteinander zu verknüpfen, im Langzeitgedächtnis zu verankern und – wann immer man sie braucht – darauf zu zugreifen, erhöhen sich die Überlebenschancen des Menschen weit über das genetisch Vorprogrammierte hinaus. Es sind zwei unterschiedlichen Typen von Umwelten, die aus verschiedenen Gründen günstig zum Überleben sind. Beide liefern nützliche Informationen. Es sind

- kohärente und lesbare Umwelten, die eine unmittelbare Orientierung ermöglichen,
- nicht zu sehr aber doch hinreichend komplexe und mysteriöse Umwelten, die nicht überfordern, sondern neugierig machen und zur Umwelterkundung motivieren. Auf diese Weise wird der Lebensraum erweitert.

Nicht nur in sich stimmige und kohärente Umwelten sind aus der Sicht verschiedener Betrachter schön, sondern auch solche Umwelten, die wegen ihrer Komplexität und Rätselhaftigkeit eine kognitive Herausforderung darstellen. Diesen zweiten Grund haben sowohl Berlyne (1971) als auch Allesch (2006) hervor gehoben, Berlyne mit der Identifikation der Reizqualitäten Neuheit, Inkongruenz, Komplexität und Unerwartetheit, Allesch, indem er die Abweichung vom Erwarteten und die Unterbrechung der Routine des Immergleichen als das ästhetisch Reizvolle bezeichnet hat.

Lohr und Pearson-Mims (2006) haben bei der Erklärung, warum eine urbane Umwelt, in der es Bäume gibt, gegenüber einer ähnlichen, jedoch baumlosen Umwelt ästhetisch bevorzugt wird, ebenfalls auf die Evolution verwiesen: Menschen geben denjenigen Umwelten den Vorzug, die ihnen die besten Lebensbedingungen und Überlebenschancen bieten. Unter einem Baum mit einer ausladenden Krone fühlt man sich sicher, der Baum spendet Schatten vor sengender Sonne, er schützt vor heftigen Regengüssen, und er ist dann auch noch eine Landmarke und ein Orientierungspunkt. Baumkronen können außerdem ein Refugium sein, man kann sich darin verstecken und sich den Blicken feindlich gesinnter Artgenossen entziehen und sich vor wilden Tieren schützen.

Der ästhetische Eindruck ist folgenreich: Umwelten, die als schön erlebt werden, rühren den Menschen an, sie lösen eine positive emotionale Reaktion aus. Nasar (1997) hat dementsprechend den ästhetischen Eindruck als positive emotionale Reaktion definiert. Umwelten, auf die emotional positiv reagiert wird, nähert man sich unwillkürlich an, wie bereits Mehrabian und Russell (1974) festgestellt haben. Solche Orte und Umwelten laden zum Bleiben und einer näheren Betrachtung ein. Ist die emotionale Reaktion auf eine Umwelt dagegen negativ, wendet man sich ab und vermeidet diese künftig, sodass man dort auch keine Erfahrungen machen kann, die das anfängliche Urteil womöglich revidieren könnten.

Die Emotionen, von der das Zu- bzw. Abwendungsverhalten gegenüber Umwelten abhängt, lassen sich anhand von zwei Dimensionen charakterisieren: der Valenz- und der Erregungs-Dimension. Russell und Snodgrass (1987) haben die beiden Dimensionen als orthogonale Achsen angeordnet, sodass ein Vierfelder-Schema entsteht. Jedem Gefühl lässt sich in diesem Modell ein Wert auf der Valenz- und der Erregungsdimension zuordnen und es entsprechend in das Vierfelder-Schema einordnen. Wenn eine Umwelt positive Gefühle auslöst, was der Fall ist, wenn sie als angenehm und als weder zu erregend noch als zu monoton empfunden wird, hält man sich gern darin auf. Umwelten, die als unangenehm und sensorisch als extrem erregend oder als völlig reizarm erlebt werden, versucht man zu meiden; man sieht zu, dass man dort schnell weg kommt. Anregend ist der natürliche Wandel, der die Umwelt in immer neuem Licht erscheinen lässt, was bei wechselnden Jahreszeiten der Fall ist, wenn aus einem green ein white space wird (Abb. 2.3).

Kaplan und Kaplan (1989) haben die Gründe, spezifiziert, die dem ästhetischen Urteil zugrunde liegen. Umwelten werden als schön erlebt,

- wenn sie als ein sinnvolles Ganzes wahrgenommen werden und der Betrachtende sie auf Anhieb verstehen kann, d. h. wenn sie kohärent und lesbar sind,
- wenn sie als hinreichend, aber nicht als zu komplex und mysteriös erlebt werden, sodass das Interesse geweckt wird, sie sich genauer anzusehen.

Ansprechende Landschaften zeichnen sich dadurch aus, dass sie es erleichtern, wichtige Informationen zu erkennen und aufzunehmen, zu verarbeiten und zu

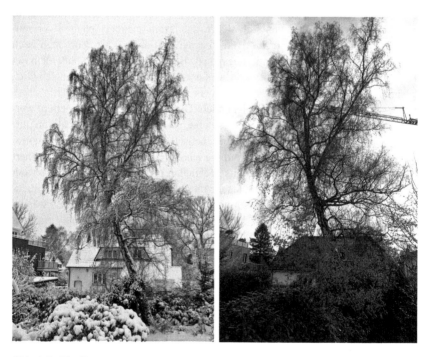

Abb. 2.3 Ein Garten zu verschiedenen Jahreszeiten

verstehen, oder aber dadurch, dass sie dazu motivieren, sie näher zu erkunden (Singh et al. 2008). Umwelten werden so aus zwei Gründen bevorzugt:

- Sie erschließen sich einem sofort; man hat keine Mühe, sie zu verstehen.
- Sie sind interessant und anregend, sodass man mehr darüber wissen möchte.

Kohärente und lesbare Umwelten werden verstanden, komplexe und mysteriöse Umwelten erfordern dagegen einen gewissen kognitiven Aufwand, wenn man sie begreifen will. Kohärente Landschaften besitzen Ganzheitlichkeit, die einzelnen Bestandteile fügen sich in einen größeren Kontext ein (Herzog und Leverich 2003; Singh et al. 2008).

Lesbarkeit kennzeichnet eine Umwelt, die eine Struktur besitzt, die sich leicht mental abbilden und merken lässt. In einer lesbaren Umwelt verirrt man sich weniger. Dabei fungieren Landmarken, einzigartige Merkzeichen wie ein einzeln stehender Baum in der weiten Landschaft oder ein Hinweisschild im Blätterwald, als Wegweiser, welche die Wegfindung erleichtern (Abb. 2.4 und 2.5).

Wie Herzog und Kropscott (2004) in einem Experiment festgestellt haben, wird ein Wald umso positiver bewertet, als je kohärenter und lesbarer er wahrgenommen

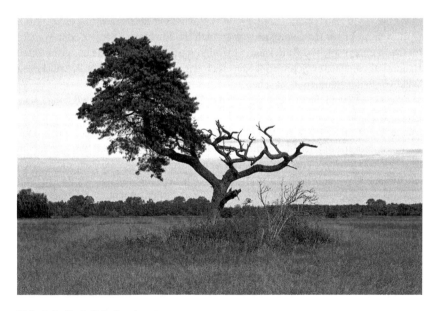

Abb. 2.4 Natürliche Landmarke

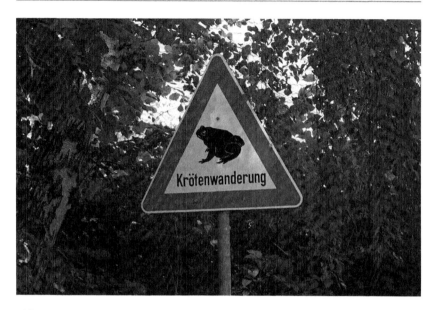

Abb. 2.5 Künstliche Landmarke

wird, d. h. je klarer sich eine Struktur abzeichnet. Ein Spaziergänger oder Wanderer hat in einem solchen Wald kaum Orientierungsprobleme. Würde er nur einzelne Bäume sehen, hätte er Schwierigkeiten, sich darin zurecht zu finden Er würde den Wald vor lauter Bäumen nicht sehen.

Die Natur ist nicht nur ein visual space, sondern auch ein sound space. Die Frage ist, wie visuelle und akustische Reize zu einem Gesamteindruck verschmelzen. Ein Raum wird z. B. als heller empfunden, wenn gleichzeitig hohe Töne zu hören sind (Schönhammer 2009). In dem Experiment von Anderson et al. (1983) wurden Versuchspersonen zehn Geräusche dargeboten, die typisch für urbane bzw. natürliche Umwelten sind. Zu den Geräuschen wurde ein Bild von einem Wald oder ein Bild von einer gebauten naturfreien Umwelt dargeboten. Anschließend sollte der Gesamteindruck auf einer 7-stufigen Skala, die von „sehr negativ" bis „sehr positiv" reichte, bewertet werden.

Kontextunabhängig am besten wurde der Vogelgesang bewertet. Dieser vermag es auch, den ästhetischen Wert von Umwelten zu steigern. Am besten beurteilt wurde das Waldbild in Kombination mit dem Gesang von Vögeln. Waren beim Anblick der Waldszene Straßenverkehrsgeräusche zu hören, reduzierte das den ästhetischen Eindruck. Vogelgesang im Wald ergibt einen stimmigen Gesamteindruck, wohingegen Straßenverkehrsgeräusche nicht zum Wald passen (Abb. 2.6).

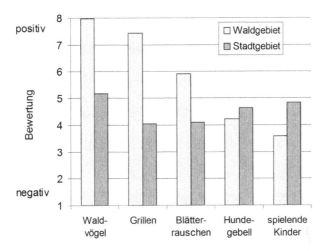

Abb. 2.6 Multisensorische Eindrücke. (Anderson et al. 1983, S. 551 f., Ausschnitt, eigene Grafik)

Der Gesang von Vögeln vermag es, Umwelten ästhetisch reizvoller zu machen als sie es wären, wenn es ringsum still wäre oder weniger geschätzte Geräusche ins Ohr dringen. Nicht nur eine Waldszene wird besser bewertet, wenn dort Vögel singen, sondern auch eine städtische grünarme Szene schneidet im ästhetischen Urteil besser ab, wenn gleichzeitig Vogelgesang zu hören ist. Solche Effekte könnten genutzt werden, indem man z. B. in weniger ansprechenden Wohngebieten und Stadtteilen ein Habitat für Singvögel schafft, deren Gesang in Verbindung mit optischen Verschönerungsmaßnahmen einen zusätzlichen ästhetischen Gewinn einbringt.

Ein wichtiges Merkmal, von dem der ästhetische Eindruck abhängt, ist Komplexität. Formal definiert ist Komplexität die Zahl heterogener Teilelemente einer Landschaft oder Umwelt. Je zahlreicher und unterschiedlicher die einzelnen Elemente sind, umso höher ist der Komplexitätsgrad, wobei es vor allem auf die Unterschiedlichkeit der Elemente ankommt (Singh et al. 2008). Ein Beispiel: Wenn man die einzelnen Halme eines Getreidefeldes oder die Entwässerungsgräben einer Marschlandschaft addieren würde, käme man zwar auf eine beachtliche Anzahl; die Komplexität dieser Settings wäre jedoch gering, denn die Halme oder Gräben sind nicht verschieden genug.

Eine mittlere Komplexität ist kognitiv optimal, denn sie unter- und überfordert die Informationsaufnahme und Informationsverarbeitung nicht. Ungünstig sind sowohl eine knallige schrille Buntheit als auch ein Mangel an Vielfalt. Was jedoch jeweils das mittlere Ausmaß ist, hängt auch von der wahrnehmenden Person ab. Komplexität ist subjektiv: Was für den einen Menschen komplex ist, muss es nicht auch für einen anderen sein.

Einförmigkeit und Monotonie lassen sich durch Ausweitung des Wahrnehmungsraums beseitigen. Schaut man nicht nur auf das Getreidefeld oder die Marschlandschaft, sondern zugleich auch auf den Wolkenhimmel darüber, wird der Eindruck sogleich komplexer (Abb. 2.7).

Landschaften besitzen viele Merkmale, deren Verschiedenartigkeit die Komplexität ihres Erscheinungsbilds bestimmt. Zur Veranschaulichung diene eine Schilderung des Teufelsmoors bei Worpswede aus den 1980er Jahren, als noch nicht von einem „Kulturland" Teufelsmoor und von Wanderrouten im Moor die Rede war:

> Nach altem Lehrbegriff wird der ästhetische Charakter einer Landschaft durch vier Hauptfaktoren bestimmt. Durch das Relief des Bodens, durch die Beleuchtung, durch die Vegetation und durch den menschlichen Anbau … Sie müssen sich einen weiten Himmel mit meist großartiger Wolkenbildung dazu denken und … eine oft seltsame Beleuchtung…, von Häusern und Äckern sehen sie wenig, denn die Ackerwirtschaft ist nicht bedeutend im Moore, und die Häuser sind zumeist durch Busch verdeckt (Saebens und Gothe 1982, S. 86 f.).

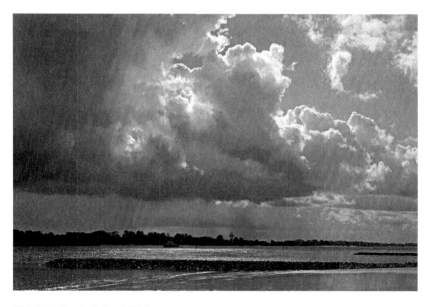

Abb. 2.7 Landschaft mit Wolken

Ein unebenes Gelände, eine vielfältige Vegetation, unzugängliche blue spaces inmitten einer Moorlandschaft erzeugen ein komplexes Bild (Abb. 2.8).

Weiträumige ebene Grünflächen können durch Hinzufügen heterogener Elemente wie z. B. Skulpturen, die man dort aufstellt, komplexer werden. Diese können gleichzeitig als Landmarken fungieren und damit Landschaften lesbarer machen.

Mystery – das Geheimnisvolle und Rätselhafte – lässt sich am besten mit dem Bild eines Weges veranschaulichen, der hinter einer Wegbiegung oder Anhöhe verschwindet oder durch Sichthindernisse wie Bäume oder Häuser verdeckt wird. Von einem festen Standort aus kann der Verlauf des Weges nicht überblickt werden (Abb. 2.9). Wenn man wissen will, wie es dahinter aussieht, muss man sich auf den Weg machen. Mystery ist die Verheißung, dass es etwas zu erfahren gibt, wenn man der Sache nachgeht (Hunziker 2006; Singh et al. 2008). Das Ungewisse hat einen ästhetischen Reiz, es regt dazu an zu erkunden, was sich in der Ferne abspielt oder wie es hinter den Bergen aussieht.

Naturumwelten sind reich an Mystery, denn Sträucher, Bäume, Hügel und Berge sind nicht nur unterschiedliche Elemente einer Landschaft, sondern zugleich auch Sichthindernisse. Schon ein Hauch von Mystery durch Bäume, die nur ein minimal verdecken, ist ästhetisch reizvoll. Nebel und Dunkelheit oder

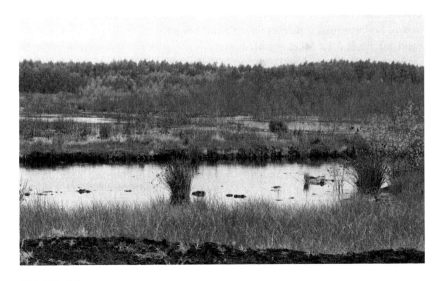

Abb. 2.8 Moor

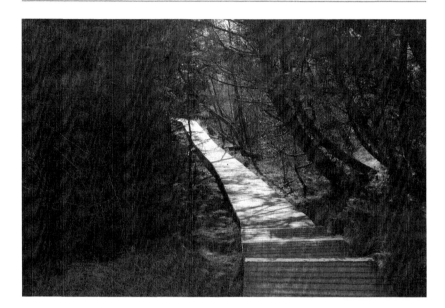

Abb. 2.9 Mystery

größere Entfernungen, durch die Konturen verschwimmen, lassen Mystery entstehen. So kann man z. B. weit hinten am Horizont nicht mehr erkennen, wo das
Land aufhört und das Meer beginnt.

Auch Dunkelheit schafft Mystery. In technischen Kulturen lässt sich Helligkeit künstlich erzeugen. Zweifellos geht dadurch auch Mystery verloren, zugleich
können sich aber auch Unsicherheitsgefühle verflüchtigen. Denn das Ungewisse
wird nur solange positiv beurteilt, solange es nicht zur Bedrohung wird. Ein
Zuviel an Mystery wird wie ein Zuviel an Komplexität negativ erlebt. So kann
eine fehlende Sicht leicht Unsicherheits- und Angstgefühle hervorrufen (Herzog
und Kropscott 2004). Der undurchdringliche Nebel ist bedrohlich und ebenso
der dichte dunkle Wald, der keinerlei Licht und keine Durchblicke bietet. In vielen Märchen repräsentiert ein solcher Wald das Unheimliche. Einige Bäume, die
Dahinterliegendes verdecken, schaffen Mystery, wohingegen ein undurchdringli-
ches Dickicht des Guten zu viel wäre.

Wie sicher sich ein Mensch im Wald fühlt, hängt auch davon ab, wie eng er sich
mit der Natur verbunden fühlt, was Tang et al. (2015) heraus gefunden haben. In
ihrer Untersuchung haben sie die Nature Relatedness Skala von Nisbet et al. (2009)

eingesetzt, um die Naturverbundenheit der Teilnehmer festzustellen. Die stärker Naturverbundenen fühlen sich in der freien Natur nicht nur sicherer, sie finden sie auch lesbarer und zugleich geheimnisvoller als die weniger Naturverbundenen. Wer sich in der Natur unsicher fühlt, wird sie vermeiden. Wer sich nicht fürchtet, ist offener auch für solche Erfahrungen, vor denen die Ängstlicheren zurück schrecken (Tang et al. 2015).

2.2 Erholung, Wohlbefinden und Gesundheit

Natur wird nicht nur geschätzt, weil ihr Anblick erfreut und ästhetischen Genuss bietet, sondern auch wegen ihres Erholeffekts. Dass gerade diese Wirkung auf größtes Interesse stößt, liegt auf der Hand: Der Mensch muss gesund und erholt sein, um die Anforderungen des Lebens bewältigen und die unterschiedlichsten Aufgaben effizient erledigen zu können. Wenn er es nicht ist, muss er sich erholen können, um wieder fit und leistungsfähig zu sein. Dass Aufenthalte in der Natur und natürliche Mittel wesentlich dazu beitragen können, haben schon die Lebensreformer vor mehr als 100 Jahren gewusst. Sie haben der Natur eine bedeutende Rolle in ihrem Entwurf für eine bessere, gesündere, ursprünglichere, weniger überzivilisierte Welt und für eine alternative Lebensgestaltung zugeschrieben, die von einer restriktiven Gesellschaft befreit. Natur wurde zum Inbegriff für das Nicht-Dekadente und Ursprüngliche und für ein gesundes Leben. Natur gemäßes Verhalten bedeutete eine Loslösung von starren Konventionen und beengenden Lebensformen. Der Körper sollte befreit werden und mit Licht und Luft in Berührung kommen. Deshalb wurden Licht-, Luft- und Wasserbäder empfohlen. Wandern in der freien Natur war beliebt (Wolbert 2001).

Das Thema „Erholung durch Natur" hat auch die Forschung beflügelt, was an der Zahl der wissenschaftlichen Veröffentlichungen zum Thema „Natur und Gesundheit" ablesbar ist (Hartig et al. 2014). Zahlreich sind auch die nicht wissenschaftlichen Publikationen zum Thema „wellness", einem Mischprodukt aus *well*-being und fit*ness*. Ohne Zweifel spielt die Natur als „restorer" eine große Rolle und zwar sowohl für die der Erholung bedürftigen Menschen und die nach neuen Erkenntnissen strebenden Forscher als auch für die florierende und prosperierende Gesundheits- und Wellness-Branche.

2.2.1 Konzepte und Modelle

Erholung beinhaltet ein Wiedererlangen der kognitiven Aufnahmefähigkeit, des Wohlbefindens, der sozialen Kompetenzen und der körperlich-physiologischen

Funktionen. Dementsprechend haben Abraham et al. (2010), Valtchanov und Ellard (2015) sowie Finlay et al. (2015) zwischen physischer, psychischer (kognitiver und emotionaler) und sozialer Erholung differenziert. Der Anblick und das Umgebensein von Natur bewirkt, dass Stress schneller abgebaut wird, dass man die normale Leistungsfähigkeit wieder erlangt, dass man in eine positive Stimmung versetzt wird und seine Affekte besser unter Kontrolle hat. Ein Modell, in dem diese vielfältigen Wirkungen abgebildet sind, ist in Abb. 2.10 dargestellt.

Valtchanov und Ellard (2015) verstehen unter Erholung einen Prozess auf drei Ebenen:

- Stressbewältigung und die Rückkehr der Konzentrations- und Leistungsfähigkeit (kognitive Ebene),
- das Wiedererlangen einer positiven Gestimmtheit und des Wohlbefindens (affektive Ebene),
- die Rückkehr zu einem physiologischen Normalzustand (körperliche Ebene).

Wohlbefinden ist eine positive subjektive Bewertung des eigenen Lebens (Diener et al. 2003). Diese Bewertung enthält emotionale Reaktionen auf Vorkommnisse, Stimmungen und Zufriedenheiten mit verschiedenen Lebensbereichen, darunter Familie und Beruf. Differenzierter ist die Definition von Finlay et al. (2015), die zwischen einem physischen, psychischen und sozialen Wohlbefinden unterschieden haben.

Wohlbefinden und Erholung hängen eng zusammen: Wer erholt ist, fühlt sich wohl. Beides hängt wiederum eng mit der Gesundheit zusammen. Nach der Definition der WHO ist Gesundheit ein vollkommenes körperliches, geistiges und

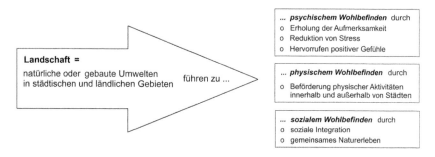

Abb. 2.10 Modell der Naturwirkungen. (Abraham et al. 2010, S. 64)

Tab. 2.1 Gesundheitsfördernde Umwelten und Wirkungen. (Stokols 1992, S. 9, Ausschnitt)

Dimensionen	Umweltressourcen	Wirkungen
Physische Gesundheit	Ergonomische Gestaltung, körperlicher Komfort, nicht-toxische Materialien	Physiologische Gesundheit, keine Krankheitssymptome, wahrgenommener Komfort
Psychisches Wohlbefinden	Ästhetische Qualitäten, keine Ablenkung	Kreativität, Leistungsfähigkeit, Selbstwertgefühl
Soziale und gesellschaftliche Einbindung	Soziale Netzwerke, sicherer Arbeitsplatz	Soziale Kontakte, umweltbewusstes Verhalten

soziales Wohlbefinden[1]. Die Frage, die sich hier stellt, ist, welche Rolle die Natur für das Wohlbefinden, die Erholung und Gesundheit spielt.

Mit dem Konzept der „health-promotive environments" hat Stokols (1992) eine Verbindung zwischen dem individuellen Zustand des Erholt seins, des Wohlbefindens und der selbst eingeschätzten Gesundheit und der Umwelt hergestellt. In Tab. 2.1 wird das Konzept anhand von Beispielen erläutert. Gesundheits-Dimensionen sind die physische Gesundheit, das psychische Wohlbefinden sowie die soziale und gesellschaftliche Einbindung.

Zentrale Aussage des Konzepts der health promotive environments ist, dass Erleben und Verhalten und die körperliche Verfassung umweltabhängig sind, d. h. es gibt günstige (health promotive) und ungünstige Umweltbedingungen. Health-promotive environments fördern einen gesunden Lebensstil, sie regen zu körperlicher Aktivität an, sie machen es leicht, sich zu entspannen, und sie tragen zur Stärkung der Stressresistenz und einer schnelleren Stressbewältigung bei (Abraham et al. 2010). Hinzukommt noch die bessere Luftqualität in Naturumwelten (Hartig et al. 2014). Eine ungefähre Vorstellung von der Komplexität der Wirkungszusammenhänge liefert das in Abb. 2.11 dargestellte Gefüge.

Antworten auf die Frage, welche Mechanismen dem Erholeffekt von Natur zugrunde liegen können, geben die Stresserholungstheorie mitsamt dem Konzept der emotionalen Reaktion, die Aufmerksamkeitserholungstheorie und das Konzept der restorative environments.

---

[1]Würde diese Definition von Gesundheit allgemein gelten, gäbe es nur wenige gesunde Menschen, denn alle diejenigen, die niedergeschlagen oder erholungsbedürftig sind, befinden sich nicht im Zustand eines optimalen Wohlbefindens. Man würde sie aber kaum als krank bezeichnen. Eine Definition, die einen Idealzustand vorgibt, legt den Maßstab zu hoch an.

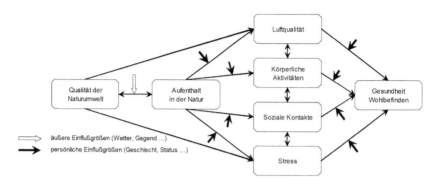

Abb. 2.11 Wirkungszusammenhänge zwischen Natur und Gesundheit. (Hartig et al. 2014, S. 213)

2.2.2 Stresserholungstheorie

Neben der Verstädterung, die mit vermehrtem Lärm, Crowding und Hektik einhergeht, ist der erhöhte Leistungsdruck in der digitalisierten Arbeitswelt eine Ursache für vermehrten Stress. Wie dieser erhöhte Leistungsdruck konkret aussieht, zeigt folgendes Szenario: Die mithilfe digitaler Technologie bewertete Arbeitsleistung der Mitarbeiter in einer Firma wird mit Belohnungen bzw. Bestrafungen gekoppelt. Ein höheres Gehalt, eine schnellere Beförderung, Fortbildungsmöglichkeiten, mehr Urlaubstage usw. sind willkommene Belohnungen, bei nicht zufriedenstellenden Leistungen entfallen solche Gratifikationen, was sich nicht nur kurz- sondern auch längerfristig nachteilig auswirkt. Hinzukommt das Gefühl, einer ständigen Kontrolle unterworfen zu sein. Der durch diesen immensen Leistungsdruck entstehende Stress und das Gefühl der Hilflosigkeit untergraben schließlich die Gesundheit (Flade 2017).

Stress bezeichnet sowohl einen Zustand als auch einen Prozess (Schönpflug 1996). Stress entsteht, wenn eine Situation als überfordernd oder bedrohlich wahrgenommen wird. Wenn der betreffende Mensch feststellt, dass er es nicht schafft, die Situation zu verändern und die Belastungsfaktoren aus der Welt zu schaffen, ihnen zu entgehen oder sie zu entschärfen, verstärkt sich der Stress. Besteht keine Aussicht, dass sich etwas ändert oder ändern lässt, verwandelt sich der momentane in chronischen Stress. Eine solche Entwicklung lässt sich durch Phasen der Erholung durchbrechen und stoppen. Denn wer erholt ist, kann mit Belastungen eher fertig werden und seine Ich-Funktionen (Affektkontrolle, Konzentrationsfähigkeit, Widerstand gegen Versuchungen) aufrecht erhalten. Gestörte Ich-Funktionen können, wie Beute und de Kort (2014) festgestellt haben, durch den Anblick von Natur oder den Aufenthalt in der Natur „repariert" werden.

Die Erkenntnis, dass man nach eine Phase der Beanspruchung Erholung benötigt, hat zur Begrenzung von Arbeitszeiten geführt. Geregelte Arbeitszeiten, Urlaube und Kuren dienen der Regeneration (Kagelmann und Keul 2005; Greiner 2017). Arbeitszeitgesetze begrenzen die höchstzulässige tägliche Arbeitszeit und setzen Mindestruhepausen während der Arbeitszeit und Mindestruhezeiten zwischen Beendigung und Wiederaufnahme der Arbeit sowie Ruhephasen an Sonn- und Feiertagen fest. Zweck dieser Gesetze ist der Gesundheitsschutz.

Diese zeitlichen Regelungen sind zweifellos eine wichtige Maßnahme. Der Erholeffekt der Ruhephasen könnte indessen wesentlich gesteigert werden, wenn auch die Umwelt „stimmig" ist. Tyrväinen et al. (2014) haben bei Büroangestellten den Erholeffekt einer Mittagspause in green spaces (einem Stadtpark und einem Stadtwald) und im grünarmen Stadtzentrum verglichen. Indikatoren der Erholung waren die mit verschiedenen Skalen und Tests erfasste wahrgenommene Erholtheit, Vitalität, Befindlichkeit und Kreativität. Die Mittagspause in den green spaces erwies sich als erheblich erholsamer.

Die typische experimentelle Versuchsanordnung, um den Erholeffekt von Natur sichtbar zu machen, sieht folgendermaßen aus: Entweder wird das ego depletion paradigm (Ich-Erschöpfungs-Paradigma) verwendet, bei dem Versuchspersonen durch schwierige Aufgaben in einen Erschöpfungszustand versetzt werden, oder es wird ein hoher Erregungsgrad erzeugt, indem z. B. ein furchterregender Film gezeigt wird. Van den Berg et al. (2003) erzeugten z. B. Stress, indem sie Versuchspersonen einen Angst einjagenden Film vorführten. Die zugrunde liegende Überlegung ist: Wenn Natur einen Erholeffekt hat, müsste diese Wirkung bei erschöpften oder stark erregten Menschen umso klarer hervor treten. Dementsprechend sieht das Treatment so aus, dass eine Gruppe der erschöpften bzw. erregten Versuchspersonen mit Naturszenen konfrontiert wird, während die anderen die Kontrollgruppe bilden. In dem Experiment von van den Berg et al. (2003) bekamen die Versuchspersonen in der einen Gruppe Bilder mit Natur vorgeführt oder gingen in einem green space spazieren, denjenigen in der Kontrollgruppe wurden Bilder mit städtischen Szenen ohne jede Natur gezeigt oder sie gingen in einer grünarmen gebauten Umwelt spazieren. Die Schnelligkeit der Wiederherstellung der Ich-Funktionen und der Wiedererlangung des physiologischen Normalzustands ist der Maßstab, an dem die Erholwirkung der Natur abgelesen wird.

Genauso sind z. B. Hartig et al. (2003) vorgegangen. Die Versuchspersonen wurden mit komplizierten Aufgaben konfrontiert. Diejenigen erholten sich schneller, die beim Blick aus Fenster auf Bäume blicken konnten oder in einer

Natur reichen Umgebung spazieren gingen, als diejenigen, die beim Blick aus dem Fenster keine grüne Natur sahen oder beim Spazierengehen mit einer grünarmen Umgebung vorlieb nehmen mussten.

Berto (2005) hat Versuchspersonen mit einem Test konfrontiert, der aus 240 Zahlen von 1 bis 9 bestand, die jeweils nur 250 ms auf dem Bildschirm eines Computers zu sehen waren. Auf alle Zahlen, die sehr rasch aufeinander folgten, sollte mit Ausnahme der 3 mit dem Drücken der Leertaste reagiert werden. Nach dieser anstrengenden Phase, der alle ausgesetzt waren, wurden nach dem Zufallsprinzip zwei Gruppen gebildet. Die eine Gruppe bekam Bilder mit Naturszenen vorgeführt, die andere Bilder mit städtischen Szenen. Auf den Naturbildern waren Seen, Flüsse, Hügel, Bäume und Pflanzen zu sehen, Inhalte der städtischen Szenen waren Straßen, Fabriken und Gebäude. Dann wurde der Test ein weiteres Mal durchgeführt. Bei denen, die Naturbilder präsentiert bekommen hatten, waren die Zahl richtiger Antworten höher, die Fehlerquote geringer und die Reaktionszeiten kürzer. In einem anschließenden Experiment hat Berto geprüft, ob auch andere Bilder eine erholende Wirkung haben können. Vorgegangen wurde wie im ersten Experiment, es wurden lediglich anstelle der Bilder mit Naturszenen farbige geometrische Muster dargeboten. Ein Erholeffekt von Bildern mit Mustern war nicht festzustellen.

Dass bereits ein kurzer Blick auf ein grünes Dach eine erholende Wirkung haben kann, haben Lee et al. (2015) demonstriert. In ihrem Experiment wurden die Versuchspersonen nach dem Zufallsprinzip zwei Gruppen zugeordnet. Die Aufgabe bestand wie in dem Experiment von Berto (2005) darin, auf Zahlen, die auf einem Computer-Bildschirm erschienen, in einer bestimmten Weise zu reagieren. Gezählt wurden die falschen Reaktionen und Auslassungen. Zwischendurch gab es kurze, 40 s dauernde Pausen, in denen die Versuchspersonen ihre Blicke schweifen lassen konnten. Die eine Gruppe hatte dabei ein Dach mit einer blühenden Wiese, die andere ein Betondach im Blickfeld. Wie sich zeigte, sind Blicke auf grüne Natur erholsamer, ablesbar an der geringeren Zahl der Fehler und Auslassungen.

Die weithin bekannt gewordene Untersuchung von Ulrich (1984) ist eine Art Musterbeispiel. Sie wurde in einer Klinik durchgeführt. Zwei Gruppen postoperativer Patienten wurden verglichen, wobei jeweils zwei Patienten, deren Krankengeschichte ähnlich war, einander zugeordnet wurden. Insgesamt 23 Paare wurden gebildet, die auf zwei Gruppen verteilt wurden. Die Patienten der einen Gruppe konnten vom Fenster ihres Krankenzimmers aus auf grüne Natur blicken, die anderen sahen eine unbegrünte Mauer vor sich. Dass die Patienten, denen der Blick aus dem Fenster auf grüne Natur vergönnt war, klar im Vorteil waren, zeigte sich daran,

- dass ihr postoperativer Aufenthalt im Krankenhaus kürzer war,
- dass sich das Pflegepersonal positiver über sie äußerte,
- dass sie weniger Schmerzmittel benötigten.

Das Ergebnis besagt: Es reicht schon ein Blick aus dem Fenster auf grüne Natur statt auf graue Mauern, um den Heilungsprozess zu beschleunigen. Der Patient bzw. der gestresste Mensch muss noch nicht einmal von Natur umgeben sein, schon ein Blick darauf kann bereits Wunder bewirken.

Ziesenitz (2010) konfrontierte Versuchspersonen mit kognitiv anspruchsvollen Aufgaben in einer emotional belastenden Situation. Stress wurde durch Zeitdruck und Anwesenheit der Versuchsleiterin erzeugt. Das Treatment war ein Spaziergang in einem realen Stadtpark oder ein Spaziergang auf einem Laufband im Forschungslabor, wobei entweder ein Videofilm mit realen oder mit computergenerierten virtuellen Stadtparkszenen ablief. Die Kontrollgruppe ging auf dem Laufband spazieren, ohne einen Film oder Computerbilder zu sehen. Der mögliche Erholeffekt der Bewegung wurde durch das Gehen auf dem Laufband kontrolliert. Insgesamt zeigte sich, dass der Anblick von Naturszenen – gleich welcher Art – zu einem schnelleren Stressabbau führt als der Blick auf die Wände eines simulierten Fitness-Studios. Bemerkenswert ist das Ergebnis, dass der Blick auf eine virtuelle Natur eine ähnliche Erholwirkung hat wie der Blick auf reale Naturbilder. Mit den digitalen Medien scheinen sich neue Perspektiven für die Schaffung von Erholumwelten aufzutun.

Schon allein die Vorstellung, dass man erschöpft und erholungsbedürftig ist, lässt das Interesse an einem Naturaufenthalt wachsen. Staats et al. (2003) haben das herausgefunden. Sie teilten ihre Versuchspersonen in zwei Gruppen ein. Diejenigen in der einen Gruppe sollten sich vorstellen, dass sie am Ende eines arbeitsreichen Semesters vollkommen erschöpft sind; denen in der anderen Gruppe wurde suggeriert, dass sie sich von dem stressreichen Semester vollkommen erholt haben. Beiden Gruppen wurden Bilder mit städtischen Szenen ohne Grün und Bilder mit Naturszenen vorgeführt. Mit 7-stufigen Skalen wurde sodann das Ausmaß der Präferenz und die Absicht, in den städtischen oder natürlichen Umwelten spazieren zu gehen, erfasst. Obwohl es sich nur um eine vorgestellte Befindlichkeit handelte, zeigte sich ein Effekt. Bei denen, die sich vorstellten, längst wieder fit zu sein, waren sowohl die Bevorzugung natürlicher gegenüber städtischen Umwelten als auch die Absicht, in der Naturumwelt spazieren zu gehen, weniger ausgeprägt als bei denen, die sich vorstellen sollten, immer noch nicht wieder hergestellt zu sein. Naturumwelten haben offensichtlich eine starke Pull-Wirkung vor allem dann, wenn man meint, Erholung zu benötigen. Es ist der Mechanismus der Selbstregulation, den Colley et al. (2017) beschrieben haben, nachdem sie festgestellt haben, dass zwischen dem erlebten Arbeitsstress und dem Streben in eine grüne Umgebung ein signifikanter Zusammenhang besteht. Selbstregulation ist ein mehr oder weniger bewusster psychischer Vorgang, der im Menschen das Verlangen nach Natur hervorruft, wenn er erholungsbedürftig ist. Natürliche Umwelten werden bevorzugt, wenn man die Erfahrung gemacht hat, dass man sich dort erholen und entspannen kann (van den Berg et al. 2003).

Dazu passt auch das Ergebnis, dass die Pull-Wirkung von Natur bei Stadtbewohnern stärker ist als bei Menschen, die in ländlichen Regionen leben, für die Natur in greifbarer Nähe liegt. In der Untersuchung von Regan und Horn (2005) waren Stadt- und Landbewohner vertreten. Sie sollten sich in bestimmte Gefühlslagen versetzen und sich z. B. vorstellen, aufgeregt, glücklich, krank, entspannt, verängstigt, überlastet oder ärgerlich zu sein. Dann sollten sie den Ort nennen, den sie bei der jeweiligen vorgestellten Befindlichkeit am ehesten aufsuchen würden (Tab. 2.2). Die häufigsten Begründungen waren: Es gibt dort Bäume und Pflanzen, und es gibt dort Flüsse und Seen.

Bemerkenswert ist,

- dass die Stadtbewohner das Streben in die Natur in erster Linie mit Stress in Verbindung bringen, die Landbewohner mit Entspannung,
- dass eine Heilung von Krankheit durch Naturaufenthalte weder den Stadt- noch den Landbewohnern kaum in den Sinn kommt. Zum Stichwort „krank" werden überwiegend sterile keimfreie Räumen assoziiert,
- dass es ganz unterschiedliche Befindlichkeiten sein können, die bewirken, dass man in die Natur strebt.

Naturumwelten wirken in mehrfacher Hinsicht wohltuend, wie Mayer et al. (2009) nachgewiesen haben. Zu den Benefits gehören eine stabile positive emotionale

Tab. 2.2 Stärke des Bedürfnisses nach grüner Natur je nach Befindlichkeit bei Stadt- und Landbewohnern. (Regan und Horn 2005, S. 63)

Rangplatz	Stadtbewohner	Landbewohner
1	Gestresst	Entspannt
2	Entspannt	Glücklich
3	Ärgerlich	Gestresst
4	Aufgeregt	Ärgerlich
5	Glücklich	Verängstigt
6	Krank	Aufgeregt
7	Verängstigt	Krank

Gestimmtheit und Gelassenheit, die es erleichtern, Probleme zu lösen und sich mit Herausforderungen und Anforderungen konstruktiv auseinanderzusetzen.

Naturumwelten sind nicht nur für Erwachsene wohltuend, sondern auch für Kinder, die Stress viel härter trifft, weil sie über weniger Möglichkeiten der Stressbewältigung verfügen. Wells und Evans (2003) haben deshalb gemeint, dass Natur in der Kindheit als Erhol- und Stressabbau-Faktor eine noch viel größere Rolle spielt als bei Erwachsenen.

Tatsächlich fällt es Kindern in Wohnumwelten mit grüner Natur leichter, mit belastenden Erlebnissen fertig zu werden. Zwischen der psychischen Gesundheit der Kinder, ihrem Selbstvertrauen und ihrer Stressresistenz einerseits und dem Vorhandensein von grüner Natur in ihrer Wohnumwelt andererseits fanden Wells und Evans deutliche Zusammenhänge. Die Natur wirkt, wie es die Forscher formulierten, wie ein Schutzschild, an dem Belastungen abprallen. Grüne Wohnumwelten sind indessen nicht nur in Stresssituationen von Vorteil. Sie fördern die Konzentrationsfähigkeit und befähigen Kinder, unmittelbare Handlungsimpulse zu unterdrücken und einen Belohnungsaufschub zu akzeptieren. Sie stärken die Ich-Funktionen (Faber Taylor et al. 2002).

Eine besondere Zielgruppe sind Flüchtlinge, die sich in einer psychisch belastenden Situation befinden. Hordyk et al. (2015) haben die Situation von Migranten in Kanada mit Blick auf die Möglichkeit untersucht, durch Nutzung urbaner green spaces besser mit solchen Belastungen fertig zu werden. Insgesamt sieben Familien wurden ausführlich interviewt. Typische Belastungen sind soziale Isolation, mangelnde Sprachkenntnisse, Arbeitslosigkeit und Unterbeschäftigung, beengte und ungünstige Wohnverhältnisse, Lärmbelastung und Transportprobleme. Wie sich herausstellte, haben green spaces eine enorme Bedeutung für Migranten: Sie fungieren als erweiterter Wohnraum, sie bieten Abwechslung, und sie ermöglichen es, darunter insbesondere den Kindern, soziale Beziehungen zu knüpfen. Green spaces verringern die Belastungen und erleichtern die Stressbewältigung.

Ein zentraler Mechanismus ist die emotionale Reaktion. Ulrich (1983) und Nasar (1997) haben die Wirkung grüner Natur darauf zurück geführt. Es ist eine angeborene Reaktion, die mit neurophysiologischen Prozessen, wie sie bei Affekten auftreten, einhergeht. Emotionale Reaktionen unterliegen nicht der willentlichen Kontrolle. Wie Emotionen allgemein manifestieren sie sich außer in der Mimik und Gestik vor allem in neurophysiologischen Vorgängen (Ulrich et al. 1991; Hartig et al. 1991). Diese laufen so ab: Informationen aus den Sinnesorganen gelangen zuerst in den Thalamus, einer Region im Zwischenhirn, sie werden dort in die Sprache des Gehirns übersetzt. Ein Teil wird weiter zum Kortex geleitet, in dem die codierten Informationen genauer analysiert und gedeutet werden, der andere Teil wird direkt zur Amygdala, einem Areal im Zwischenhirn, gesendet. Dieser direkte Weg ist kürzer, was eine schnelle Reaktion ermöglicht. Es wird also bereits emotional reagiert, noch bevor die Signale in allen Einzelheiten erfasst worden sind. Die Reaktion erfolgt reflexartig. Abhängig von der jeweiligen Situation wird der Körper entweder in eine Ruhelage oder in Erregung versetzt, wobei entweder der Parasympathikus oder der Sympathikus im vegetativen Nervensystem dominiert. Während im Stress-Zustand der Sympathikus vorherrscht, wirkt der Anblick von Natur oder ein Aufenthalt darin beruhigend. Der Parasympathikus wird deshalb auch als „Ruhe-Nerv" bezeichnet.

Damit lässt sich auch der Zusammenhang zwischen Ästhetik und Erholung erklären: Umwelten, die als schön wahrgenommen werden, sind erholsam, weil die damit einhergehende positive emotionale Reaktion den Körper in eine entspannte, die Regeneration fördernde Ruhelage bzw. von einem Zustand der Übererregung in einen Normalzustand versetzt.

Zu den Indikatoren der körperlichen Befindlichkeit rechnen der Blutdruck, die Muskelspannung und die Herzschlagfrequenz. So haben Ulrich et al. (1991) in einem Experiment, in dem Versuchspersonen einen Stress erzeugenden Film über Unfälle am Arbeitsplatz zu sehen bekamen, den Blutdruck als Indikator des Erregungsniveaus verwendet. Anschließend wurden ihnen Videofilme mit Naturumwelten oder naturarmen Umwelten vorgeführt. Das Ergebnis hat Gifford (2007) grafisch veranschaulicht (Abb. 2.12).

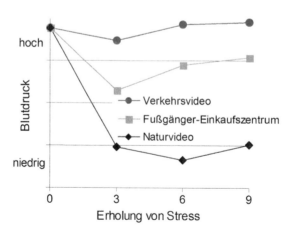

Abb. 2.12 Stressabbau nach der Betrachtung von Videos mit Natur- und mit naturarmen städtischen Szenen. (Grafik von Gifford 2007, S. 432)

2.2.3 Aufmerksamkeitserholungstheorie

Während das Konzept der emotionalen Reaktion bzw. die Stresserholungstheorie körperliche Vorgänge einbezieht, ist die Aufmerksamkeitserholungstheorie eine genuin psychologische Theorie. Anknüpfungspunkt ist die von William James schon Ende des 19. Jahrhunderts vorgenommene Differenzierung zwischen zwei Arten von Aufmerksamkeit. Er hatte unterschieden zwischen der willkürlichen (gerichteten, willentlichen) und der unwillkürlichen Aufmerksamkeit (James 1890). Die gerichtete Aufmerksamkeit als Fähigkeit, Ablenkungen zu kontrollieren, wird übermäßig strapaziert, wenn der Sachverhalt, mit dem man befasst ist, keinerlei Anziehungskraft besitzt, sodass man sich mental anstrengen muss, um bei der Sache zu bleiben. Dabei muss man sich umso mehr anstrengen, je mehr Ablenkungen es gibt. Vor allem die Unterhaltungen anderer Menschen und deren geräuschvolle Aktionen lenken ab (Guski 1999). Wir müssen größere Anstrengungen unternehmen, um unsere Absichten trotz solcher Störungen auszuführen, z. B. bestimmte Handlungsschritte wiederholen, lauter sprechen, nachfragen, nachlesen usw. Seit mit Handys und Smartphones jederzeit und überall auch in öffentlichen Räumen laut telefoniert werden kann, sind solche Ablenkungen zahlreicher geworden.

Die zentrale Annahme der Aufmerksamkeitserholungstheorie ist, dass eine längere Phase der Konzentration auf eine Aufgabe über kurz oder lang zu einer mentalen Ermüdung führt und die Fähigkeit, sich zu konzentrieren und sich gegen Ablenkungen abzuschotten, abnimmt. Es wird damit begründet, dass gerichtete Aufmerksamkeit eine Willensanstrengung erfordert. Der Zustand der mentalen Ermüdung tritt sowohl in dem subjektiven Eindruck, dass man ständig an etwas anderes denken muss und nicht bei der Sache ist, als auch in immer mehr Fehlern und verlängerten Reaktionszeiten zutage. Nicht nur die Leistungsfähigkeit sowie speziell die Fähigkeit, Wichtiges auszuwählen und weniger Wichtiges auszublenden, sinkt, sondern auch die Affektkontrolle nimmt ab, was soziale Beziehungen und das Zusammenleben erschweren kann (Kaplan 1995; Berto 2005).

Ein anschauliches Beispiel ist die Museumsermüdung (museum fatigue), die sich bei einem längeren Gang durch ein Museum einstellt. Dieses Phänomen wurde bereits von Robinson (1928) beschrieben und analysiert. Nach einer längeren intensiven Beschäftigung mit einer bestimmten Art von Exponaten ist der Museumsbesucher kognitiv übersättigt. Er kann nur eine begrenzte Menge an Eindrücken „verkraften“; sich auf weitere Objekte zu konzentrieren und ein Abschweifen der Gedanken zu unterdrücken, fällt ihm zunehmend schwerer. Er ist kaum mehr aufnahmefähig und strebt schnell dem Ausgang zu, er bleibt seltener stehen und verweilt kürzer bei den wenigen Objekten, die er sich noch ansieht Die Ermüdung erzwingt eine Erholpause. Er geht beschwingten Schritts ins Museums-Cafe. Dort kann sich dann der Mechanismus der gerichteten Aufmerksamkeit erholen.

Aussteller können einer allzu raschen Ermüdung der Besucher dadurch entgegen wirken, indem sie Gleichförmigkeit unterbrechen und Diskontinuität herstellen (Bitgood 2002). Sie können z. B. auf eine Bilderserie eine Skulptur folgen lassen oder nach einer Serie von Stillleben ein Selbstporträt des Malers zeigen. Oder statt ähnliche Objekte eines nach dem anderen aufzureihen, können diese variierend nach Inhalten und Darbietungsformen präsentiert werden. Unterbrechungen, die als Erholphasen dienen, lassen sich auch dadurch herstellen, dass man die Objekte nicht an einem Ort präsentiert, sondern in mehreren auseinander liegenden kleinen Gebäuden in einem Park, sodass man während des Museumsbesuchs im Grünen spazieren geht. Ein Beispiel für die Anwendung des Diskontinuitäts-Prinzips in dieser Form ist das Konzept der inmitten einer Auenlandschaft liegenden Museumsinsel Hombroich. Die Kunstwerke sind hier auf mehrere kleine Ausstellungspavillons verteilt. Um sie zu sehen, muss der Besucher zwischendurch ein paar Schritte durchs Grüne machen.

Anders als die willentliche bedarf die unwillkürliche Aufmerksamkeit keiner Anstrengung. Faszinierende Objekte und Landschaften bewirken, dass man sich ihnen unwillkürlich zuwendet. Naturumwelten sind abwechslungsreich. Bäume, der Gesang der Vögel, ein blauer Himmel mit weißen Wolken über einer blühenden Wiese, ein See oder ein Bach in einer Auenlandschaft faszinieren, sie ziehen die unwillkürliche Aufmerksamkeit auf sich.

Der Mechanismus der Erholung der gerichteten Aufmerksamkeit lässt sich nutzen, um Konzentrationsstörungen zu therapieren. Etliche Schulkinder leiden nach Einschätzung von Faber Taylor et al. (2001) an Konzentrationsstörungen bzw. einem ADD (Attention Deficit Disorder). Es fällt ihnen schwer, die Aufmerksamkeit längere Zeit auf eine Aufgabe zu richten. Typische Symptome sind: Das Kind kann sich nicht auf seine Aufgaben konzentrieren, es bringt die Aufgaben nicht zu Ende, es kann nicht zuhören und Anweisungen folgen und ist leicht ablenkbar. Die Folgen sind schlechte schulische Leistungen, ein negatives Selbstbild und gestörte soziale Beziehungen innerhalb der Familie und zu Gleichaltrigen. Aus der Aufmerksamkeitserholungstheorie lässt sich ableiten, dass sich die Konzentrationsfähigkeit verbessert, wenn es gelingt, die unwillkürliche Aufmerksamkeit zu wecken. Eine gebaute Umwelt pur kann dies weniger leisten als eine Umwelt mit grüner Natur. Dafür sprechen die Ergebnisse von Wells (2000), die einen Vorher-Nachher-Vergleich angestellt hat. Die verglich die Konzentrationsleistungen von Kindern im Alter zwischen 7 und 12 Jahren vor und nach einem Umzug. Zum Zeitpunkt der ersten Befragung wohnten die Kinder in Umgebungen ohne Grün, die zweite Befragung fand nach dem Umzug in ein grünes

Wohngebiet statt. Befragt wurden die Eltern der Kinder. Eine zu kommentierende Aussage war z. B: „Mein Kind beginnt mit seinen Hausaufgaben, bringt sie aber nicht zu Ende". Es zeigte sich eine signifikante Verbesserung der Konzentrationsfähigkeit der Kinder nach dem Umzug in eine grünere Wohnumgebung.

Empirische Nachweise, dass grüne Natur ein wirkungsvolles Mittel ist, um Konzentrationsstörungen zu verringern, haben Faber Taylor et al. in einer Reihe von Untersuchungen geliefert. In der 2001 durchgeführten Untersuchung wurden Eltern von 7- bis 12-Jährigen mit ADD Symptomatik nach den häufigsten Freizeitaktivitäten der Kinder befragt. Wie sich herausstellte, sind es vor allem Fernsehen und Computerspiele. Auf mehreren Skalen sollten die Eltern sowohl die Schwere der Symptomatik als auch die „greenness" ihrer Wohnumgebung einstufen. Um ihre Wohnumgebung entsprechend einordnen zu können, wurden Fotos von Umgebungen mit unterschiedlich viel grüner Natur vorgelegt. Die Schwere der Symptomatik und das Ausmaß an grüner Natur in der Wohnumgebung korrelierten signifikant negativ, d. h. die Symptomatik war bei den Kindern in den grünen Wohnumgebungen weniger ausgeprägt. Wie die Forscher feststellten, ist es nicht allein der Anblick grüner Natur, der das bewirkt, sondern es sind vor allem die häufigeren und längeren Aufenthalte und die anregenden Aktivitäten draußen.

In der Untersuchung von Kuo und Faber Taylor (2004) wurden Eltern von Kindern mit ADD gebeten, Auskunft über die Symptome und häufigsten Freizeitaktivitäten ihrer Kinder zu geben, darunter ob diese überwiegend draußen in grüner Umgebung, draußen inmitten der gebauten Umwelt oder vorwiegend drinnen stattfinden. Das Ergebnis war auch hier, dass Kinder in grünen Wohnumgebungen häufiger draußen sind und die ADD –Symptome weniger ausgeprägt ist.

In einer späteren Untersuchung bestätigten Faber Taylor und Kuo (2009) aufs Neue den therapeutischen Effekt grüner Natur. Der Untersuchungsplan war folgendermaßen angelegt: Kinder mit ADD wurden nach einem 20-minütigen Spaziergang, der entweder durch einem Park, eine Wohngegend oder ein städtisches Gebiet führte, mit dem digit span backwards getestet, bei dem eine Zahlenfolge erinnert und rückwärts wiederholt werden muss. Die Leistungen waren nach dem Spaziergang im Park am besten. Das Fazit war: „Attention restoration theory would predict that to the extent that children with attention deficits are susceptible to attentional fatigue, exposing them to a relatively natural environment might enhance their attention performance afterward" (Faber Taylor und Kuo 2009, S. 406).

Die Frage, wie anhaltend die positive Wirkung grüner Natur bei Kindern mit ADD ist, versuchten Faber Taylor und Kuo (2011) mithilfe einer online-Befragung von Eltern zu beantworten. Daten über die Schwere der Symptome, die auf einer 5-stufigen Skala einzustufen waren, und die alltäglichen Spielorte der auf diese Weise erfassten 421 Kinder wurden erhoben. Die Spielorte wurden kategorisiert, indem die Eltern Fotos gezeigt bekamen, die verschiedene Umwelttypen (Settings) repräsentieren. Dies wurde mit der Frage verbunden, in welchem Setting das Kind in der letzten Woche am häufigsten gespielt hat. Die Settings waren: „big trees and grass" mit großen Bäumen und Grünflächen, „open grass" mit Grünflächen ohne Bäume, „deep indoors" mit einem Stuhl und Fernseher in einem Innenraum, „built outdoors" mit asphaltierter Fläche und Mauer. Die Eltern sollten angeben, welche der Settings den Spielort des Kindes repräsentierte, an dem es sich während der vergangenen Woche am häufigsten aufgehalten hat. Der Zusammenhang zwischen der Schwere der Symptomatik und den Merkmalen der alltäglichen Spielorte der Kinder war unverkennbar. In den Settings Big Trees und Grass sowie Open Grass waren die Symptome deutlich schwächer als in den Settings built outdoors und deep indoors.

Die Aufmerksamkeitserholungstheorie weist den Weg zu neuen therapeutischen Ansätzen, sodass sich medikamentöse Behandlungen des ADD erübrigen, die nach den Recherchen von Faber Taylor und Mitarbeitern weder wirklich erfolgreich noch ohne unerwünschte Nebenwirkungen sind. Deshalb ist es, wie die Forscher meinen, an der Zeit, systematische klinische Versuche zu starten in Richtung des Ziels, green spaces zu einem therapeutischen Mittel zu entwickeln, um Konzentrationsstörungen bei Kindern zu behandeln. Die Erwartungen dürfen dabei nicht zu hoch angesetzt sein, denn dass die Symptome gänzlich verschwinden, ist unwahrscheinlich, weil zweifelsohne noch andere Einflussfaktoren eine Rolle spielen. Zu erwarten ist jedoch eine Verringerung der Schwere der Symptomatik.

2.2.4 Restorative environments und Erholfaktoren

Mit dem Konzept der „restorative environments" (erholsame Umwelten, Erholumwelten) wird das Blickfeld erweitert, indem neben neurophysiologischen, emotionalen und kognitiven Prozessen nun auch die Umweltbedingungen explizit einbezogen werden. Restorative environments sind Umwelten, die bewirken, dass das Wohlbefinden und die kognitive und körperliche Leistungsfähigkeit wieder kehren (Kaplan und Kaplan 1989; Kaplan 1995; Hartig et al. 2014). Eine medizinische Intervention oder eine psychotherapeutische Behandlung oder die Einnahme von Pharmaka erübrigt sich, wenn ein Aufenthalt in einem restorative environment ausreicht, um sich wieder wohl, gesund und fit zu fühlen.

Restorative environments sind nicht ausschließlich Naturumwelten, denn auch der Aufenthalt in einer Kureinrichtung, einem Wellness-Hotel oder einem Kloster, in das man sich für kurze Zeit zurück zieht, trägt dazu bei, dass Lebensfreude, Tatkraft und Leistungsfähigkeit wieder kehren. Und auch umgekehrt gilt, dass nicht sämtliche Naturumwelten erholsam sind, denn es gibt auch eine bedrohliche und destruktive Natur, die in Vulkanausbrüchen, Überschwemmungen, Erdbeben und Erdrutschen, Hurrikans und einem lebensfeindlichen Klima zutage tritt. Wie es Gifford (2014) formuliert hat: „Nature is not always nice. Nature is far from restorative when it delivers storms, wildfires, temperature extremes, earth-quakes, tsunamis, volcanic eruptions, and meteors" (S. 559). Naturkatastrophen und lebensfeindliche Naturumwelten sind das genaue Gegenteil einer erholsamen Natur. Ein längerer Aufenthalt in einer Forschungsstation in der Antarktis im Winter führt zu Depressionen, Einsamkeitsgefühlen, Schlafstörungen, Müdigkeit, Gereiztheit, Nervosität, Ruhelosigkeit und Konzentrationsstörungen (Palinkas 1991). Zweifellos sind die Antarktis-Forscher nach einem solchen Aufenthalt erholungsbedürftig.

Die Erholfaktoren, die restorative environments konstituieren, sind (Kaplan 1995; Laumann et al. 2001; Hartig et al. 2014):

- Faszination (fascination): die unwillkürliche Aufmerksamkeit wird geweckt.
- Weit-weg-sein (being away): man hat den Eindruck, physisch und psychisch weit weg zu sein.
- Weite (extent): die (andere) Umwelt ist ausreichend weiträumig, „to engage the mind".
- Kompatibilität (compatibility): die Umwelt wird als passend zu den eigenen Absichten und Motiven wahrgenommen.

Faszination
Der Faktor „Faszination" ist die zentrale Komponente in der Aufmerksamkeitserholungstheorie. In restorative environments ist Faszination einer von vier Erholfaktoren.

Faszinierend sind die Dinge und Umwelten, welche die unwillkürliche Aufmerksamkeit auf sich ziehen. Faszinierend ist indessen nicht nur die grandiose Natur mit den vielfältigen green und blue spaces und schneebedeckten Berggipfeln in der Ferne, sondern es sind auch die vielen kleinen Dinge und Vorkommnisse. „Many of the fascinations afforded by the natural setting qualify as ‚soft' fascinations: clouds, sunsets, snow patterns, the motion of the leaves in the breeze – these readily hold the attention, but in an undramatic fashion" (Kaplan 1995, S. 174). Diese kleinen Dinge und Ereignisse, die auf eine „sanfte" Weise faszinieren, wie der Anblick des Meeres während man am Strand entlang läuft (Abb. 2.13), tragen zur Fülle an einem faszinierenden Naturerleben bei.

Abb. 2.13 Frau am Strand.
(Ingrid Lill: „En
passant", Privatbesitz)

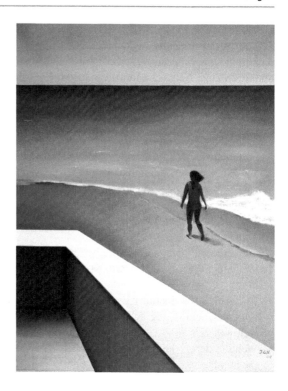

Being away

Being away meint Weitwegsein; man lässt einen Ort hinter sich und begibt sich in
ein „Anderswo". Es ist vor allem die Alltagswelt mit ihren Restriktionen, Routinen und Anforderungen, die man hinter sich lässt oder lassen möchte. Being away
meint nicht nur physisch-räumliches Entfernt sein, entscheidend ist vielmehr ein
erlebtes Weitwegsein. Im Anderswo muss man nicht ständig responsiv und bereit
sein, mit anderen Menschen zu kommunizieren, wie es im Alltagsleben meistens erwartet wird. Man kann ohne Gewissensbisse problemlos „Einzelwesen"
sein. Dem „Sozialstress" und der Last fortwährender Face-to-Face Kontakte und
Erwartungen der anderen ist man enthoben (Wohlwill 1983). Im digitalen Zeitalter, in dem durch das Smartphone eine permanente Konnektivität möglich geworden ist (Flade 2017), könnte ein solches Anderswo, das von sozialen Zwängen
und „Sozialstress" befreit, immer erstrebenswerter werden.

Being away kann Push- oder Pull- Charakter haben. Push meint das Streben, an einen anderen Ort zu gelangen, weil man einen unangenehmen Ort verlassen möchte, wohingegen Pull besagt, dass man zu einem angenehmen, schönen und erholsamen Ort hingezogen wird. Man kann somit unterscheiden zwischen einem being away-from und einem being away-to. Hammitt (2000) hat in einer Befragung von Besuchern von Waldparks einen being away -from- und zwei being away-to- Faktoren identifiziert. Der erste Faktor repräsentiert das klassische being away, d. h. ein Wegsein vom Alltag und dessen Belastungen und ermüdenden Routinen, der zweite Faktor das explizite Verlangen nach nicht-alltäglichen Orten wie der Naturlandschaft als einem Kontrast zur Alltagswelt. Der dritte Faktor ließ sich deuten als ein Streben nach Orten, die frei von Aufgaben und Anforderungen sind. Es sind somit zwei Motive, die dem being away-to zugrunde liegen:

- das Verlangen nach Abwechslung, nach einem Kontrast zur Alltagswelt,
- das Freisein von Verpflichtungen und Anforderungen.

Unter den Waldpark-Besuchern gab es mehr Hinstrebende als Wegstrebende. So wurde der Waldpark vor allem aufgesucht, um eine besondere und naturreiche Umwelt zu erleben und weniger, um dem Alltag zu entkommen.

Weite

In als zu klein und beengend empfundenen Räumen fällt es schwer, sich frei und unbeschwert zu fühlen. Eine Landschaft, die als weit und ausgedehnt wahrgenommen wird, hat dagegen eine befreiende Wirkung. Wegen ihrer Weite kann diese auch als ein in ihrer Größenordnung vergleichbares Anderswo erlebt werden (Kaplan 1995). Weite bieten Berggipfel, von denen aus man in die Ferne schauen kann, weiträumige Marschlandschaften und Meeresstrände mit Blick auf das Meer (vgl. Abb. 2.13).

Eine anschauliche Schilderung wohltuender Weite stammt von Bollnow (1963), der gemeint hatte, dass das Erleben von Weite bedeutet, nicht behindert zu werden: „Enge … geht immer auf die Behinderung der freien Bewegung durch eine sie allseits beschränkende Hülle …. Weite bezeichnet demgegenüber die Befreiung von dieser Behinderung …. Allgemein also empfindet der Mensch die beengenden Räume als einen Druck, der ihn quält; er sucht sie zu sprengen und in die befreiende Welt vorzustoßen" (Bollnow 1963, S. 89). Weite symbolisiert Freiheit und Freisein. Das Streben nach dieser Form der Freiheit ist z. B. auch einer der Gründe, von der Stadt aufs Land zu ziehen (Crump 2003).

Kompatibilität

Ein vierter Erholfaktor ist Kompatibilität[2]. Die Umwelt ist für einen Menschen kompatibel, wenn er diese als passend zu seinen Motiven und Handlungsabsichten wahrnimmt (Kaplan 1995). Auf diese Definition haben sich viele Forscher bezogen, so auch Kelz et al. (2015): „Compatibility, finally, is the degree to which the affordances and requirements of the environment match and support the person's goals and inclinations" (S. 120). Das Passende kann sich dabei auf Unterschiedliches beziehen: Eine Umwelt kann aus ergonomischen, emotionalen, kognitiven oder motivationalen Gründen kompatibel sein (Fuhrer 1996). Ergonomisch stimmig sind z. B. Sitzmöbel, Treppenstufen, Greifweiten, Türhöhen usw., die zu den individuellen körperlichen Maßen und Handlungen passen. Kognitiv kompatibel sind Umwelten mit lesbaren räumlichen Strukturen, in denen die Orientierung leicht fällt. Eine Umwelt, die gefühlsmäßig stimmig ist, wird als angenehm erlebt, man fühlt sich darin wohl. Motivational passend ist eine Umwelt, die mit den individuellen Absichten und Motiven kompatibel ist, sodass geplante Handlungen realisiert werden können. Wenn z. B. im Stadtpark eine Schachbrett-Fläche vorhanden ist, lässt sich dort die Absicht, sich zum Schachspielen zu treffen, verwirklichen (Abb. 2.14).

Ein Ort, der kompatibel ist, wird geschätzt, denn er ermöglicht es, Absichten in die Tat umzusetzen. Er gehört zu den „favorite places" (Lieblingsorten). Für Jugendliche ist z. B. das eigene Zimmer ein favorite place (Korpela 1992). Es ist ein Ort, der viele Bedürfnisse befriedigen kann, d. h. in vielen Situationen Kompatibilität bietet, wie aus den Äußerungen der Jugendlichen zu entnehmen ist. Im eigenen Zimmer kann man allein und für sich sein, es bietet Geborgenheit, man kann sich entspannen, es ist ein vertrauter Ort, hier ist man unabhängig, es bietet die Freiheit, zu tun und lassen, was man will, hier kann man mit sich ins Reine kommen.

Auch Naturumwelten sind oftmals favorite places, wie Untersuchungen aus Finnland – einem Natur reichen Land – ergeben haben (Korpela und Hartig 1996; Korpela et al. 2002). Sie bewirken, dass man nach Enttäuschungen, Rückschlägen und Phasen der Niedergeschlagenheit die emotionale Stabilität wieder erlangt.

Green spaces sind vergleichsweise nutzungsoffen, d. h. sie sind für viele Menschen kompatibel. Dafür spricht das Ergebnis von Johansson et al. (2011). Die Forscher haben sich gefragt, inwieweit der Erholeffekt sportlichen Gehens unterschiedlich ist je nachdem, ob man in einem städtischen Setting oder in einem

---

[2]Weitere Begriffe, um das Übereinstimmen von Umweltbedingungen und individuellen Intentionen und Motiven zu bezeichnen, sind Passung, Synomorphie und Kongruenz.

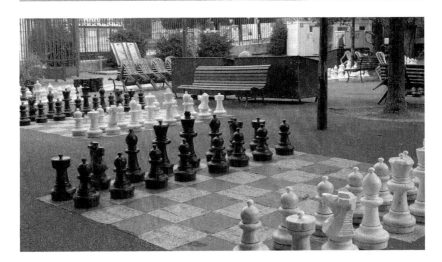

Abb. 2.14 Schachspiel im Park

Park unterwegs ist. Die Teilnehmer fühlten sich nach einem Gang durch den Park erholter, tatkräftiger, in sich ruhender, weniger niedergedrückt, sie waren gelassener und weniger unter Zeitdruck, was sie auf 4-stufigen Skalen zum Ausdruck brachten, die von 0 = „do not feel" bis 4 = „feel very much" reichten (Abb. 2.15). Wie der Vergleich zwischen der Vorher- und Nachher-Phase ergab, brachte ein Spaziergang durch die offensichtlich weniger kompatible Stadt in dieser Hinsicht wenig.

Zu einem ähnlichen Ergebnis sind Gidlow et al. (2016) gelangt. Sie verglichen in einem Feldexperiment drei ästhetisch ansprechende Umwelten, in denen Versuchspersonen 30 min lang unterwegs waren: Es waren ein städtisches Gebiet, eine grüne Parklandschaft und eine Umgebung mit einem Kanal in der Mitte umgeben von Vegetation. Erfasst wurden die emotionale Befindlichkeit, die kognitive Leistungsfähigkeit, die subjektive Erholtheit und physiologische Daten. Die kognitive Leistung wurden mit dem digit span backward Test gemessen, bei dem eine Zahlenfolge von 3 bis 9 Zahlen behalten und rückwärts wieder gegeben werden soll. Das Ergebnis war, dass das Gehen in den green und blue spaces als erholsamer erlebt wird und sich die kognitiven Leistungen verbesserten. Kein solcher Effekt war bei der Gestimmtheit und den physiologischen Messungen festzustellen. Die Erholwirkung von Natur kann sich folglich auf kognitive *oder* emotionale *oder* körperliche Vorgänge beziehen.

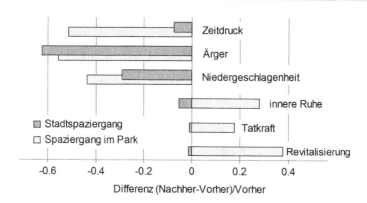

Abb. 2.15 Wahrgenommene Gefühle und Befindlichkeiten vor und nach einem Gang durch den Park bzw. die Stadt, mittlere Skalenwerte. (Johansson et al. 2011, S. 270, eigene Grafik)

White et al. (2013) konnten auf die Daten einer großen landesweiten Umfrage der ab 16-jährigen Bevölkerung in England zurück greifen. Viele der Befragten, die in der letzten Woche zum Zwecke der Erholung mindestens einmal eine „healthy landscape" aufgesucht hatten, äußerten sich dahin gehend,

- dass sie städtische green spaces als weniger erholsam erleben als außerhalb der Stadt gelegene Waldgebiete oder Landschaften wie z. B. das Hochland,
- dass sie Küstenlandschaften besonders erholsam finden.

Dass blue spaces stark bevorzugte „healthy environments" sind, zeigt ein Blick auf bevölkerte Meeresküsten und Seenufer.

Der Erholeffekt von blue spaces schwindet allerdings dahin, wenn sie vermüllt werden. Dass sie dann ihren ästhetischen Reiz verlieren, haben Wyles et al. (2016) festgestellt. Sie haben Versuchspersonen Bilder von Sandstränden gezeigt, auf denen Ebbe und Flut sowie Müll und kein Müll am Strand variiert wurden. Die Versuchspersonen bewerteten die Szenerien auf Skalen von 1 bis 10, wobei ein Skalenwert von 1 bedeutete „gar nicht", ein Skalenwert von 10 „sehr hoch". Der unvermüllte Strand bei Ebbe wurde sowohl in ästhetischer als auch in restorativer Hinsicht am allerbesten, der vermüllte Strand bei Flut am allerschlechtesten beurteilt (Tab. 2.3).

Alle Unterschiede erwiesen sich als signifikant. Wie aus Tab. 2.3 zu entnehmen ist, werden die wahrgenommene Erholung und der ästhetische Eindruck

Tab. 2.3 Mittlere Skalenwerte bei der Beurteilung der ästhetischen und restorativen Qualität. (Wyles et al. 2016, S. 1103)

Erholung/Ästhetik	Zustand	Ebbe	Flut
Subjektive Erholqualität	Unvermüllt	7,91	7,13
	Vermüllt	5,56	5,20
Ästhetischer Eindruck	Unvermüllt	7,95	7,08
	Vermüllt	4,97	4,51

durch Müll am Strand drastisch reduziert. „Litter can undermine the psychological benefits that the coast ordinarily provides, thus demonstrating that, in addition to environmental costs of marine litter, there are also costs to people. Litter stemming from the public had the most negative impact" (S. 1095).

Dass ein Strand bei Ebbe als schöner und als erholsamer erlebt wird als ein Strand bei Flut, lässt sich mit der Ästhetiktheorie von Kaplan und Kaplan (1989) erklären. Bei Ebbe ist die Landschaft komplexer; es sind mehr vielfältigere Elemente in der Szenerie enthalten (Abb. 2.16).

Die Altersgruppe der 16- bis 24-Jährigen erwies sich in der Untersuchung von White et al. (2013) als vergleichsweise desinteressiert an der Natur als einem

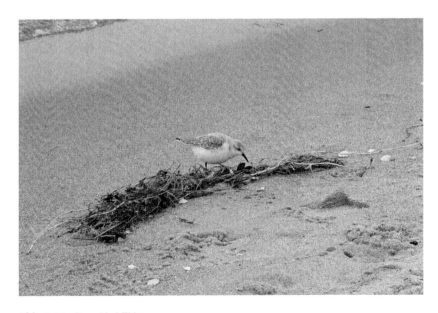

Abb. 2.16 Strand bei Ebbe

Erholort. Erklärt wurde das damit, dass Jugendliche und junge Erwachsene die Naturumwelt in erster Linie unter dem Aspekt der Kompatibilität sehen und zwar vor allem im Hinblick auf die Gelegenheiten, sich körperlich zu betätigen. Wenn in städtischen Umwelten Aktivitäten wie Laufen, Mountain-Biking oder Freeclimbing möglich wären, würde man sie auch dort ausüben.

2.2.5 Wohlbefinden durch Mensch-Tier-Beziehungen

Vor allem green und blue spaces kommen in den Sinn, wenn vom Erholeffekt der Natur die Rede ist. Doch auch von Tieren wie Hunden und Katzen gehen positive Wirkungen aus. Anders als Hunde, die typischen Begleit- bzw. Kumpanen-Tiere (vgl. Abschn. 6.5), strahlen Katzen immer noch Freiheit, Unabhängigkeit und ansatzweise „wilde Natur" aus (Tab. 2.4).

Zur positiven Wirkung von Haustieren heißt es bei Bergler (2009), der sich viele Jahre lang mit dem Mensch-Tier-Verhältnis befasst hat: „Die Vielzahl wissenschaftlicher Untersuchungen belegt eindeutig: Heimtiere sind Medikamente ohne Nebenwirkungen mit einem breiten Anwendungsspektrum für die verschiedensten Menschen" (S. 12).

Ein anderer Aspekt ist, dass das Zusammenleben mit Tieren dazu führt, dass man sich mehr für Naturbelange interessiert (Palmer 1993). Damit tritt ein weiterer Effekt der Natur ins Blickfeld, nämlich deren motivierende Wirkung.

Tab. 2.4 Lebensqualität durch Katzen und Hunde, Nennungen in Prozent der Befragten. (Bergler 2009, S. 24)

Aspekt der Lebensqualität	Katzenbesitzer (n = 208)	Hundebesitzer (n = 445)
Freundschaft, Partnerschaft	80	81
Geselligkeit, Lebensfreude	77	76
Ästhetik, Attraktivität	79	–
Verantwortung haben	77	84
Vermeidung von Einsamkeit	71	84
Ablenkung vom Alltag	71	70
Schaffung von Behaglichkeit	76	–
Ausstrahlung von Ruhe	73	–

2.3 Anregung und Motivierung

Der Anblick der weiten Landschaft bewirkt, dass man sich unbeschwert und leicht fühlt. Eine Waldlichtung motiviert dazu, Tiere zu beobachten. Die Berglandschaft lädt zum Wandern ein. Die Beispiele zeigen, dass sich von der Natur ausgehende Anregungen auf die emotionale, die kognitive und die Verhaltensebene beziehen können.

2.3.1 Die emotionale Ebene

Die wahrgenommene Umwelt ist mehr der weniger auch ein Spiegel, in dem sich die individuellen Stimmungen und Gefühlslagen ausdrücken. Die Umwelt wird zur Projektionsfläche, auf die der Mensch seine Gefühle projiziert. Seel (1991) hat dafür den Begriff „Korrespondenz" verwendet. Je nach seiner individuellen Befindlichkeit erscheint dem Menschen eine Landschaft als hell und heiter oder als melancholisch und düster.

Mensch-Umwelt-Beziehungen sind immer wechselseitig. Der Mensch überträgt nicht nur seine Gefühle auf die Umwelt, auch die Umwelt löst Gefühle in ihm aus. In dem Konzept der positiven emotionalen Reaktion auf Umwelten wird diese Wirkrichtung betrachtet, die erklärt, warum sich ein Mensch einer Umwelt zuwendet (Nasar 1997). Wenn er sie als angenehm und anregend erlebt, nähert er sich dieser an (approach), wenn sie ihm als unangenehm und als allzu erregend oder als gänzlich reizarm und damit als reizlos erscheint, wendet er sich ab (avoidance), sofern es möglich ist, ohne sich noch weiter damit zu befassen (Mehrabian und Russell 1974). Ein vorschnelles Urteil im Falle des avoidance kann so nicht revidiert werden. Emotionale Reaktionen sind *primäre* Reaktionen, von denen es abhängt, welche Mensch-Umwelt-Beziehungen sich herausbilden.

Die emotionale Reaktion ist eine *Reaktion* auf Umwelteinflüsse. Anders verhält es sich beim „Sensation Seeking", dem aktiven Suchen nach neuen, abwechslungsreichen und intensiven Sinneseindrücken und Erlebnissen. Der Sensation Seeker möchte Spannung und lustvolle Erregung bis zur Angstlust (thrill) erleben. Die bewusste Reizsuche ist stärker gefühlsbetont als der rational-kognitive Wissensdurst, der dazu antreibt, etwas über die Welt zu erfahren. Das Motiv des Sensation Seeking ist individuell unterschiedlich ausgeprägt: „Every individual has characteristic optimal levels of stimulation and arousal for cognitive activity, motoric activity, and positive affective tone" (Zuckerman 1994, S. 17). Für Sensation Seeker sind mysteriöse und unbekannte Naturumwelten kompatibel.

2.3.2   Die kognitive Ebene

Wer offen für Neues ist, stößt auf Fragen, die ihm sonst nicht in den Sinn gekommen wären, z. B. wie sich Zugvögel orientieren. Er erweitert sein Umweltwissen, wenn er Fragen nicht nur stellen, sondern auch beantworten will. Die Natur wird damit zu einem „competence builder" (Knopf 1987). Zu den kognitiven Prozessen sind außer dem Wahrnehmen, Denken, Lernen, Problemlösen auch Vorstellungen zu rechnen. Seel (1991) hat hier den Begriff „Imagination" verwendet. Vorstellungskraft und Fantasie sind Ausgangspunkt für Innovationen, die Entwicklung, Einführung und Anwendung neuer Konzepte, Prozesse, Produkte, Technologien und Vorgehensweisen (Maier et al. 2005). Ohne Imagination gäbe es keine Erfindungen, keine Technik und keine Kultur, ohne Fantasie keine Kunstwerke, Lieder, Gedichte, Romane, Bilder und Kompositionen. Welch bedeutende Rolle dabei die Natur spielt, lässt sich an zahlreichen Beispielen demonstrieren: der wandernde Wilhelm Müller, der durch die Naturlandschaft zum Gedicht „Das Wandern ist des Müllers Lust" angeregt wurde; der Maler Caspar David Friedrich, der einzelne Teile und Erscheinungen der Natur künstlerisch überformt und neu zusammen gefügt hat; der Künstler Jeff Koons, der eine bunt schillernde Skulptur in Form eines Tulpenstraußes geschaffen hat, oder Telemann, den der Wechsel von Ebbe und Flut zu seiner Komposition „Ebb und Flut" angeregt hat. Die Formen der Natur finden sich in Bauwerken mit unregelmäßigen Texturen, nicht eckigen Formen, natürlichen Farben und Materialien wieder. Die Natur ist das anregende Vorbild. Sie inspiriert und motiviert indessen nicht nur Dichter, Künstler, Architekten, Maler und Komponisten, sondern regt auch Nicht-Künstler zu kunstvollen Gestaltungen und eigenwilliger Umweltaneignung an (Abb. 2.17).

2.3.3   Die Verhaltensebene

Ein zentraler Begriff im Zusammenhang mit der anregenden Natur mit Bezug auf die Verhaltensebene ist Affordanz, eine Handlungsanregung aufgrund der Informationen über funktionell bedeutsame Merkmale von Dingen und Umwelten, die zu einem bestimmten Verhalten auffordern bzw. dieses möglich machen[3].

---

[3]Weil es für den englischen Begriff „affordance" keine wirklich passende Übersetzung gibt, belässt man es bei dem Begriff „Affordanz". Gemeint sind funktionale Umweltmerkmale, die zu einem bestimmten Verhalten auffordern. Ein Stuhl fordert z. B. zum Hinsetzen auf, eine Treppenstufe zum Anheben des Fußes usw.

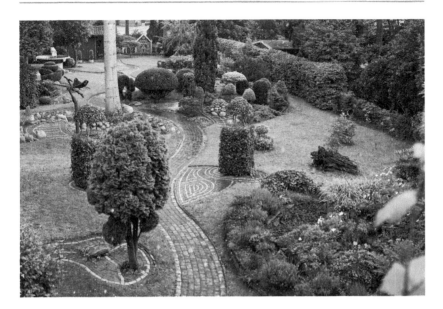

Abb. 2.17 Der eigene Garten als Kunstwerk

So ist z. B. ein schneebedeckter Hügel eine Affordanz zum Schlittenfahren, eine Bank im Park für ein darauf Platz nehmen. Über Affordanzen lässt sich Verhalten beeinflussen, indem Umwelten und Dinge so gestaltet werden, dass sie ein bestimmtes Verhalten nahelegen, z. B. auf einem Bohlenweg und nicht quer durch die Dünenlandschaft hindurch zu gehen (Abb. 2.18).

Die Verhaltensebene umfasst wie zu erwarten ein weites Spektrum an Verhaltensweisen, darunter das Spiel-, Bewegungs- und Sozialverhalten.

Die Natur regt Kinder zu vielfältigen Spielaktivitäten an (Kyttä 2002). Welche Tätigkeiten es sind, wird weitgehend von den funktionalen Umweltmerkmalen bestimmt (Tab. 2.5).

Wie sich Kinder betätigen, hängt also nicht allein von ihren Absichten, sondern auch von den Gelegenheiten, etwas zu machen, ab. Ohne einen Baum oder Turm oder ein sonstiges Objekt, welches das Merkmale Erkletterbarkeit aufweist, lässt sich die Kletter-Absicht nicht verwirklichen. Ebenso braucht man zum Versteckenspielen Versteckmöglichkeiten.

Spielorte mit Bäumen, Sträuchern und Gras bieten Kindern Affordanzen und Anregungen, was daran ablesbar ist, dass sie dort fantasievoller spielen. Dies zeigt das Ergebnis einer Untersuchung von Grahn (1996) in Schweden, in der er

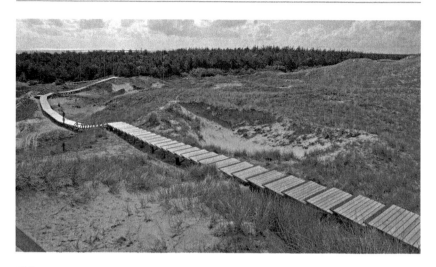

Abb. 2.18 Dünenlandschaft mit Affordanz

Tab. 2.5 Affordanzen in Umwelten von Kindern. (Kyttä 2002, S. 112, Auswahl)

Funktionale Umweltmerkmale	Ermöglicht (affords)…
Flach, relativ glatte Oberfläche	Radfahren, Laufen, Skating, Ballspiele
Leichte Neigung	Rollen, Skatebording
Losgelöste Objekte	Werfen
Feste Objekte	Überspringen, Runterspringen
Elastische Objekte	Ausschwingen, Hängen
Erkletterbarkeit	Klettern, Ausschauen
Abschirmung	Verstecken, Ausruhen
Formbares Material	Etwas formen, (einen Schneemann) bauen
Wasser	Schwimmen, Fischen, Planschen

das Spielverhalten von Kindern in zwei Kindergärten verglichen hat. Der eine verfügte über einen grünen Außenraum, der andere nicht. Grahn erfasste die Dauer der Zeit, die Kinder draußen verbringen, die Anzahl der Tage, an denen ein Kind krankheitsbedingt nicht im Kindergarten ist, das Spielverhalten, die motorischen Fertigkeiten und die Konzentrationsfähigkeit der Kinder. Es zeigten sich durchweg bemerkenswerte Unterschiede. In dem grünen Außenraum verbringen die Kinder mehr Zeit draußen. Sie sind seltener krank, körperlich geschickter und beweglicher, sie sind einfallsreicher und fähiger, sich auf eine Aufgabe zu konzentrieren und sich nicht ablenken zu lassen. Es besteht so kein Zweifel, dass grüne Natur in den Außenräumen von Kindertagesstätten viele Vorteile hat.

Dass grüne Wohnumgebungen ebenso positiv wirken wie grüne Außenräume in Kindertagesstätten haben Faber Taylor et al. (1998) empirisch nachgewiesen. Sie machen Kinder kreativ, wie Beobachtungen des Spielverhaltens von Kindern in einer Großwohnsiedlung in Chicago ergeben haben. Von den insgesamt 142 Höfen in der Siedlung wählte das Forschungsteam 27 unbegrünte Höfe und 37 Höfe mit Bäumen und Grasflächen aus. Jeder dieser Höfe wurde mehrmals von Beobachtern – vertrauten Personen, nämlich Bewohnern, die entsprechend geschult worden waren – besucht. Dabei registrierten sie die Spielaktivitäten der Kinder. In den Höfen mit Bäumen und Grünflächen waren erheblich mehr Kinder mit kreativen Tätigkeiten wie z. B. mit Fantasie- und Rollenspielen beschäftigt als in den grünarmen Höfen. Besonders hervorzuheben sind Bäume (Abb. 2.19). Sie regen Kinder dazu an, darauf zu klettern, sich eine Baumhöhle zu bauen, d. h. zu kreativen als auch motorischen Aktivitäten, was sich positiv auf ihre Gesundheit und körperliche Geschicklichkeit auswirkt (Flouri et al. 2014).

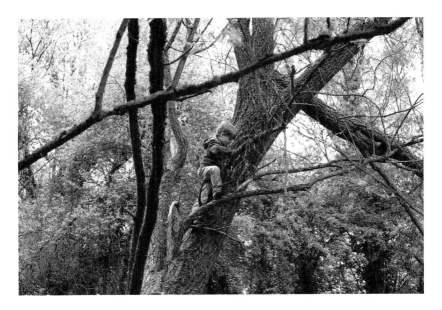

Abb. 2.19   Affordanz eines Baums

Dass das zunehmende Gesundheitsbewusstsein und in diesem Zusammenhang die Propagierung körperlicher Bewegung als einer präventiven Maßnahme, um dem Risikofaktor „mangelnde körperliche Bewegung" entgegen zu wirken, die empirische Forschung beflügelt haben, drückt sich unter anderen in der Gründung der Zeitschrift „Journal of Physical Activity and Health" aus. Mit dem seit 2004 erscheinenden Journal wollte man eine Plattform für Veröffentlichungen von Forschungsergebnissen zu den Benefits körperlicher Bewegung für die Gesundheit schaffen.

Passend für körperliche Aktivitäten sind vor allem Naturumwelten: Man wandert, steigt auf Berge, klettert Felswände hoch, schwimmt, betreibt „nordic walking" oder macht Spaziergänge am Strand. Es ist ein durch Affordanzen ermöglichtes „creative walking", das im Unterschied zum „transportation walking" nicht darauf gerichtet ist, möglichst rasch und direkt, ohne Blick nach links und rechts von einem Ort zu einem anderen zu gelangen. Beim transportation walking ist die Umwelt nur ein Zwischenraum oder sogar ein Hindernis, das überwunden werden muss (Saelens und Handy 2008). Für den creative walker sind andere Affordanzen entscheidend, ihm kommt es gerade auf diesen Zwischenraum an. Motive wie das lustvolle Erleben und Spüren des eigenen (intakten) Körpers, ein dadurch gestärktes und gefestigtes Selbstwertgefühl und das Genießen einer schönen Landschaft sind für ihn wichtige Motive.

Menschen, die sich aus eigener Körperkraft fortbewegen, kommen nur vergleichsweise langsam voran; sie nehmen die Umwelt in ihrer Kleinteiligkeit in Augenschein, was denjenigen, die sich mit hoher Geschwindigkeit fortbewegen, nicht möglich ist. Der Weg und dessen Umfeld werden für die Langsamen zu einem Qualitätskriterium. Ihnen ist die Umgebung nicht gleichgültig, z. B. ob sie durch eine dicht bevölkerte Innenstadt oder durch einen Park mit Bäumen, Grünflächen und Blumen gehen. Auch die etwas schnelleren Läufer bevorzugen grüne Umwelten, wie Bodin and Hartig (2003) festgestellt haben. Sie schätzen die faszinierenden Anblicke, die Naturlandschaften bieten, und das being away, das mit jedem Schritt den Eindruck des Weitwegseins verstärkt. Green spaces werden beim Laufen als deutlich attraktivere und erholsamere Umgebungen erlebt als städtische Straßen und Plätze. Weitere Gründe, warum Läufer Naturumwelten bevorzugen, sind, wie Ettema (2016) festgestellt hat, dass diese frei sind von nicht angeleinten Hunden und unliebsamen Begegnungen mit Rad-und Autofahrern.

Wie Napier et al. (2011) in einer Untersuchung mit Fünftklässlern festgestellt haben, sind Kinder, die zu Fuß zur Schule gehen, körperlich aktiver und haben seltener Übergewicht als Kinder, die zur Schule gefahren werden. Ob sie zu Fuß zur Schule gehen, hängt nicht allein von den Einstellungen und dem Willen der

Eltern, sondern entscheidend von der wahrgenommenen Fußgängerfreundlich-keit der Wohnumgebung ab, d. h. von den Entfernungen, der Sicherheit und der Ästhetik der Wege. Kurze, sichere und schöne Wege mit Bäumen und grüner Natur im Blickfeld sind Affordanzen für das Zufußgehen.

Über den Zusammenhang zwischen Wahrnehmung und Motorik und die Bedeutung körperlicher Bewegung für die Wahrnehmungsentwicklung wurde viel geforscht (Flade 2013) und nachgedacht. Der Philosoph Paul Virilio (1978) hat das bildhaft formuliert: „Der Verlust kinetischer und taktiler Eindrücke, von Geruchseindrücken, wie sie die direkte Fortbewegung noch lieferte, lässt sich nicht durch eine vermittelte, eine Medienperzeption, durch das Vorbeiziehen der Bilder an der Windschutzscheibe des Autos, auf der Kinoleinwand oder gar dem kleinen Fernsehbildschirm ersetzen" (S. 38 f.). Der Kunsthistoriker Golo Maurer (2015) meinte, dass das Zufußgehen – die Urform aller menschlichen Fortbewe-gung – in der zweiten Hälfte des 18. Jahrhunderts noch einmal erfunden wurde und zwar als bewusster Verzicht auf zivilisatorisch vermeintlich höher stehende Formen der Mobilität. Den Grund sah er darin, dass sich die Gehenden der Bedeutung des Gehens für die Wahrnehmung meist bewusst waren. Sie gingen aus freien Stücken gerade um der veränderten Wahrnehmung willen (S. 57).

Man muss sich fortbewegen, um die Umwelt erleben und erfassen zu können, was ohne Wechsel der Standorte und Blickwinkel nicht machbar ist. Der Säugling erlebt in dem Moment, in dem er zu krabbeln beginnt, nicht mehr nur unzusam-menhängende kleine Ausschnitte der Umwelt. Indem er sich eigenständig fortbe-wegt, lernt er, die wechselnden Eindrücke zu einem Gesamteindruck der Umwelt zusammen zu fügen.

Das Thema prosoziales Verhalten nimmt in der psychologischen Forschung breiten Raum ein (Bierhoff 2002), was verständlich ist, weil es von enormer gesellschaftlicher Relevanz ist. Prosoziales bzw. soziales Verhalten ist komple-xer und vielfältiger bedingt als das Bewegungsverhalten. Dennoch hängen auch soziale Beziehungen und Interaktionen von Umweltbedingungen ab, wenn auch in einer weniger direkten Weise. Das Feldexperiment von Guéguen und Stefan (2016) kann das verdeutlichen. Sie haben Verbündete des Versuchsleiters (confe-derates) scheinbar versehentlich einen Handschuh fallen und ihren Weg fortsetzen lassen. Das Verhalten der Versuchspersonen bzw. Passanten, die hinter den confe-derates hergingen, wurde vor und nach einem Spaziergang in einem städtischen Park erfasst. Nach dem Gang durch den Park wurde der Handschuh häufiger auf-gehoben und die vorausgehende Person darauf aufmerksam gemacht, dass sie ihn verloren hat, als vor dem Gang durch den Park. Weitere Ergebnisse waren, dass sich die weiblichen Passanten als hilfsbereiter erwiesen, dass die Hilfsbereitschaft geringer war, wenn es ein Mann war, der den Handschuh verloren hatte, und am

Tab. 2.6 Anteil der Passanten, die Hilfe leisteten, nach Geschlecht und Versuchsbedingung, in Prozent. (Guéguen und Stefan 2016, S. 329)

Passanten	Vor dem Parkbesuch		Nach dem Parkbesuch	
	Männliche confererates	Weibliche confererates	Männliche confererates	Weibliche confererates
Weiblich	60,5	64,6	68,8	88,3
Männlich	45,0	52,6	63,3	67,9

höchsten, wenn confererate und nachfolgende Person weiblich waren, und am geringsten, wenn beide männlichen Geschlechts waren (Tab. 2.6).

Die Erklärung für den Vorher-Nachher-Effekt ist: Ein Spaziergang in einem green space ist erholsam, und wer erholt ist, ist entspannter und dann auch bereiter, anderen zu helfen. Das prosoziale Verhalten beruht auf dem Erholeffekt von Natur. Die unterschiedliche Hilfsbereitschaft der weiblichen und männlichen Passanten ist Thema der umfangreichen Forschung über Geschlechtsrollenstereotype[4].

2.3.4 Die Natur als Herausforderung

Teilnehmer an Expeditionen in unbekannte Regionen und in die bislang von Menschen nicht betretene Wildnis, oder Forscher, die einen Winter in einer Forschungsstation in der Antarktis verbringen (Palinkas 1991), oder Extremsportler haben neben anderen Intentionen und Motiven eines gemeinsam: Sie wollen durch neue Erfahrungen zu Erkenntnissen über die Welt und sich selbst gelangen. Dass sie mit Herausforderungen fertig werden müssen, akzeptieren sie oder streben das bewusst an. Die Wildnis ist eine extreme Natur, die wegen ihrer lebensfeindlichen Bedingungen für den Menschen gefährlich ist. Wer sich dort hinein wagt, riskiert unter Umständen sein Leben. Er kann auf giftige Schlangen, hungrige Wölfe und angriffslustige Bären treffen sowie ein unwirtliches Klima, in dem er ohne Schutzvorrichtungen nicht leben könnte. Ein Freeclimber, der auf einem Seil eine tiefe Schlucht überquert, ist sich der Gefahr des Abstürzens bewusst. Er macht es trotzdem, weil er sich zutraut, dass er es schafft, auch wenn er weiß, dass er sich mit seiner Einschätzung irren kann. „Extreme sports are defined as leisure activities where the most likely outcome of a mismanaged

---

[4]http://arbeitsblaetter.stangl-taller.at/GESCHLECHT-UNTERSCHIEDE/Geschlecht-Stereotype.shtml.

mistake is death" (Brymer und Oades 2009, S. 114). Extremsportler nehmen in Kauf, dass ihr Können unter Umständen nicht ausreicht, um einen Absturz oder tödlichen Unfall zu verhindern. Solche Grenzerfahrungen hinterlassen Spuren, wie aus den von Brymer und Oades durchgeführten Interviews mit Extremsportlern hervor ging. Die Befragten meinten, dass sie sich durch die bei diesen riskanten Aktivitäten gemachten Erfahrungen verändert hätten. Sie würden sich nicht mehr als Mittelpunkt der Welt sehen. „Being in nature at this level transforms the human tendency for anthropocentricity and replaces it with ecocentricity and the realization of true courage and humility" (S. 124). Das von Zuckerman (1994) beschriebene Konzept des Sensation Seeking reicht hier nicht mehr aus, um einen Persönlichkeitswandel zu beschreiben, der durch ein solches Sich ins Verhältnis setzen zu einer mächtigen Natur bewirkt wird. Das Sensation Seeking wird zum Transzendenzerleben (vgl. Abschn. 2.5).

2.3.5 Exkurs: Natur in der Musik

Imaginationen der Natur von Künstlern schlagen sich in ihren Werken nieder. Sie werden in Bildern, literarischen Werken und Kompositionen zum Ausdruck gebracht. Viele Komponisten haben sich von der Natur inspirieren lassen. Es wird berichtet, dass Claude Debussy seine Komposition „La mer" an einem Ort am Meer beendet hat und dass es ihm hier gelungen ist, mit musikalischen Mitteln die Zeit zwischen der Morgendämmerung bis zum Mittag auf dem Meer, die Spiele der Wellen und den Dialog zwischen Wind und Meer zu beschreiben. In Debussys Musik spiegelt sich dieses natürliche Geschehen wider.

Das gilt auch für die Kompositionen von Benjamin Britten, der an einem Ort an der Küste Englands aufwuchs und mehr als zwei Jahrzehnte dort lebte. Als Kind erlebte er die wilden Stürme, die den Schiffen zum Verhängnis wurden und ganze Küstenbereiche wegrissen (Abels 2008). Der Einfluss dieser Kindheitserfahrungen spiegelt sich deutlich in den Opern Billy Budd und Peter Grimes wider.

Sowohl die unbelebte als auch die belebte Natur sind reich an musikalischen Motiven. Geräusche wie das Rauschen des Meeres, das Gemurmel des Bachs, Sturm, Gewitter und Donnergrollen sowie Tierlaute, speziell der Vogelgesang, regen zu einer musikalischen Überformung an. Die Ergebnisse reichen von naturgetreuen Abbildungen der Naturlaute bis hin zu kunstvollen Transformationen. Beispiele für ein direktes Abbilden sind Tonaufnahmen von Naturlauten wie den Gesängen der Amsel und Nachtigall, der Wale und dem Geheul der Wölfe. In den Kompositionen von Oliver Messiaen spielen Vogelstimmen eine zentrale Rolle.

George Crumb wurde zu dem Stück „Vox Balaenae"[5] von den Gesängen der Buckelwale inspiriert.

Es geht über ein bloßes Abbilden hinaus, wenn Naturlaute mit speziellen Instrumenten hervorgebracht werden, was als „Tonmalerei" bezeichnet wird. Gemeint ist die musikalische Schilderung natürlicher Laute. Tierlaute sind in ihrer individuellen Eigentümlichkeit dafür besonders geeignet. Hierzu gibt es viele Beispiele:

Im Teil „Gleich öffnet sich der Erde Schoß" in Joseph Haydns „Schöpfung" kommen die neu geschaffenen Kreaturen hervor. Die Tiere werden charakterisiert: „Vor Freude brüllend steht der Löwe dar, hier schießt der gelenkige Tiger empor, das zackig Haupt erhebt der schnelle Hirsch, mit fliegender Mähne springt und wiehert voll Mut und Kraft das edle Ross. Auf grünen Matten weidet schon das Rind". Die Musik verstärkt diese Merkmale.

Im „Karneval der Tiere" von Camille Saint Saëns und in der sinfonischen Dichtung „Peter und der Wolf" von Sergei Prokofjew werden die Tiere allein mit musikalischen Mitteln charakterisiert. Bei Saint Saëns beginnt der Reigen mit dem König der Tiere, dem grollenden Löwen. Im Stück „schnelle Tiere" werden die Steppentiere dargestellt, das Gegenstück dazu ist das Portrait der langsamen Schildkröten. Elegant und gelassen kommt der Schwan daher, er gleitet auf einem See dahin. In Prokofjews „Peter und der Wolf" werden die Protagonisten durch ein Musikinstrument mitsamt einem musikalischen Thema charakterisiert, z. B. Peter durch die Geige, der Vogel durch die Flöte, die Katze durch die Klarinette. Die jungen Hörer werden auf diese Weise mit den spezifischen Klängen der Musikinstrumente vertraut gemacht.

Bei dem Mix aus Imitation und Transformation werden ursprüngliche Naturlaute in ein Musikstück eingefügt. Im dritten Satz der sinfonischen Dichtung von Ottorino Respighi "Pini di Roma" wird der Gesang einer Nachtigall von einer Schallplatte eingespielt. Ähnlich ist Einojuhani Rautavaara in seinem Werk Cantus Arcticus, einem Konzert für Vogelstimmen und Orchester, vorgegangen, indem er Bandaufnahmen von echten Vogelstimmen in das Instrumentalstück eingefügt hat.

Nicht immer gibt es Ursprungsgeräusche. Zum Beispiel spiegelt sich ein Sonnenaufgang nicht in der Hörwelt wider, auch die Jahreszeiten als solche machen keine Geräusche, nur deren Begleiterscheinungen wie Wind, Sturm und Gewitter. Diese Begleiterscheinungen hat Antonio Vivaldi in seiner Komposition „Die vier

---

[5]Balaena ist die lateinische Bezeichnung für Walfisch.

Jahreszeiten" in Musik übersetzt. Die Musik macht nicht-akustische Phänomene hörbar und lädt sie in dramatischer Zuspitzung zugleich emotional auf.

Ein nicht-akustisches Phänomen ist auch das undramatische Landleben, das Ludwig van Beethoven in seiner Sechsten Symphonie, der Pastorale, musikalisch ausgedrückt hat. In fünf Sätzen wird ein beschauliches Leben auf dem Lande geschildert, was sich in der Bezeichnung der Sätze widerspiegelt: Erwachen heiterer Gefühle bei der Ankunft auf dem Lande, Szene am Bach, lustiges Zusammensein der Landleute, Gewitter und Sturm sowie Hirtengesänge und frohe und dankbare Gefühle nach dem Sturm.

Richard Strauss hat in der Alpensinfonie, einer sinfonischen Dichtung, die Bergwelt zum Thema gemacht. Geschildert wird darin die Besteigung eines Alpengipfels und die Rückkehr ins Tal während eines Tages. Die Bergwanderung auf den Gipfel und wieder zurück symbolisiert den Lebenslauf. Sie beginnt in der Nacht und endet auch wieder in der Nacht. In den Bezeichnungen drückt sich der enge Naturbezug aus: Nacht – Sonnenaufgang – Der Anstieg – Eintritt in den Wald – Wanderung neben dem Bache – Am Wasserfall – Erscheinung – Auf blumigen Wiesen – Auf der Alm – Durch Dickicht und Gestrüpp auf Irrwegen – Auf dem Gletscher – Gefahrvolle Augenblicke – Auf dem Gipfel – Vision – Nebel steigen auf – Die Sonne verdüstert sich allmählich – Elegie – Stille vor dem Sturm – Gewitter und Sturm, Abstieg – Sonnenuntergang – Ausklang – Nacht.

Nicht nur die schöne Landschaft, die intakte Natur und Naturphänomene wie ein Sturm oder Sonnenaufgang sind Motive für Komponisten, auch ein desolater Naturzustand, der als Folge einer ständigen Übernutzung natürlicher Ressourcen und einer fortgesetzten Umweltverschmutzung entsteht, kann ein Thema sein. George Crumb hat sich dieser durch menschliche Eingriffe gefährdeten Natur und derem beklagenswerten Zustand in der Komposition „An Idyll for the Misbegotten" gewidmet (misbegotten = elend, erbärmlich). Der Komponist nutzt die korrespondierende Wirkung der Musik, die Gefühle und innere Bilder hervorruft, mit der Intention, für die Belange der Natur zu sensibilisieren.

Die Musik soll bei den Zuhörern Gefühle und Gestimmtheiten hervorrufen. Die „Macht der Musik" beruht auf ihrer emotionalen Wirkung. Orpheus betörte mit seiner Musik Götter, Menschen, wilde Tiere, Pflanzen und sogar Steine. Amphaions Spiel auf der Leier war derart berückend, dass die Menschen, während sie die Mauern von Theben bauten, davon so beflügelt wurden, dass das Bauwerk in unvorstellbar kurzer Zeit fertig gestellt wurde. Diese Legenden zeigen, dass die Musik ein mächtiges Mittel ist, um positive Gefühle zu wecken.

2.4 Naturerfahrungen in der Kindheit

Die Kindheit ist eine Lebensphase, in der das Tempo der körperlich-motorischen, sensorischen, kognitiven, emotionalen, sozialen und motivationalen Entwicklung im Vergleich zu dem in späteren Jahren rasant ist, in der Erfahrungen erstmals gemacht werden und in der bestimmte Entwicklungsaufgaben bewältigt werden müssen. Der Mensch wird im Laufe seines Lebens immer wieder mit neuen Aufgaben konfrontiert, die er lösen muss, um zur nächsten Aufgabe vorzudringen. Zum Beispiel ist im Jugendalter eine Aufgabe die Gewinnung emotionaler Unabhängigkeit von den Eltern (Rossmann 2004). Die Veränderungen sind nicht nur genetisch- und reifungsbedingt, sondern werden wesentlich von den Umweltbedingungen beeinflusst. Die Prägung durch die Umwelt erfolgt über die Erfahrungsbildung. Die Fähigkeit, aus Erfahrungen zu lernen, ermöglicht den Menschen, sich den unterschiedlichsten Umweltbedingungen anzupassen oder sich diese passend zu machen (Schneewind und Pekrun 1994). Erfahrungen mit der Natur sind folglich eine wichtige Grundlage, etwas über die Natur zu lernen.

Wie bedeutsam das Naturerleben in der Kindheit ist, damit man im Erwachsenenalter etwas über die Natur weiß und sich mit ihr verbunden fühlt, wurde in mehreren Untersuchungen durch Befragungen Erwachsener bestätigt, die in ihre Kindheit zurück blicken sollten. Man ist sich dabei im Klaren, dass damit ein *erinnertes* Erleben erfasst wird, das nicht zu 100 % dem tatsächlich Erlebten zu dem betreffenden Zeitpunkt entsprechen muss. Dennoch sind es mit einiger Wahrscheinlichkeit nicht nur Fiktionen. Bestimmte Erfahrungen sind so prägend, dass sie als signifikante Lebensereignisse bezeichnet werden können. Die Überlegung von Tanner (1980) war, dass sich diese bedeutsamen Lebensereignisse in der Kindheit in den Biografien Erwachsener wiederfinden müssten. In den Biografien von Naturschützern müsste so die prägende Wirkung von Naturerfahrungen in der Kindheit zum Ausdruck kommen. Wie erwartet fanden sich in deren Lebensläufen Aussagen wie z. B. dass man früher viele Stunden draußen in der freien Natur verbracht hat. In einer weiteren Studie Tanners gaben Mitarbeiter von im Naturschutz tätigen Organisationen Auskunft darüber, was ihre Entscheidung, in diesem Bereich tätig zu werden, beeinflusst hat. Mit Abstand am häufigsten wurde das Draußensein in der Kindheit genannt (Tab. 2.7).

Das Draußen (outdoors) verkörpert in der Kindheit den sich sukzessive erweiternden Erfahrungs- und Handlungsraum. Man muss draußen sein, um die Welt und die Natur zu erleben. Ersichtlich ist ebenfalls, dass die Eltern in der Erinnerung häufiger als Vorbilder erscheinen als die Lehrer. Bücher spielen eine ähnliche Rolle wie Lehrer. Veränderungen in der Natur sowie Reisen weisen auf die Bedeutung neuartiger Erfahrungen hin. Ebenfalls, wenn auch weniger häufig,

Tab. 2.7 Einfluss der Naturerfahrungen in der Kindheit auf die spätere berufliche Tätigkeit. (Tanner 1980, zit. bei Chawla 1998, S. 371)

Einflussfaktoren	Nennungen in % der Befragten
Draußen sein	78
Naturerleben	58
Eltern	47
Lehrer	31
Bücher	29
Andere Menschen	27
Wandel der natürlichen Umwelt	24
Reisen	11
Alleinsein können in der Natur	7

wurde das Alleinsein können genannt. Zu bedenken ist, dass es ein *erinnertes* Motiv ist. Es kann sein, dass es erst in der Retrospektive auftaucht. Dafür spricht die Aussage von Wohlwill (1983), dass Alleinsein können heißt, nicht kommunizieren und nicht responsiv sein müssen – ein wesentlicher Aspekt von Privatheit im Erwachsenenalter.

Methodisch ähnlich wie Tanner (1980) sind Palmer und Suggate (1996) vorgegangen. Sie haben Mitarbeiter der National Environmental Education Association in Großbritannien nach den Gründen gefragt, die sie zu ihrer Tätigkeit in der Umwelterziehung veranlasst haben, wobei sie auch in ihre Kindheit zurück blicken sollten. Ihr Ausgangspunkt war die Bemerkung von Tanner, dass Kinder erst einmal die Natur kennen und lieben lernen müssen, bevor überhaupt der Gedanke auftauchen kann, dass sie ein schützenswertes Gut ist. Auch das Fazit war ähnlich: „The most influential factor in developing personal concern for the environment is childhood experiences of nature and the countryside. In the life stories there were many vivid accounts of early experiences of the natural world, testifying to their importance" (Palmer und Suggate 1996, S. 119).

Wie wichtig es ist zu differenzieren, wird deutlich, wenn man die Aussagen verschiedener Altersgruppen vergleicht. Dann wird nämlich sichtbar, dass die Bedeutung des Draußen unterschiedlich eingeschätzt wird (Abb. 2.20). Es sind die Älteren, hier die über 50-Jährigen, die das Draußensein in der Kindheit signifikant häufiger als wesentlichen Einflussfaktor anführen, während für die unter 30-Jährigen die Medien für ihre Tätigkeit im Bereich der Umwelterziehung vorrangiger gewesen sind. Der Eindruck ist, dass authentische Naturerfahrungen bei

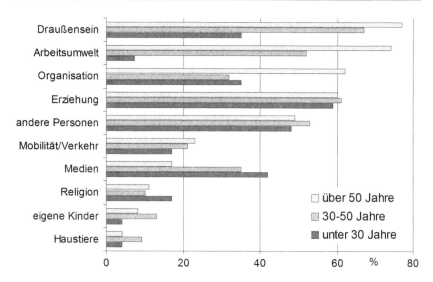

Abb. 2.20 Faktoren, die zur derzeitigen Tätigkeit in der Umwelterziehung beigetragen haben, nach Altersgruppen. (Palmer und Suggate 1996, S. 115, eigene Grafik)

den Jüngeren nicht mehr so ausschlaggebend für die berufliche Tätigkeit in der Umwelterziehung sind, wie es sich in der Erinnerung der Älteren darstellt. Informationen über die Natur aus Medien, d. h. indirekte Erfahrungen, scheinen an deren Stelle zu treten. In welche Richtung die Entwicklung laufen könnte, bringt die Aussage eines Viertklässlers zum Ausdruck, die Louv (2011) im Vorspann seines Buches wieder gegeben hat: „Ich spiele lieber drinnen, weil da die ganzen Steckdosen sind".

Auf einen solchen Unterschied zwischen den Altersgruppen war bereits Sebba (1991) gestoßen, die von den „Landschaften der Kindheit" gesprochen hatte. In ihrer Untersuchung in Israel hat sie Erwachsene *und* Kinder befragt. Die Erwachsenen sollten berichten, welcher Ort für sie, als sie ein Kind waren, von besonderer Bedeutung gewesen ist und welche Erfahrungen sie dort gemacht haben. Parallel sollen 8- bis 11-Jährige etwas über ihren derzeitigen Lieblingsort und das dort Erlebte erzählen. Insgesamt 97 % der Erwachsenen bezeichneten „im Freien" oder „die freie Natur" als wichtigsten Ort der Kindheit. Erinnerte prägende Orte der Kindheit sind vor allem Außenbereiche, die nicht immer in der Nähe der eigenen Wohnung gelegen haben, z. B. der Garten der Großeltern, in dem man sich als Kind sieht, das man einmal war.Bei den Kindern hatte das Draußen bei Weitem nicht den Stellenwert wie in der Erinnerung der Erwachsenenen. Lediglich

46 % der Kinder gegenüber 97 % der Erwachsenen lokalisierten ihre wichtigsten Orte aktuell bzw. in der Erinnerung im Draußen. Dieses Ergebnis fügt sich nahtlos in das von Zinnecker (1991) beschriebene Phänomen der „Verhäuslichung" ein. Zinnecker hat damit der Verlagerung von ehemals draußen ausgeübten Aktivitäten in Innenräume und Institutionen einen Namen gegeben. Verhäuslichung bedeutet, dass sich Kinder zunehmend weniger draußen im Freien und damit auch in der Natur aufhalten. Wie Sebba festgestellt hatte, sind es vor allem die Stadtkinder, die „verhäuslichen".

Draußensein kann dabei Unterschiedliches bedeuten, wie eine Untersuchung von Bixler et al. (2002) ergab, in der Jugendliche nach ihren Spielumwelten in der Kindheit befragt wurden. Es kristallisierten sich zwei Gruppen heraus: die „Yard Adventurers" und die „Wildland Adventurers". Die Yard Adventurers spielen überwiegend im Umfeld der Wohnung wie dem Hof hinter dem Haus oder im Nahbereich der Wohnung, bei den Wildland Adventurers reicht der Radius weiter. Die erinnerten Spielorte kamen in den bevorzugten Orten der Jugendlichen zum Ausdruck: Die ehemaligen Wildland Adventurers geben Orten und Wegen in der freien Natur den Vorzug, sie haben kaum Bedenken, dass sie sich in einer fremden Umgebung verirren könnten. Die ehemaligen Yard Adventurers halten sich lieber in geschützten Gebieten wie Parks als in der freien Natur auf. Die Spielorte der Kindheit prägen so die Vorlieben für Umgebungen in späteren Lebensjahren.

Dass sich häufiges Spielen in Natur reichen Umgebungen während der Kindheit in einer Präferenz für Naturumwelten in späteren Lebensphasen niederschlägt, haben auch Ward Thompson et al. (2008) feststellen können. Ihre Frage war, welchen Einfluss Erfahrungen mit Naturumwelten in der Kindheit auf die Naturverbundenheit und die Einstellungen zur Natur im Erwachsenenalter haben. Untersucht wurde die Nutzung eines Waldgebiets in Schottland durch die Bewohner von fünf Kommunen im Bereich zwischen Edinburgh und Glasgow sowie die Nutzung von unterschiedlichen Naturgebieten (Waldgebiet, Naturreservat, regionaler Park, Stadtpark) in den östlichen Midlands in England. Die Frage war, inwieweit zwischen dem Besuch der jeweiligen Naturgebiete und der Häufigkeit der erinnerten Naturkontakte in der Kindheit ein Zusammenhang besteht. Etwa 40 % der Befragten suchen das jeweilige Naturgebiet mindestens einmal pro Woche auf, wobei sich zwischen der Häufigkeit des Besuchs und der (erinnerten) Häufigkeit des Aufenthalts in Naturgebieten im Kindesalter ein signifikanter Zusammenhang ergab. Ward Thompson et al. sehen das als Nachweis, dass Erfahrungen mit Naturlandschaften in der Kindheit einen Einfluss darauf haben, wie oft sich ein Mensch in späteren Jahren in Waldgebiete, Naturreservate und Parks begibt. Solche Prägungen haben die Forscher als „Kindheits-Faktor" bezeichnet.

Wenn Naturerfahrungen zu umweltbewusstem Handeln motivieren, kommt ihnen nicht nur psychologische, sondern auch gesellschaftliche Bedeutung zu (Collado et al. 2015). Allein schon wegen ihrer prägenden Wirkung sind Aufenthalte im Freien und im Grünen in der Kindheit nach wie vor unverzichtbar für die Herausbildung einer Naturverbundenheit, was in Bezeichnungen wie „ökologische Entwicklung" und „Umweltlernen" zum Ausdruck kommt. Das „verhäuslichte" Kind, das kaum direkte Naturerfahrungen macht, lernt die Natur kaum mehr kennen. Wie Freeman et al. (2017) in ihrer Untersuchung in Neuseeland festgestellt haben, in der sie das Naturwissen bei 9- bis 11-Jährigen erfasst haben, sind es vor allem soziale Faktoren, darunter die Einschränkung der eigenständigen Mobilität bei Kindern, die eine entsprechende Erfahrungsbildung erschweren.

Wald- und Naturkindergärten sowie städtische Naturerfahrungsräume (Schemel 2008) sollen das Umweltlernen und die Herausbildung von Naturverbundenheit fördern und unterstützen. Dabei geht es nicht nur um eine Steigerung von etwas, was bereits vorhanden ist, sondern um die Beseitigung eines „nature deficit-disorder", d. h. eines Mangels an Gelegenheiten, Natur zu erleben (Louv 2011; Crawford et al. 2017). Gründe für ein nature deficit disorder sind zum einen die Verhäuslichung, zum anderen die Verdrängung natürlicher durch gebaute Umwelt im Zuge städtebaulicher Verdichtungsmaßnahmen. Ein weiterer Grund ist die Digitalisierung der Gesellschaft. Die heutige Kindheit ist nicht mehr nur eine „verhäuslichte", sondern längst auch eine „digitalisierte" Kindheit: Kinder und Jugendliche sind „digital natives", für die der Gebrauch des Computers und die Internetnutzung nicht mehr hinterfragte Selbstverständlichkeiten sind (Flade 2017). Nicht auszuschließen ist, dass authentische Naturerfahrungen und das Draußensein unwichtiger werden, wenn virtuelle Umwelten immer bedeutsamer werden. Eine Untersuchung von Crawford el al. (2017) zeigt, dass es nicht so sein muss, sondern dass die neuen Medien stattdessen eingesetzt werden können, um das Interesse von Kindern an der Natur zu wecken und ihr Umweltwissen zu vermehren. Drei green spaces in Calgary/Kanada wurden ausgewählt: eine Auenlandschaft, eine Graslandschaft und ein tropischer Garten in einem Innenraum. Die beteiligten Schüler im Alter zwischen 9 und 14 Jahren aus mehreren Schulen wurden per Zufall drei Gruppen zugeteilt. Diejenigen in der ersten Gruppe wurden mit einem Handy mit App zum betreffenden green space ausgestattet[6], diejenigen in der zweiten Gruppe wurden als Gruppe von einem Umweltpädagogen begleitet, die Schüler der dritten Gruppe bekamen gedrucktes Informationsmaterial mitsamt

---

[6]Mobile Apps sind für verschiedene Parks in Kanada verfügbar. Zu jedem der Orte gibt es Informationen über die Fauna, Flora und Ökologie.

einem Plan in die Hand und waren dann allein unterwegs. Crawford el al. wollten herausfinden, wie sich die unterschiedlichen Treatments auf die Naturverbundenheit der Kinder auswirken und wie viel sie bei dem Gang durch die green spaces über die Pflanzen- und Tierwelt und die Ökologie gelernt haben.

Die Naturverbundenheit wurde mit der Inclusion of Nature in Self scale (INS) (vgl. Abschn. 1.2.4 und Abb. 1.12) vor und nach dem Ausflug gemessen, das Wissen und auch der Spaß, den die Aufgabe gemacht hat, nur danach. Die unterschiedlichen Treatments hatten keinen Einfluss auf die mit dem INS gemessene Naturverbundenheit. Die Handy-Bedingung erwies sich jedoch als besonders effektiv, um Schüler zu motivieren: Der Zuwachs an Wissen in der Handy-Bedingung war in allen drei Settings am größten, außerdem machte diese Form der Wissensvermittlung den Schülern am meisten Spaß. Die damit einher gehende positive emotionale Reaktion kann das Lernen in mehrfacher Hinsicht fördern: „Technologies such as mobile applications that help identify plant or bird species while hiking, digital cameras that document time spent in nature, and outdoor adventures that use global positioning systems such as geochoaching or mapping can all be used to enhance children's experience with nature" (Crawford et al. 2017, S. 961).

Dass die Aufgabe Spaß macht, weist auf eine positive emotionale Reaktion hin, die bewirkt, dass man sich einer Sache zuwendet. Aus diesem Grunde ist auch eine Internet-basierte Lernsoftware zu empfehlen, die Schüler zum Lernen motiviert und die an die für Kinder und Jugendliche typischen Erfahrungen anknüpft. Dennoch sind die Bedenken, dass die Nutzung der digitalen Medien davon abhalten könnte, sich für die reale Umwelt und Aktivitäten draußen zu interessieren, nicht unberechtigt (Flade 2017). Entscheidend ist, in welchem Zusammenhang und auf welche Weise die neuen Medien bei Kindern und Jugendlichen zum Zwecke des Umweltlernens eingesetzt werden.

Es sollte indessen nicht vergessen werden, dass auch Einflüsse der sozialen Umwelt für die Herausbildung des Mensch-Natur-Verhältnisses eine Rolle spielen. Ein Blick auf Tab. 2.6 zeigt, dass das von Eltern, Lehrern und anderen Bezugspersonen vermittelte Wissen über die Natur die Haltung und das Verhalten gegenüber der Natur in späteren Jahren beeinflusst. Cheng und Monroe (2012) lieferten eine Bestätigung, indem sie zeigten, dass die Naturverbundenheit bei Viertklässlern wesentlich von den Einstellungen zur Natur, wie sie in der Familie vertreten werden, abhängt.

2.5 Transzendenzerleben

Der Begriff Transzendenz leitet sich her von transcendentia (= Übersteigen, Überschreiten), er verweist damit auf ein etwas außerhalb der sinnlichen Wahrnehmung Liegendes. Zweifelsohne reicht die Welt über das hinaus, was wir mit unseren Sinnesorganen und den Mitteln der Technik wahrnehmen und erschließen können. In der Astrophysik ist von Dunkler Materie die Rede, wobei das Wort „dunkel" darauf hinweist, dass es eine für den Menschen nicht sichtbare Materie ist. Sie ist ein Konstrukt, um beobachtbare kosmologische Vorgänge erklären zu können. Auch wenn die Menschen mit Teleskopen weit in den Weltraum hineinsehen können, stoßen sie auf Grenzen nicht nur der sinnlichen Wahrnehmung sondern auch ihres Denk- und Vorstellungsvermögens.

Das Wissen, dass es mehr gibt, als wir wahrnehmen und uns vorstellen können, ist die Basis für ein „transcendentia". Hierzu wurden verschiedene Begriffe kreiert. Bischof (1996) hat von einem „ozeanischen Gefühl" gesprochen, das auftaucht, wenn sich der Mensch in diesem unendlichen Universum verortet. Es ist eine Ahnung von Ewigkeit, ein Aufgehen im Grenzenlosen und Unendlichen, eine Ich-Umwelt-Verschmelzung, bei der die Grenzen zwischen dem eigenen Selbst und der Welt aufgehoben sind. Ähnlich charakterisierte Freud (1931), der statt von Transzendenz von Religiosität sprach, in „Das Unbehagen in der Kultur" Religiosität als ein Empfinden von Ewigkeit, als ein Gefühl von etwas Unbegrenztem, Schrankenlosem, Ozeanischem. Kamitsis und Francis (2013) haben den Begriff Spiritualität verwendet und definiert als „… an individual's inner experience .., that gives meaning to existence, and subsequently allows one to transcend beyond the present context" (Kamitsis und Francis 2013, S. 137). Transzendenz- bzw. spirituelles Erleben oder das ozeanische Gefühl beziehen sich auf eine innere Erfahrung, die es ermöglicht, in eine „übersinnliche", den Wahrnehmungsraum überschreitende Beziehung zur Welt zu treten. Schon allein daran, dass Naturphänomene wie ein Sonnenaufgang in den Bergen und ein Sonnenuntergang am Meer sowie Naturlandschaften wie Wälder und Seen weitaus eher spirituelle Gefühle auslösen als der Anblick von Bürostädten und Großwohnsiedlungen, ist erkennbar, dass solche Erfahrungen eng mit Naturumwelten verwoben sind. Dies zeigt sich auch daran, dass in vielen Kulturen insbesondere der Wald ein Ort der Mythen, religiösen Riten und Märchen ist.

Er ist es auch im wirklichen Leben, wie die Untersuchung von Williams und Harvey (2001) im waldreichen Südosten Australiens ergeben hat. Die von ihnen Befragten sollten ihre Erfahrungen schildern, die sie im Wald machen oder gemacht haben. Eine Aussage war zum Beispiel: „I felt truly content. I felt I could stand there for ever. I relaxed" (Williams und Harvey 2001, S. 255).

Man ist entrückt, mit sich zufrieden, man hat es nicht eilig, man ist vollkommen entspannt.

Aufschlussreich ist auch die Untersuchung von Kamitsis und Francis (2013), in der die Zusammenhänge zwischen der Naturverbundenheit, der Häufigkeit des Aufenthalts in der Natur, dem spirituellen Erleben und dem psychischen Wohlbefinden analysiert wurden. Das Ergebnis war, dass Naturumwelten einen positiven Effekt auf das Wohlbefinden haben und dass diese Wirkung bei denen, für die die Natur auch noch eine spirituelle Bedeutung hat, noch stärker ist.

Eine Erklärung, warum Naturumwelten erholsamer sind als ein Aufenthalt in einem Wellness-Hotel, ist das spirituelle Ambiente, das Naturumwelten anhaftet, das den Wellness-Einrichtungen meistens fehlt.

Zwei Formen spirituellen Erlebens lassen sich unterscheiden:

- Ehrfurcht vor der Natur,
- das Gefühl, mit der Natur zu verschmelzen.

Demut bzw. Ehrfurcht angesichts einer überwältigenden Natur sowie das Gefühl, in einem umfassenderen Umgebenden aufzugehen, sind unterschiedliche Erfahrungen. Wer Ehrfurcht vor etwas empfindet, erlebt sich als getrennt davon. Der Mensch, der sich angesichts der Höhe und des Alters von Bäumen, welche die eigene Körpergröße und das erreichbare Lebensalter weit überschreiten, klein und vergänglich fühlt, empfindet Ehrfurcht (Abb. 2.21). Einige der von Williams und Harvey (2001) Befragten verwiesen z. B. auf die hohen und alten Bäume,

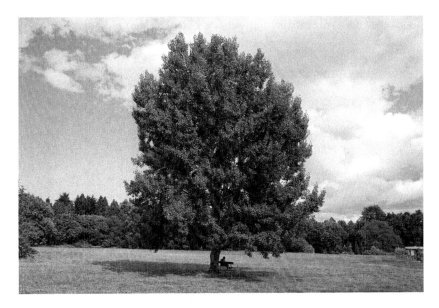

Abb. 2.21 Der große Baum und der kleine Mensch

in denen die Kraft der Natur zutage tritt. „The feeling was caused by the enormous size of the trees, the fact, that they were so many of hundreds of years old" (S. 255).

Bei dem (ozeanischen) Gefühl, mit der Welt ringsum zu einer Einheit zu verschmelzen, wird die Grenze zwischen sich und der Welt aufgehoben. Der Mensch, der „a sense of union with the universe or some other power or entity" (Williams und Harvey 2001, S. 249) erlebt, empfindet sich einer umfassenderen Einheit zugehörig, er fühlt sich darin aufgehoben. Dieses positive Gefühl geht mit dem Empfinden von Zeitlosigkeit und einem gänzlichem Absorbiertsein einher. Man ist außerhalb der Zeit, man fühlt sich unbeschwert und leicht.

Transzendenzerfahrungen sind sinnstiftend, sie wirken dem Gefühl einer existenziellen Leere entgegen (Bucher 2007)[7]. Sie vermögen das Bedürfnis nach Sinn zu befriedigen. Das ist nicht wenig, wenn man Boesch (1998) folgt, der das Bedürfnis nach Sinn als eine der Grunddimensionen menschlicher Sehnsucht bezeichnet hat.

Abschließend sei zum Thema „transcendentia" auf die Schrift „Vorschule der Ästhetik" hingewiesen, in der Jean Paul das Höhlengleichnis von Platon heranzieht, um den begrenzten Wahrnehmungsraum des Menschen zu charakterisieren: Es ist die Höhle, in der die Menschen in ihrer „dürftigen Endlichkeit" sitzen. Vom „Glanzsaale und Sternenhimmel der Unendlichkeit" sind sie weit entfernt[8]. Transcendentia ist die Möglichkeit, aus dieser Höhle heraus zu kommen.

---

[7]Es gibt problematische Formen der Befriedigung des Bedürfnisses nach Sinn, darunter esoterische Seminare, Veranstaltungen, Riten und Praktiken, die eine Bewältigung des Alltagslebens eher erschweren und dadurch den Stress noch vermehren, die Egozentrismus statt Verbundenheit hervorbringen, auf Selbst- statt Welterkenntnis setzen, religiös legitimierte Gewalt fördern, die zerstören statt verbinden (Bucher und Oser 2008).

[8]Jean Paul Werke. Fünfter Band, darin Vorschule der Ästhetik, herausgegeben von Norbert Miller. Darmstadt: Wissenschaftliche Buchgesellschaft 1962.

Wohnumwelten

3

Das Wort „Wohnen" hat seinen Ursprung im Alt- und im Mittelhochdeutschen. Dereinst war es die Bezeichnung für bleiben, beharren, verharren, sich befinden, verweilen (Grimm und Grimm 1864). Das Verortet sein, nämlich das Bleiben und Verweilen, kennzeichnet das Wohnen auch heute noch. Sesshaftigkeit erleichtert dem Menschen, seinen Alltag räumlich und zeitlich zu strukturieren und ermöglicht ihm dadurch, entlastende Verhaltensroutinen zu entwickeln und anzuwenden. Er wird frei für Neues. Der Wohnort ist Ausgangs- und Endpunkt der alltäglichen Wege und Aktivitäten, es hängen davon die Entfernungen zu anderen Orten ab, die man aufsuchen muss oder aufsuchen möchte. Schon allein aus diesem Grund umfasst die Wohnumwelt nicht nur die Wohnung oder das Haus selbst, sondern auch die alltäglichen Wege und Zielorte (Flade 2006). Anders als bei der Wohnung lassen sich die Grenzen der individuellen Wohnumgebung nicht objektiv ziehen, denn was jeweils dazu zu rechnen ist, hängt außer vom Gebäude- und Siedlungstyp auch davon ab, welche Zielorte ein Bewohner hat, welchen Aktivitäten er nachgeht und welches Terrain er als seine Wohnumgebung ansieht. Auch zwischen den Umwelteinheiten Wohnumwelt und Stadt ist keine genaue Abgrenzung möglich, denn die Wohnumwelt des Stadtbewohners ist stets Teil des Stadtraums. Eine konzeptionelle Abgrenzung ist möglich, wenn man das Territorialitätskonzept heranzieht, das zwischen primären, sekundären und tertiären (öffentlichen) Territorien unterscheidet (Brown 1987). Ein primäres Territorium kann der Mensch selbstbestimmt gestalten und nutzen, er kann es in Gebrauch nehmen und verändern. Meistens besteht eine enge emotionale Bindung daran, und es wird darin vergleichsweise viel Zeit und finanziell investiert (Evans et al. 2003). Sekundäre Territorien sind Bereiche, zu denen nur bestimmte Personen und Gruppen Zugang haben, z. B. nur diejenigen, die einen Bibliotheksausweis besitzen, oder diejenigen, die einen Schlüssel für ein Gebäude haben. Öffentliche Plätze, Stadtparks, Haltestellen sowie Geh- und

© Springer Fachmedien Wiesbaden GmbH, ein Teil von Springer Nature 2018   97
A. Flade, *Zurück zur Natur?*,
https://doi.org/10.1007/978-3-658-21122-6_3

Radwege sind Beispiele für öffentliche Territorien, in denen man sich nur zeit-weilig aufhält oder die man lediglich durchquert.

Wohnungen sind persönlich höchst bedeutsame primäre Territorien, während die Wohnumgebung je nach Art der Bebauung primäres, sekundäres oder öffent-liches Territorium ist. So ist der eigene Garten hinter den Haus ein primäres Ter-ritorium, das nach eigenem Gutdünken gestaltet und genutzt werden kann und einem lieb und wert ist; der von mehreren Wohngebäuden umgebene Hof ist ein sekundäres Territorium, das für die dort Wohnenden und deren Bekannte, aber nicht für jedermann zugänglich ist. Der öffentliche Raum kennt keine solchen Zugangsbeschränkungen.

Mit „nearby nature" werden unaufwendig erreichbare green spaces in der Wohnumgebung bezeichnet (Kaplan 1992; Wells und Evans 2003). Ein „Zurück zur Natur" lässt sich als Vermehrung der nearby nature interpretieren und zwar vor allem dort, wo grüne Natur nur spärlich vorhanden ist. Nicht gemeint ist, die Errungenschaften der technischen Kultur, in der wir leben, aufzugeben und den Komfort, den gebaute Umwelten bieten, zu verschmähen. Gemeint ist kein Aufruf, in schlichte Hütten aus Holz und Weidengeflecht zurückzukehren oder in Yurten aus Tierfellen zu wohnen. Es geht vielmehr um die Schaffung von Wohn-umwelten, die nicht nur aus Gebautem bestehen, in denen es grüne Natur gibt und in denen Bäume nicht aus Gründen einer angestrebten baulichen Verdichtung weichen müssen (Abb. 3.1).

Es gibt vielerlei Arten der Begrünung von Wohnumgebungen. Klassische For-men sind „ground level" Maßnahmen wie das Anpflanzen von Bäumen, Sträu-chern und Hecken und Gras. Neueren Datums sind Fassadenbegrünungen und Dachgärten, die keine freien ground level Flächen benötigen. Es werden damit mehrere Ziele verfolgt: die Schaffung günstigerer klimatischer Bedingungen, ein schöneres Erscheinungsbild, mehr Gelegenheiten, sich in Wohnnähe zu erholen, anregende Spielbedingungen für Kinder, die Förderung des Soziallebens und nachbarlicher Beziehungen sowie eine vermehrte Wohnzufriedenheit, die zum Bleiben motiviert.

Im Kapitel „Wohnumwelten" werden die Benefits grüner Natur in Wohnum-gebungen und sodann unterschiedliche Arten von Gärten aus psychologischer Perspektive betrachtet. Im dritten Abschnitt stellt Gunter Mann professionell gestaltete Dachgärten vor. Im vierten Abschnitt wird die Wirkung von Tieren als Hausgenossen des Menschen ins Blickfeld gerückt.

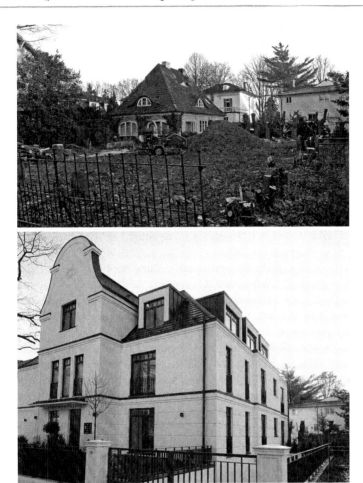

Abb. 3.1 Gefährdeter Baumbestand durch Verdichtung

3.1 Benefits grüner Natur in Wohnumgebungen

3.1.1 Ästhetischer Gewinn

Dass grüne Natur das Erscheinungsbild von Wohnumgebungen verbessern kann, hat bereits Smardon (1988) festgestellt, der daraufhin die Anpflanzung von Bäumen empfohlen hat, wo sie fehlen. Vor allem in baumarmen Siedlungen des öffentlich geförderten Wohnungsbaus sollte das geschehen. Smardon hielt diese Strategie für den effektivsten und schnellsten Weg, um die Qualität von Wohngebieten zu verbessern. Bildliche Vergleiche von Settings, die sich nur dadurch unterscheiden, dass in dem einen Bäume sind und in dem anderen nicht, lassen die Bedeutung von Bäumen für das Erscheinungsbild geradezu ins Auge springen (Abb. 3.2).

Grüne Natur hat jedoch nicht immer die gewünschte ästhetische Wirkung. Verwahrloste Grünflächen in Wohngebieten werden kaum als schön, sondern eher als hässlich wahrgenommen. Sie verringern die Wohnqualität statt sie zu erhöhen, wie Herzog und Gale (1996) experimentell nachgewiesen haben, indem sie Versuchspersonen Bilder von Häusern mit gepflegtem und verwahrlostem Grün beurteilen ließen. Gepflegte grüne Natur im Kontext von Gebäuden wurde durchgehend positiver bewertet als ungepflegte. Eine Wechselwirkung ergab sich in der Weise, dass gepflegtes Grün bei älteren Häusern die Präferenz für diesen Haustyp zusätzlich erhöht, was bei Neubauten nicht zutraf. Als Favorit erwies sich der Altbau mit gepflegter Natur davor.

Bewertet wird stets der Gesamteindruck. Dazu passt der Begriff „building-integrated vegetation" (White und Gatersleben 2011): Gebaute und natürliche Umwelt fügen sich zu einem kohärenten Gesamtbild zusammen. Nach dem Ergebnis von Herzog und Gale kommt ein solches kohärentes Gesamtbild eher bei älteren Häusern als bei Neubauten zustande.

„Living walls", die Bezeichnung für begrünte Fassaden, weckt mit dem Adjektiv „living" ebenfalls positive Assoziationen. Das bestätigte ein Experiment von White und Gatersleben (2011), in dem den Versuchspersonen Fotos von unterschiedlichen Wohnhäusern vorgelegt wurden, die sich hinsichtlich ihrer Fassaden- und Dachbegrünung unterschieden. Die Beurteilung erfolgte auf Skalen von 1 (dislike it a lot; strongly disagree) bis 7 (like it a lot; strongly agree). Einzustufen waren die Präferenz, die wahrgenommene Schönheit, die affektive Qualität und das wahrgenommene Erholungspotenzial der Gebäude. Fragen waren zum Beispiel:

Präferenz

• Wie sehr mögen Sie dieses Haus?
• Wie weit stimmen Sie mit der Aussage überein: Ich würde gern hier wohnen?

Schönheit

• Inwieweit stimmen Sie zu, dass dieses Haus schön und ansprechend aussieht?

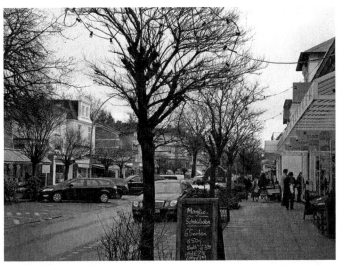

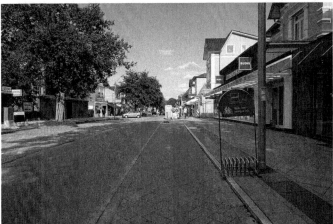

Abb. 3.2 Straße vorher (mit Bäumen) und nachher

Affektive Qualität

- Wie bewerten Sie das Haus im Hinblick auf die Merkmale angenehm, friedvoll, langweilig, unangenehm, geschäftig, interessant?

Erholung

• Dies ist ein geeigneter Ort, um Abstand von allem zu bekommen.

Häuser mit grünen Fassaden und grünen Dächern werden bevorzugt, sie werden als schöner empfunden, sie werden gefühlsmäßig positiver erlebt und man findet ihren Anblick erholsamer als den Anblick von Häusern mit „nackten" Wänden. Dass es allerdings auch auf die Art der Begrünung und den Erhaltungszustand ankommt und es auch andere Ansichten gibt, zeigten einige negative Bewertungen. Diese wenigen negativen Einschätzungen zum Wiesendach und zur Efeufassade beziehen sich auf ein verwildertes unordentliches Grün. Eine „building-integrated vegetation" sollte also keinem Wildwuchs ähneln. Eine ablehnende Haltung gegenüber dem einfachen Grasdach drückt sich darin aus, dass es als langweilig und wenig natürlich beurteilt wird (Tab. 3.1). Die Ansichten zur Begrünung von Wohngebäuden sind somit individuell unterschiedlich, die positiven Bewertungen überwiegen jedoch.

Die mehrheitlich positiven Bewertungen sprechen für grüne Dächer und Fassaden. Eine Hauswand wird dadurch „aufgelockert", auch wenn es noch eine junge Pflanze ist, die gerade erst zu ranken beginnt (Abb. 3.3).

Bäume vor Hochhäusern und massigen Gebäuden können den Eindruck von Monumentalität und Massigkeit reduzieren. Sie sind – wahrnehmungspsychologisch formuliert – Figuren, die das Wahrnehmungsfeld strukturieren und dieses filigraner und weniger wuchtig erscheinen lassen. In diesem Sinne sind auch Bäume vor Hauswänden Figuren. Stamps (2000) hat mit schematisierten Reizmustern bestätigt, dass Häuser weniger massig erscheinen, wenn man Bäume davor setzt. Neben anderen strukturierenden Elementen wie Fenstern und vertikalen

Tab. 3.1 Positive und negative Äußerungen zur Begrünung von Wohnhäusern. (Nach White und Gatesleben 2011, S. 95)

Vegetationstyp	Positiv	Negativ/neutral Bewertungen
Grasdach	Leuchtend, sehr grün, kontrastiert mit den Farben des Hauses, ordentlich	Langweilig, wenig natürlich
Wiesendach	Blumig, farbenfroh, natürlich kreativ, gibt dem Haus einen ländlichen Anstrich	Unordentlich, verwildert, verunkrautet
Efeu-Fassade	Macht das Haus ehrwürdiger, prächtiger, attraktiver	Muss zurück geschnitten werden
Keine Vegetation		Konventionell, traditionell, langweilig, kahl

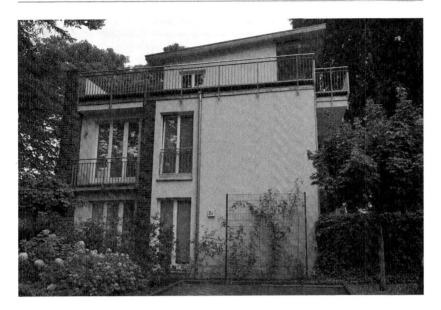

Abb. 3.3 Berankte Hauswand

Untergliederungen sind Bäume ein wirkungsvolles Mittel, um das Gebaute weniger dominant erscheinen zu lassen (Abb. 3.4).

Bäume können reizarme Fassaden und Außenräume anregender machen, indem sie deren geringe Komplexität erhöhen. Auch die Wirkung von Ranggewächsen auf Fassaden lässt sich so erklären: als Herstellung einer strukturierenden Figur-Grund Beziehung dort, wo es zuvor keine Figur sondern nur Grund gegeben hat.

3.1.2 Stärkung der Erholfunktion des Wohnens

Der Zusammenhang zwischen körperlicher Bewegung und Gesundheit wurde in vielen Forschungsprojekten und Untersuchungen bestätigt. In den Niederlanden haben de Vries et al. (2003) sowie Maas et al. (2006) den Zusammenhang zwischen grüner Natur in Wohnnähe und der Gesundheit der Bewohner untersucht. Erfasst wurde dabei die selbst eingeschätzte Gesundheit: „In general, would you say, that your health is very good/good/neither good nor poor/poor/very poor?" (Maas et al. 2006, S. 589).

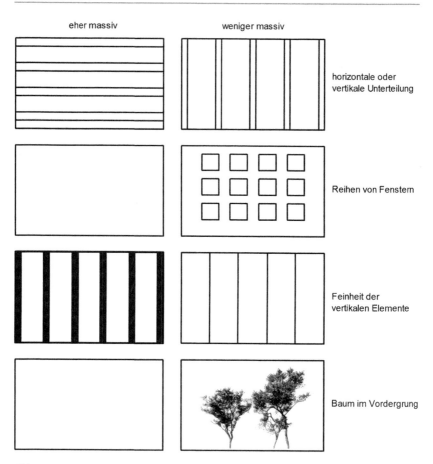

Abb. 3.4 Reduzierung des Eindrucks von Massigkeit gebauter Umwelt. (In Anlehnung an Stamps 2000, S. 54)

Das Ergebnis entsprach der Erwartung: Diejenigen, die in grünen Wohnumgebungen leben, fühlen sich gesünder. In Dänemark haben Toftager et al. (2011) die Daten einer umfangreichen repräsentativen Umfrage verwendet, um Zusammenhänge zwischen körperlichen Aktivitäten wie Gehen, Laufen, Radfahren und sportlichen Aktivitäten und einer nearby nature zu ermitteln. Das klare Ergebnis war: Günstig für eine vermehrte körperliche Betätigung sind green spaces im Umkreis bis zu 300 m von der Wohnung. Wer weiter als einen Kilometer von einem green space entfernt wohnt, ist weniger körperlich aktiv und öfter übergewichtig.

Nach dem statistischen Ausschluss möglicher Selektionseffekte, dass nämlich die Reicheren in attraktiveren grünen, weniger dicht besiedelten, lärmbelasteten und Stress verursachenden Gegenden wohnen und sich deshalb fitter und gesünder fühlen, bleibt die Frage, wie die positiven Effekte grüner Wohnumgebungen zustande kommen. Es sind verschiedene Wirkungen (de Vries et al. 2003):

- Die Luftqualität ist besser.
- Die Bewohner halten sich dort häufiger und länger auf.
- Die Bewohner werden zu vermehrten körperlichen Aktivitäten wie Gehen, Radfahren und sportlichen Betätigungen angeregt.

Es sind somit sowohl direkte als auch indirekte Effekte. Eine bessere Luftqualität ist ein direkter gesundheitsfördernder Effekt. Ein längerer Aufenthalt im grünen Hof bedeutet vermehrte Gelegenheiten für nachbarliche Kontakte, die das soziale Wohlbefinden steigern. Zehn Jahre später haben de Vries et al. (2013) die positive Wirkung grüner Natur in der Wohnumgebung erneut demonstriert. Ausgewählt wurden vier Städte in den Niederlanden, in denen 80 Wohngebiete und in diesen bestimmte Straßenabschnitte als Untersuchungsgebiete bestimmt wurden. Die Bewohner wurden per Mail befragt. Es sollte herausgefunden werden, inwieweit die Menge und Qualität der Begrünung in den Straßenabschnitten mit dem wahrgenommenen allgemeinen Gesundheitszustand, den Aussagen über akute Beschwerden und der psychischen Gesundheit korreliert. Als „streetscape greenery" wurden alle Arten sichtbarer Vegetation wie Blumenkästen, begrünte Hausfassaden und der Blick auf Bäume und Grünflächen bezeichnet. Die Quantität an Grün wurde von Beobachtern auf einer Skala von 1 = „the street does not make a very green impression" bis 5 = „the street makes a very green impression" bewertet. Die Qualität der Begrünung wurde ebenfalls mit 5-stufige Skalen erfasst. Bewertet wurden die Vielfalt, Gepflegtheit, Gestaltung, das Freisein von Müll und der Gesamteindruck.

Insgesamt 1641 der angeschriebenen 8000 Bewohner beantworteten per Mail Fragen über erlebten Stress und die soziale Eingebundenheit sowie den wahrgenommenen allgemeinen Gesundheitszustand, akute Beschwerden und die psychische Verfassung. Festgestellt wurden Zusammenhänge zwischen diesen Gesundheitsindikatoren und der Quantität und Qualität der streetscape greenery, wobei sich die Qualität als der wesentlichere Einflussfaktor erwies. Die Frage, ob es nicht vor allem ein ästhetischer Effekt ist, der sich nicht allein auf die Begrünung, sondern das gesamte Erscheinungsbild, also auch auf dessen nicht grüne Teile, bezieht, beantworteten die Forscher dahin gehend, dass grüne Natur im Außenraum zur Ästhetik des gesamten Außenraums beiträgt. „This attractiveness may, by way of residential satisfaction, affect wellbeing and (mental) health ... Nevertheless, greenery might do 'nothing else' than make the neighbourhood more attractive ...Even for stress reduction it may be the attractiveness of the environment that is important, and not its greenness per se" (S. 32). Es ist das schöne Aussehen der Wohnumwelt, das sich positiv auf das Wohlbefinden der Bewohner auswirkt.

Vor allem Kinder profitieren von einer nearby nature, denn für sie ist die Wohnumgebung noch viel mehr „die große Welt" als in späteren Lebensjahren. Dementsprechend ausgeprägt sind die Wirkungen, die Wells und Evans (2003) in mehreren amerikanischen Kleinstädten festgestellt haben. Mit speziellen Fragebögen und Tests erfassten sie das Ausmaß an Stress erzeugenden Vorkommnissen im Leben dort lebender Kinder, ihre psychische Gesundheit und emotionale Stabilität. Es zeigten sich deutliche Zusammenhänge. Wenn es in der Umgebung Bäume, Sträucher und Grünflächen gibt, sind die Kinder emotional stabiler und stressresistenter und selbstbewusster. Grüne Natur in der Alltagsumwelt hat somit eine Pufferwirkung, der Kinder auf zweierlei Weise vor Stress schützt: weil sie emotional stabiler sind, rufen Belastungen weniger Stress hervor; erlebter Stress kann leichter bewältigt werden.

Auch für die nicht mehr erwerbstätigen älteren Menschen ist die Beschaffenheit der Wohnumwelt, die für sie zu einem zunehmend wichtigeren Aufenthaltsort wird, entscheidend für ihr Wohlbefinden. Eine *nearby* nature ist für sie, weil sie insgesamt weniger mobil und oftmals allein auf sich gestellt sind, noch wichtiger als für jüngere Mobile, die weniger auf ein „nearby" angewiesen sind. In der am Pazifik gelegenen Region Vancouver in Kanada führten Finlay et al. (2015) mit 65-bis 86-Jährigen ausführliche Interviews durch, an die sich ein kurzer Rundgang anschloss. Aus den Befragungen ging hervor, dass green und blue spaces in der Wohnumgebung vielerlei positive Effekte haben und zwar für das physische, das psychische und das soziale Wohlbefinden (Tab. 3.2). Von einigen Befragten wurden speziell die Benefits von blue spaces hervor gehoben: „Blue spaces

Tab. 3.2 Benefits von green und blue spaces für ältere Menschen. (Finlay et al. 2015, S. 99, Ausschnitt)

Körperliches Wohlbefinden	Motiviert, sich körperlich zu bewegen
	Eindruck, körperlich in besserer Verfassung zu sein
Psychisches Wohlbefinden	Eindruck, psychisch gesund zu sein
	Gefühl, erholt und wieder jung zu sein
Soziales Wohlbefinden	Gemeinsame angenehme Erfahrungen in der Natur
	Soziale Interaktionen mit der Familie, mit Bekannten und Nachbarn

in particular are relaxing and stress reducing places to escape the strains of later life" (S. 99).

Finlay et al. haben eine gesundheitsorientierte Stadtplanung vorgeschlagen, deren wesentliche Kriterien die Erreichbarkeit und freie Verfügbarkeit von green und blue spaces in Wohngebieten sind: „Urban planning with a health focus might explicitly address availability of and access to green and blue spaces in residential living environments" (S. 105).

3.1.3 Bessere Spielbedingungen für Kinder

Entwicklungspsychologen haben seit langem und immer wieder aufs Neue auf die Bedeutung des Spielens, der Haupttätigkeit im Kindesalter, für die Entwicklung hingewiesen. Heckhausen (1964) führte als charakteristische Merkmale des Kinderspiels dessen Zweckfreiheit (gespielt wird um des Spielens willen), den Aktivierungszirkel (ein rascher wiederholter Wechsel zwischen Spannung und Entspannung), die handelnde Auseinandersetzung mit der Umwelt, die undifferenzierte Zielstruktur, die kurze Zeitperspektive und die Quasi-Realität des Spiels an. Im Aktivierungszirkel sah Heckhausen das zentrale Motiv des Kinderspiels. Es ist ein Wechsel zwischen Spannung und Entspannung, der – wie ein Motor – das Spiel in Gang hält. Spannung entsteht bei der Einschätzung, dass das eigene Handeln nicht ohne Risiken ist, was mehr oder weniger Angst auslöst. Die Überwindung dieser Angst wird als lustvoll erlebt. Die Angst darf jedoch nicht bis zum nicht mehr zu bewältigenden Affekt reichen. Die psychische Spannung wird durch das Wissen erträglich, dass unmittelbar darauf ein Spannungsabfall erfolgen wird. Es geht dann im Wechsel von Anstieg und Abfall eine Weile so weiter, z. B. klettern Kinder immer wieder auf die hohe Rutsche, um sogleich wieder mit hoher Geschwindigkeit runter zu rutschen. Es ist ein Beispiel, wie nach dem Spannungsabfall nach einem „Noch mal" verlangt wird. Anregende Umwelten setzen diesen Aktivierungszirkel in Gang. Das Kind „begreift" seine Umwelt und die darin enthaltenen Dinge, indem es sich aktiv handelnd damit auseinander setzt. Es blickt dabei nicht in die ferne Zukunft; die Zeitperspektive, über die sich das Spiel erstreckt, ist meistens kurz. Die „Quasi-Realität", ein weiteres Merkmals des Kinderspiels, ist eine Nachbildung der Realität. Man kann etwas ausprobieren oder machen, ohne negative Konsequenzen befürchten zu müssen. Dies zeigt sich deutlich beim Rollenspiel. Günstige Spielumwelten sind demnach solche, die den Aktivierungszirkel in Gang setzen, die eine aktive Auseinandersetzung mit der Umwelt ermöglichen und Kinder zu Fantasie- und Rollenspielen anregen. Hier tritt die Natur auf den Plan.

Dass green spaces kreatives Spielen fördern, haben Faber Taylor et al. (1998) in einer Untersuchung in einer Siedlung des öffentlich geförderten Wohnungs- baus beobachtet. Die Siedlung Ida B. Wells in Chicago besteht aus 124 zwei- bis vierstöckigen Wohnblocks. Im Außenraum befinden sich grünarme und grünrei- che Höfe. Für die Untersuchung ausgewählt wurden 27 Höfe mit wenig oder kei- nen und 37 Höfe mit viel Bäumen. Jeder Hof wurde von Beobachtern – für diese Aufgabe geschulte Bewohner, die den Anwesenden nicht als Fremde erschienen – viermal besucht. Sie registrierten und ordneten die beobachteten Aktivitäten der Kinder vorgegebenen Kategorien zu. Fantasie- und Rollenspiele wurden z. B. als kreative Spielformen eingestuft. Es stellte sich heraus, dass sich in den Höfen mit Bäumen etwa doppelt so viele Kinder kreativ betätigten wie in den grünarmen Höfen. Insbesondere Bäume setzen den Aktivierungszirkel in Gang und regen zu Einfällen an. Man kann sich z. B. dahinter verstecken, darauf balancieren oder klettern.

In Höfen, die aus Asphaltflächen bestehen, in denen es keine Bäume, keine Sträucher und Grasflächen gibt, kommen Aktivierungszirkel nur schwer in Gang – es fehlen Anreize und Affordanzen.

3.1.4   Mehr Gemeinschaftlichkeit, mehr Wohnqualität

Green spaces fördern die soziale Kohäsion, wie de Vries et al. (2013) festgestellt haben, die soziale Kohäsion als „a sense of community, with a focus on trust, sha- red norms and values, positive and friendly relationships, and feelings of being accepted and belonging" (S. 27) definiert haben. Dass grüne Natur das Sozialleben fördern kann, belegen etliche empirische Untersuchungen. Da es zweifellos aber auch Nachbarschaftskonflikte gibt, sollen die positiv konnotierten Konzepte „sozi- ale Kohäsion" und „Nachbarschaft" noch etwas genauer betrachtet werden. Skjae- veland et al. (1996) und Skjaeveland und Gärling (1997) haben das gemacht und dabei vier Nachbarschaftsdimensionen ermittelt. Danach beinhaltet Nachbarschaft

- Unterstützung und gegenseitige Hilfe (supportive acts of neighboring),
- emotionale Bindungen an die Wohnumgebung und die Mitbewohner (neigh- borhood attachment),
- flüchtige und oberflächliche soziale Kontakte (weak social ties),
- Kontroversen und Ärger mit den Nachbarn (neighbor annoyance).

Unterstützung und gegenseitiges Helfen ist sichtbares nachbarliches Verhalten, das einem beim Thema Nachbarschaft als erstes in den Sinn kommt. Emotionale

Verbundenheit mit der Wohnumwelt ist innerpsychisches Erleben. Weak social ties haben eine wichtige Funktion insbesondere in sozial heterogenen Nachbarschaften in großen Wohnsiedlungen, denn hier sind sie ein unverzichtbares Bindeglied: Man kennt die anderen Bewohner vom Sehen, man grüßt sie vielleicht und weiß, dass es Mitbewohner und keine Fremden sind. Anonymität und Fremdheit sowie Unsicherheitsgefühle werden dadurch verringert. Mit der Dimension „Ärger mit den Nachbarn" treten die problematischen Seiten von Nachbarschaft zutage. So können z. B. die Ansichten, ob an der Grundstücksgrenze ein Baum stehen bleiben oder gefällt werden soll, weit auseinander gehen. Zur „neighbor annoyance" gibt es zahlreiche Beispiele. Zur Veranschaulichung diene die folgende Schilderung:

> Einen vier Jahre währenden Nachbarstreit hat das Landgericht Hanau letztinstanzlich entschieden. Ein dem Naturschutzgedanken verbundener Grundstückseigentümer hatte in seinem Garten am Ortsrand einer kleineren Gemeinde einen Teich angelegt. Aus in der Nähe gelegenen Feuchtgebieten wanderten Wasserfrösche zu, die in dem künstlichen Tümpel ideale Lebensbedingungen vorfanden. Einige Jahre später wurde auf dem angrenzenden Grundstück ein Wohngebäude errichtet. Die Nachbarn beschwerten sich nach Einzug über das Quaken der Frösche. Sie machten geltend, der Lärm sei gesundheitsgefährdend. Tatsächlich wurde vom Gutachter eine erhebliche Lautstärke festgestellt. Gleichwohl wurde die Klage der Nachbarn in beiden Instanzen abgewiesen. Neben dem Hinweis auf das gesetzliche Verbot, Frösche aus ihrem Lebensraum zu entfernen, war entscheidend, dass das „Froschkonzert" die Nachbarn zwar wesentlich beeinträchtigt, aber in ländlich geprägten kleineren Gemeinden mit Feuchtgebieten durchaus ortsüblich ist. Nutzt ein Eigentümer sein Grundstück in ortsüblicher Art, sind seine Nachbarn verpflichtet, auch dadurch entstehende Beeinträchtigungen zu dulden. Ähnliche Entscheidungen sind zu Belästigungen durch das Krähen von Hähnen und das „Muhen" von Kühen ergangen (Roth 2006, S. 229).

Auch die vor der Haustür gelegenen „Straßenparks" (street parks) stoßen nicht bei allen Bewohnern auf Gegenliebe. Bei den street parks handelt es sich um autofreie Straßen in Wohngebieten mit parkähnlichen Einrichtungen. Die Areale sind bepflanzt, es gibt dort Bänke und Spielgeräte. Skjaeveland und Gärling (2002) haben untersucht, wie sich solche street parks auf die nachbarlichen Beziehungen auswirken. Die gegenseitigen Unterstützungsleistungen nahmen zu, zugleich nahm aber auch der Ärger über laute Nachbarn zu.

Solche Ambivalenzen und individuell unterschiedliche Vorstellungen können zwar die nachbarlichen Beziehungen belasten. Insgesamt sprechen jedoch die empirischen Befunde dafür, dass grüne Natur in Wohnumgebungen weniger ein Konfliktstoff als vielmehr ein Förderer positiver sozialer Beziehungen ist. Grüne Außenräume sind ästhetisch reizvoller als Bereiche ohne Grün. In attraktiven

Außenräumen sind die Chancen größer, dass sich ein reges soziales Leben entfaltet (Coley et al. 1997; Kuo et al. 1998). Dies belegt die Untersuchung von Sullivan et al. (2004) in der Siedlung Ida B. Wells in Chicago. Einbezogen wurden 32 Höfe mit Bäumen und 27 Höfe ohne Bäume. In den Monaten September und Oktober wurden in den Höfen systematische Verhaltensbeobachtungen durchgeführt. Registriert wurde die Zahl der anwesenden Personen pro Beobachtungsepisode, deren Geschlecht und geschätztes Alter und deren Aktivitäten. Das Ergebnis war, dass in den grünen Höfen mehr Personen und zwar sowohl Frauen als auch Männer angetroffen wurden, dass die Erwachsenen dort kommunikationsfreudiger sind und dass sich die Kinder dort länger aufhalten als in den grünfreien Höfen (Abb. 3.5).

Das galt für alle Altersgruppen mit Ausnahme der Jugendlichen. Ihnen ist die Frage der Begrünung der Höfe weniger wichtig. In erster Linie liegt ihnen daran, unter Gleichaltrigen und Gleichgesinnten und außerhalb des von Erwachsenen kontrollierten Bereichs zu sein. Weniger die physische als vielmehr die soziale Umwelt in Gestalt der peergroup ist in dieser Lebensphase vorrangig.

Diese Ausnahme führt vor Augen, dass die Interessen und Bedürfnisse der Bewohner und ihre Vorstellungen, was die passende Wohnumgebung ist und wie grün sie sein sollte, nicht übereinstimmen müssen. Ein Beispiel für eine Freiraumplanung, die sowohl die Interessen der Jüngeren als auch der Älteren berücksichtigt, hat Wilhelm (2003) geliefert. Bei der Neugestaltung der Außenanlagen eines aus zwei Häusern bestehenden Wohnheims – das eine für Studierende, das andere für ältere Menschen – wurde ein Außenraum geschaffen, der

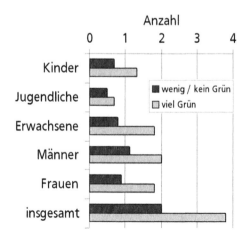

Abb. 3.5 Mittlere Anzahl beobachteter Personen pro Beobachtungsepisode in grünen und nicht grünen Höfen. (Sullivan et al. 2004, S. 689, eigene Grafik)

für beide Gruppen kompatibel ist, indem er verschiedene Nutzungen ermöglicht: Er bietet Naturerleben, Ruhe und Begegnungen und zugleich Gelegenheiten für körperliche Aktivitäten und sportliche Betätigungen. Das Fazit ist: Um Konflikten vorzubeugen, sollte die Gestaltung des Außenraums mitsamt dessen Begrünung als einem sekundären Territorium für alle zugangsberechtigten Bewohner kompatibel sein.

Von einer Verbesserung der Wohnqualität profitieren diejenigen am meisten, die sich dort häufig und lange aufhalten. Es sind die weniger mobilen Bewohner, neben den Kindern vor allem die alleinstehenden Älteren. Kweon et al. (1998) fragten sich, wie ältere Bewohner das Wohnen in einer Großsiedlung beurteilen und welche Rolle dabei green spaces spielen. Auch hier diente die Siedlung Robert Taylor Homes als Untersuchungsfeld. Fünf Hochhäuser mit Bäumen und Grünflächen im Außenraum und sechs Häuser ohne Grün ringsherum wurden ausgewählt. In jedem dieser Häuser wurden rund 100 Bewohner interviewt. Das Ergebnis entsprach den Erwartungen: Grüne Außenräume fördern die nachbarlichen Aktivitäten und das Gemeinschaftsgefühl. Die Ergebnisse im Einzelnen waren:

- Die Außenbereiche mit Grünflächen und Bäumen werden von den älteren Bewohnern positiver bewertet und häufiger aufgesucht.
- Die Bewohner verbringen mehr Zeit in den Höfen, in denen es Bäume gibt.
- In den Höfen mit Bäumen und grünen Freiflächen finden mehr soziale Interaktionen und Aktivitäten statt.
- Die sozialen Beziehungen werden gefestigt, wenn sich die Bewohner einbringen und aktiv betätigen können, um das Grün in ihrer Wohnsiedlung zu hegen und zu erhalten.

In den grünen Höfen ist man offener für Kontakte und eher bereit, Nachbarn mit anderen Lebensstilen zu akzeptieren, was zu weniger Ärger und Auseinandersetzungen führt. Die Mitwirkung der Bewohner beim Anpflanzen von Bäumen und dem Anlegen von Grünflächen wäre nach Ansicht von Kweon et al. relativ leicht zu bewerkstelligen, außerdem wäre es kostensparend. Die nicht seltene soziale Isolation der älteren Menschen insbesondere in anonymen Großwohnsiedlungen ließe sich auf diese Weise verringern.

Doch auch in den retirement communities, ein vor allem in den USA verbreiteter Siedlungstyp, in dem ausschließlich ältere Menschen leben, die weniger unter sozialer Isolation leiden, wird durch grüne Natur die Lebensqualität spürbar erhöht, wie Browne (1992) in einer Untersuchung in vier retirement communities festgestellt hat. Ergebnisse waren:

- Das durch grüne Natur geschaffene schönere Erscheinungsbild trägt zum Wohlbefinden und zur Zufriedenheit der Bewohner bei.
- Das Anregungspotenzial der Wohnumwelt wird durch green spaces erhöht.
- Die Bewohner sind häufiger und länger draußen und reden mehr miteinander, wenn es dort green spaces gibt.
- Sie bewegen sich mehr, denn im Grünen ist man gern unterwegs.
- Die Bewohner nutzen ausgiebig die kleinen Gärten, die ihnen die Gelegenheit bieten, sich aktiv zu betätigen.

Bonaiuto et al. (1999) haben einen Fragebogen konzipiert, den „Perceived Residential Environmental Quality Questonare", um die Wirkungszusammenhänge zwischen der subjektiven Wohnqualität und objektiven Wohnumgebungsmerkmalen zu erhellen. Für ihre Untersuchung wählten sie mehrere Wohngebiete in Rom aus, in denen sie die bauliche Gestaltung, Einrichtungen in Wohnnähe, die nachbarlichen Beziehungen, die Lärmbelastung und Luftqualität, die Instandhaltung und Gepflegtheit der Gebäude und Außenräume und das Vorhandenensein von Grünflächen erfassten und die Bewohner die Wohnqualität bewerten ließen. Der umfangreiche Fragebogen besteht aus einer Reihe von Aussagen zu verschiedenen Merkmalskomplexen. Einer davon ist die grüne Natur im Wohngebiet. Mit dieser LACKGREE[1] genannten Skala lässt sich ermitteln, wie Bewohner ihr Wohngebiet als green space beurteilen. Zu den vorgegebenen Aussagen sollen sie angeben, wie zutreffend diese für sie sind. Die Aussagen lauten:

- Es sollte mehr Grünflächen in meiner Wohnumgebung geben.
- Um einen Park zu erreichen, sind von meiner Wohnung aus weite Wege erforderlich.
- Weil hier alles voll gebaut wurde, gibt es kaum mehr Grünflächen.
- Es gibt in meiner Wohnumgebung grüne Freiräume zum Spazieren gehen und zur Erholung.
- Es gibt hier in der Umgebung Gartenanlagen und Parks, in denen man sich treffen kann.
- Es gibt in meiner Wohnumgebung nur wenige Bäume.

---

[1]LACK steht für Mangel, GREE für Grün.

- Es gibt hier zwar Natur und Grün, doch diese Bereiche sind nicht öffentlich zugänglich.
- Die Grünanlagen in meiner Wohnumgebung sind unattraktiv, ungepflegt und verwahrlost.
- Die Grünanlagen in meiner Wohnumgebung sind in einem guten Zustand.
- Wirklich gebrauchsfähig sind nur die privaten Gärten, weil die öffentlichen Grünanlagen kaum nutzbar sind.
- Die Bebauung in meiner Wohnumgebung schreitet voran, sodass die restlichen Grünflächen bald verschwunden sein werden.

Das Ergebnis der Befragung war, dass ein Mangel an ansprechendem Grün die subjektive Wohnqualität genauso beeinträchtigt wie Lärm, ein hässliches Aussehen der Häuser und fehlende oder unerfreuliche nachbarliche Beziehungen. Grüne Natur erhöht die wahrgenommene Wohnqualität, was in der Zustimmung zu folgenden Aussagen zum Ausdruck kam:

- Die grünen Außenräume sehen schöner aus.
- Mit einer schönen Wohnumwelt kann man sich eher identifizieren.
- Ansprechende Außenräume können Beengtheit und Engestress in den Wohnungen ausgleichen.
- Man redet mehr mit den Nachbarn, auftauchende Konflikte lassen sich leichter ausräumen.
- Die Spielorte für Kinder sind anregender.
- Es gibt weniger Vandalismus.

Sehen die greenspaces jedoch ungepflegt und verwahrlost aus, ist es mit der positiven Bewertung vorbei. Das ist der Fall, wenn der Aussage: „Die Grünanlagen in meiner Wohnumgebung sind unattraktiv, ungepflegt und verwahrlost", zugestimmt wird bzw. die Aussage: „Die Grünanlagen in meiner Wohnumgebung sind in einem guten Zustand", als nicht zutreffend zurück gewiesen wird. Wie grüne Natur in Wohnumwelten wirkt, hängt folglich davon ab, in welchem Zustand sie sich befindet. Wild wuchernde grüne Natur in Wohngebieten wird als verwahrlost und als nicht passend empfunden.

Großwohnsiedlungen sind „geballte" gebaute Umwelten, sodass sich gerade hier die Frage stellt, inwieweit grüne Natur diese Dominanz des Gebauten verringern könnte. Kuo, Bacaicoa et al. (1998) sind in der Großwohnsiedlung Robert Taylor Homes in Chicago dieser Frage nachgegangen. Von den baumlosen Höfen wurden Fotos gemacht, in die entweder keine, 12 oder 22 Bäume hineinprojiziert wurden. Die befragten Bewohner sollten entscheiden, welche der drei Varianten (keine Bäume, 12 Bäume, 22 Bäume) sie bevorzugen und wie sie die öffentliche Sicherheit in den Höfen mit keinen, 12 oder 22 Bäumen einschätzen. Über 90 % der befragten Bewohner halten es für wichtig oder sehr wichtig, dass ihre Siedlung grüner wird und es dort „natürlicher" aussieht; über 80 % würden es sehr begrüßen, wenn es Bäume in den Höfen gäbe. Das klare Ergebnis war: Je mehr Bäume umso besser. Eine höhere Zahl an Bäumen würde nach Ansicht der Bewohner die öffentliche Sicherheit in der Siedlung nicht beeinträchtigen. Stattdessen würden sie sich viel öfter draußen aufhalten, wenn es dort Bäume gäbe. Sie wären auch bereit, beim Anpflanzen der Bäume mitzumachen. Diese Bereitschaft sollte genutzt werden. Wenn man die Bewohner bei Baumpflanzaktionen einbezieht, würde man damit das Einverständnis (commitment) mit dieser Maßnahme sichern; die Aktion würde auf breite Zustimmung stoßen, denn nach der Dissonanztheorie ist es unwahrscheinlich, dass man etwas ablehnt, wozu man selbst aktiv beigetragen hat (Bierhoff 2002). Kognitive Dissonanz würde entstehen, wenn man Bäume ablehnt, nachdem man freiwillig und aktiv an deren Pflanzung beteiligt hat.

3.1.5 Bessere klimatische Bedingungen

Mit den Beziehungen zwischen dem Menschen als organisch-körperlichem Wesen und der physischen Umwelt befasst sich die Ökologie bzw. Stadtökologie (Weiland 2015). Bei der Untersuchung der Ökosphäre werden Merkmale von Flora, Fauna und ihrer Lebensräume, von Böden- und Wasserhaushalt, von Luft und Klima untersucht. Dabei werden auch die Veränderungen durch die Schaffung gebauter Umwelten, durch Produktionsweisen, durch den Verkehr, durch den Abbau natürlicher Ressourcen sowie allgemein die Veränderungen durch menschliches Tun analysiert. Die physische Umwelt (Boden, Wasser, Luft, Vegetation usw.) wird hier als die durch menschliche Aktivitäten Geschädigte gesehen. Eine andere ökologische Forschungsrichtung geht von Mensch-Umwelt-Interaktionen, d. h. von einem Systemansatz, aus. Hier werden beide Seiten betrachtet, so auch die Beeinträchtigungen des Menschen durch Schadstoffe, Lärmimmissionen sowie die Verknappung von Frei- und Grünflächen (Weiland 2015).

Es besteht kein Zweifel, dass grüne Freiflächen ein wichtiger Faktor bei der Wärmeregulation in gebauten Umwelten sind und dass Grünzonen, Gärten und Parks in der Stadt zur Klimaverbesserung beitragen. Gartenanlagen bringen ländliche Klimaoptima in die Stadt zurück – und zwar „dauerhafter und langfristig wirksamer als Skiurlaub oder Badeflugreise" (Keul 1995, S. 169).

Stadtbewohner verbringen ihre Freizeit öfter im Grünen außerhalb der Stadt, wenn es dort, wo sie leben, an Grün mangelt (Buchecker et al. 2003). Sie würden weniger aus der Stadt heraus ins entfernte Grüne streben, um sich zu erholen, wenn sie green spaces in ihrer Wohnumgebung bzw. in ihrer Stadt vorfinden würden. Auf diese Weise ließe sich der motorisierte Freizeitverkehr spürbar reduzieren.

3.2   Gärten

Nicht die unberührte wilde Natur, sondern der schöne Garten ist das älteste Naturideal, wie der Philosoph Gernot Böhme (1989) gemeint hat. Der Paradiesgarten war ein solcher idealer Ort, er war von unvergleichlicher Schönheit und Harmonie – ein Sehnsuchtsort. Hier erübrigt sich eine Kategorisierung. Die realen, von Menschen geschaffenen Gärten unterscheiden sich dagegen hinsichtlich ihrer Größe, Privatheit, Eigentümerschaft, Lage und ihrem Zweck.

Der Balkon lässt sich als Kleinst-Garten auffassen, es ist privater Bereich, der selbst bestimmt gestaltet und genutzt werden kann. Er bietet den Bewohnern die Möglichkeit, Natur in ihre Wohnumwelt herein zu holen (Abb. 3.6).

Gärten sind meistens in Privatbesitz. Öffentliche Gärten sind allgemein zugänglich, jedoch weniger ausgedehnt als Parks. Ein Beispiel ist der Schau- und Sichtungsgarten Hermannshof in Weinheim an der Bergstraße.

Privater Natur sind die von mehreren Bewohnern organisierten und betriebenen Gemeinschaftsgärten. Damit lässt sich das soziale Wohlbefinden steigern (vgl. Tab. 3.2), denn hier werden nicht nur Ich-, sondern auch soziale Bedürfnisse befriedigt[2].

Der private Garten liegt entweder direkt neben dem Haus oder etwas entfernt davon in einer Gartenanlage. Der Hausgarten ist eine „nearby nature". Das „nahe bei" bedeutet eine unaufwendige Erreichbarkeit und damit auch einen unkomplizierten Wechsel zwischen drinnen und draußen, also ein leicht zu realisierendes being away zwischen durch. Dazu reicht eine kleine Wiese mit einer Birke darauf und ein Liegestuhl (Abb. 3.7).

Darüber hinaus bietet der eigene Garten die Möglichkeit, sich natürliche Umwelt zu eigen zu machen. Wie wichtig dieses Selbermachen ist, geht aus verschiedenen Befragungen von Gartenbesitzern hervor. Die Bereitschaft, sich zum Thema Garten interviewen zu lassen, ist beträchtlich. Man redet offensichtlich gern über seinen Garten und was er einem bedeutet. Bhatti und Church (2004) haben mit 150 Gartenbesitzern ausführliche Interviews durchgeführt. Erholung,

---

[2]Mit Ausstellungen wie „Together! Die neue Architektur der Gemeinschaft" im Vitra Design Museum in Weil am Rhein, zu der auch Gärten gehören, möchte man solche Initiativen fördern.

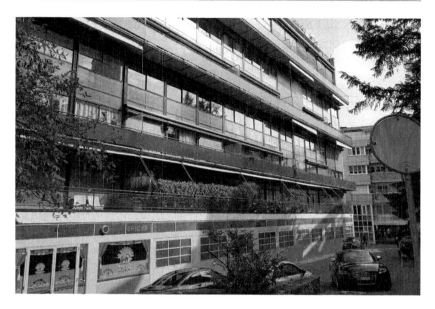

Abb. 3.6 Pflanzen auf dem Balkon

Privatheit, Ausstieg und Aneignung erwiesen sich als wichtigste Motive. Zu einem ähnlichen Ergebnis sind Gross und Lane (2007) gelangt. Auch hier zeigte sich, dass der eigene Garten mehrere Bedürfnisse zugleich zu befriedigen vermag. Drei Funktionen des Gartens zeichneten sich ab:

* Eskapismus/Ausstieg: Der Garten lenkt ab von alltäglichen Ärgernissen und Verdruss, er ermöglicht es, die Wirklichkeit für eine Weile hinter sich zu lassen.
* Identität/Umweltaneignung: Dadurch, dass man ihn selbst gestalten kann, ist der Garten Ausdruck von einem selbst.
* Mensch-Umwelt-Beziehungen: Der Garten ist ein Ort, an dem man mit der Umwelt in eine enge Beziehung tritt.

Der eigene Garten bietet die Gelegenheit, sich ein Stück natürliche Umwelt zu eigen zu machen (Abb. 3.8).

Die Möglichkeit, im Garten angenehme stressfreie Stunden zu verbringen und die Gelegenheit, ihn nach den eigenen Vorstellungen zu gestalten, festigen die emotionale Bindung an den Wohnort. Man findet sich selbst im persönlich gestalteten Garten wieder und ist stolz auf das Geschaffene, was die Ich-Identität

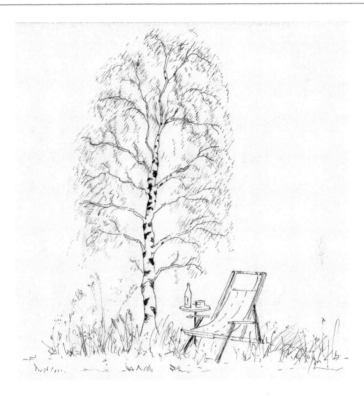

Abb. 3.7 Erholung im Garten. (Illustration juni.studio)

und das Selbstwertgefühl stärkt. Der Garten als „Spiegelbild des eigenen Selbst" unterscheidet sich damit grundlegend von den von Fachleuten geplanten und professionell gestalteten kommunalen Gartenanlagen und Parks, die ästhetischen Genuss und auch ein being away bieten, ohne jedoch an die eigene Identität zu rühren.

Freeman et al. (2012) haben in Dunedin in Neuseeland Gartenbesitzer, die über eine Annonce rekrutiert wurden, zum Thema Garten befragt. Wie wichtig ihnen der eigene Garten ist, zeigte sich daran, dass für alle Befragten der Garten sehr wichtig ist und dass er für viele ausschlaggebend für ihre Wohnortentscheidung gewesen war. Insgesamt 55 Gartenbesitzer wurden einmal im März/April 2009 und ein weiteres Mal Anfang 2010 über ihre Garten-Beziehungen interviewt. Die zweimalige Befragung ergab übereinstimmende Ergebnisse. Im Garten arbeiten und sich erholen waren stets die wichtigsten Aktivitäten im Garten. Weitere Ergebnisse waren:

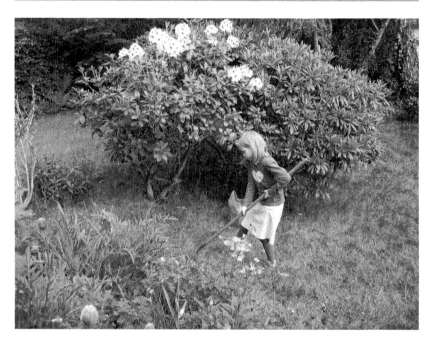

Abb. 3.8 Aneignung natürlicher Umwelt

- Der Garten ist ein Ort der Erholung, er trägt zum Stressabbau bei, indem er being away ermöglicht und Faszination bietet.
- Die emotionalen Bindungen an den eigenen Garten stärken die Ich-Identität („der Garten ist ein Teil von mir selbst").
- Man lernt etwas über die Pflanzenwelt.
- Man trifft sich im Garten und kommuniziert mit Gleichgesinnten.
- Man muss sich um den Garten kümmern, man hat eine Aufgabe.

Zweifelsohne haben Gärten viele Funktionen. Auch die Stärkung der Ich-Identität gehört dazu. Die Aussage „My garden is an expression of me" (Freeman et al. 2012, S. 135) ist ein direkter Hinweis. Sie besagt, dass sich in der Gestaltung des eigenen Gartens die eigene Identität widerspiegelt: „Sage mir, wie dein Garten aussieht, und ich sage dir, wer du bist".

Schlussfolgernd stellen Freemann et al. fest: „Gardens matter, with the most important reasons being for health and well-being (physical and psychological), for

relating to people, neighbours, familiy and friends and for connecting with nature"
(S. 142). Wenn der Garten alle diese Erwartungen erfüllt, ist er zweifellos ein Idealort.
Ein Hauptgrund ist die Erholung und das Wohlbefinden. Der Garten ist ein
restorative environment (Kaplan und Kaplan 1991; Kaplan 1992). Alle vier
Erholfaktoren spielen dabei eine mehr oder weniger große Rolle:

- Man kann sich dort für einige Zeit dem Alltagsstress entziehen.
- Der Garten ist faszinierend.
- Anders als der Innenraum der Wohnung bietet der Garten Weite.
- Kompatibilität besitzt der eigene Garten im hohen Maße, denn, da er selbstbestimmt gestaltet werden kann, passt er auch zu einem.

Zu den faszinierenden Momenten gehört der fortwährende Wandel, der immer wieder Neuheit hervorbringt. Während die Wohnung im Wesentlichen immer gleich aussieht, macht der Garten ohne eigenes Zutun in jeder Jahreszeit einen anderen Eindruck. Grüne und rötlich braune und gelbe Farbtöne wechseln, im Winter ist der Garten, wenn es geschneit hat, sichtbar ein „white space" (vgl. Abb. 2.3).

Kleingartenanlagen werden von Vereinen verwaltet und an Mitglieder verpachtet. In der Nachkriegszeit schuf man sich mit dem Schrebergarten und dem dazu gehörigen Gartenhäuschen eine neue Heimat (Nohl 2003). Es waren in erster Linie „Notgärten", die Lebensmittel lieferten. Solche Gärten hatte es schon einmal im 18. Jahrhundert gegeben, als der Landgraf Karl von Hessen-Kassel Grundstücke an Bedürftige vergab, damit sie sich mithilfe dieser „Armengärten" selbst versorgen konnten. Das sozialintegrative Leitmotiv war „Hilfe zur Selbsthilfe" (Stein 2010). Im Zuge der Industrialisierung und Urbanisierung bekamen Kleingärten eine weitere Funktion: Sie befreiten – wenn auch nur vorübergehend – von den beengten desolaten städtischen Wohnverhältnissen. Der außerhalb der Stadt gelegene Kleingarten bot ein being away (Abb. 3.9).

Die Aneignung eines Schrebergartens geschieht nur ansatzweise. Nohl (2003) ist der Ansicht. dass die vorhandenen Gestaltungsspielräume kaum genutzt werden. Stattdessen herrscht Konformität, zu erkennen daran, dass sich die Gärten samt Gartenhaus ähneln, was nicht nur mit einzuhaltenden Regelungen und Vorschriften zu erklären ist, sondern auch mit dem Bedürfnis nach Zugehörigkeit. Wer Mitglied eines Kleingartenvereins ist, bringt seine Zugehörigkeit zur Gemeinschaft der Kleingartenbesitzer zum Ausdruck, indem er die Erwartungen der anderen erfüllt. Man vermeidet es bewusst, als übermäßig individuell und „exotisch" zu erscheinen.

Doch man möchte sich auch wie all die anderen als kompetenter Garten-Experte darstellen. Um perfekt zu sein, orientiert man sich an Ratgebern, Prospekten und Katalogen. Die Gärten sind bestückt mit Materialien aus den Gartencentern

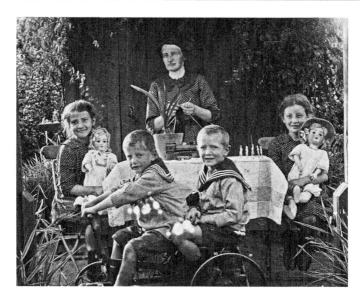

Abb. 3.9 Im Kleingarten. (Eigenes Archiv)

und Baumärkten. Nohl weist darauf hin, dass diese Haltung und der Umgang mit dem Garten durch die Werbung unterstützt wird. So wird z. B. für die Alternative zum Naturrasen geworben. Im Angebot sind Rasenteppiche und künstliche Rasen, die kein Wässern und Mähen erfordern, wobei es keinerlei Dissonanz hervorruft, wenn in der Werbebroschüre ein paar Seiten weiter Rasenmäher angepriesen werden. Arbeit macht der Garten dann nicht mehr. Doch genau diese Gartenarbeit und eine damit verbundene individuelle unverwechselbare Gestaltung bewirkt, dass der Garten ein „expression of me" wird. Nohl stellt fest, dass an die Stelle des Selbermachens das Kaufen getreten ist. Die Gelegenheit, einen Bereich der Umwelt individuell zu gestalten, wird dadurch noch nicht einmal andeutungsweise ausgeschöpft. Vorherrschend ist das soziale Bedürfnis nach Zugehörigkeit und weniger das Ich-Bedürfnis nach Individualität und Selbstbestimmung.

Datschen scheinen auf den ersten Blick den Schrebergärten zu ähneln, doch ihre Geschichte und gesellschaftliche Bedeutung ist eine ganz andere. Die Datschen in Russland sind, wie Rumjanzewa (2009) berichtet hat, stark in der Kultur des Landes verankert. Die russischen Städter, als Datschniki bezeichnet, haben in der Zeit zwischen Mai und September zwei Wohnsitze. Die Datscha ist ein Zweitwohnsitz, zu dem man pendelt. Die Datscha ist eine Lebensweise, die in vielerlei

Hinsicht Freiräume bietet. Sie ist ein Ort ungezwungener Geselligkeit[3]. Man kann ein Holzhäuschen darauf errichten oder ein steinernes Gebäude, man kann Kirschbäume oder Gemüse pflanzen oder einen Teich anlegen. Es gibt keine Bestimmungen und Vorschriften, die eine individuelle Gestaltung behindern würden.

In der ehemaligen DDR trugen das Wohnen in den Plattenbauten ohne Garten, die eingeschränkten Reisemöglichkeiten und der Versorgungsmangel an Obst und Gemüse dazu bei, die Datschas auf dem Land attraktiv zu machen. Anders als in Russland war die DDR-Datscha kein Zweitwohnsitz auf dem Lande, sondern in erster Linie ein Schreber- und Nutzgarten, der Lebensmittel lieferte.

Zum Kleingarten in der Gartenanlage oder der Datscha muss man erst einen Weg zurück legen, er ist deshalb weniger ein Wohn-, sondern vor allem ein Freizeitort.

Gärten können ebenerdig (ground level) oder auf dem Dach angelegt werden. Fassaden, die begrünt werden, lassen sich als vertikale Gärten einordnen. Dachgärten und begrünte Fassaden in nördlicheren Regionen sind aus klimatischen Gründen weniger üppig als die legendären hängenden Gärten der Semiramis (Oberndorfer et al. 2007). Doch auch wenn sie nicht so prächtig sind, sprechen sowohl ökologische auch psychologische Gründe für die Begrünung von Dächern und Fassaden und zwar vor allem dort, wo ein Defizit an grüner Natur in einer ringsum verbauten Umwelt besteht. Bereits ein Blick auf ein grünes Dach kann eine erholende Wirkung haben (Ulrich 1984; Lee et al. 2015). Grüne Fassaden sind auch für Nicht-Bewohner vorteilhaft, die darauf schauen können, wenn sie in der Nähe wohnen, arbeiten oder daran vorüber gehen.

3.3 Dachgärten in Wohnsiedlungen (Gunter Mann)

Grünflächen sind in unseren dicht bebauten (Groß-) Städten rar und die Grundstückspreise haben teilweise unerschwingliche Dimensionen angenommen. Vor allem in Ballungszentren spitzt sich die Lage zu: Lärm, Hitze, Staub, Straßenverkehr und der Anblick grauer Gebäude stellt ein nicht unerhebliches Stresspotenzial dar, dem der Mensch nur zu gerne entfliehen möchte. Ein möglicher Lösungsansatz ist die Nutzung von Gebäudedächern durch Intensivbegrünungen auf Dächern (Dachgärten) und Decken (Tiefgaragenbegrünungen).

---

[3]Rumjanzewa hat die Datscha als ein Stück russischer Geschichte und Kultur beschrieben, was in russischen Filmen und Theaterstücken und in der Literatur zum Ausdruck kommt wie z. B. in der Geschichte „Wir verbrachten den Abend auf der Datscha" von Alexander Puschkin.

Die Tendenz zu nutzbaren Intensivbegrünungen mit Freizeit- und Verkehrsflächen ist spürbar. Auf Kaufhäusern, Geschäften, Einkaufszentren, Hotelanlagen,
Schulen, Kindertagesstätten, Parkhäusern und Wohnanlagen entsteht nicht nur
zusätzlicher „Wohnraum" mit Spiel- und Sportplätzen, Pausen- und Rückzugsräu-
men, sondern generationsübergreifende Begegnungsstätten für junge und ältere
Menschen. Und das Reizvolle für alle Investoren – der Baugrund für diese weiteren
Nutzflächen ist kostenlos. Er wurde ja schon ebenerdig bezahlt und erfährt „oben"
eine „Zweitnutzung". Und die Kosten der beschriebenen intensiven Dachbegrünungen sind bei weitem geringer als die Kosten eines neuen Bauplatzes – man muss
sich nur die Grundstückspreise in größeren Städten vor Augen halten. Ganz davon
zu schweigen, dass vor allem in Ballungszentren freie Bauplätze Mangelware sind.

Die Fachvereinigung Bauwerksbegrünung e. V. (FBB) hat anhand von inter-
nen Umfragen in den Reihen ihrer Mitglieder die Flächenanteile von extensiven
und intensiven Dachbegrünungen in Deutschland für das Jahr 2016 ermittelt und
geht davon aus, dass der Anteil an extensiv begrünten Dächern bei 87 % und der
Anteil an Intensivbegrünungen, also Dachgärten, bei 13 % lag. Die ermittelten
Zahlen bestätigen damit die „gefühlten" Tendenzen, die in der Gründachbran-
che schon länger diskutiert werden. Die Entwicklung geht in Richtung genutzte
Dachbegrünungen.

3.3.1   Voraussetzungen, Arten und Nutzen von Dachgärten

Die vielen positiven ökologischen und auch ökonomischen Wirkungen und Funktionen begrünter Dächer sind in den meisten Bereichen bekannt:

- Schutz der Dachabdichtung und Verlängerung der Lebensdauer der Dachab-
  dichtung,
- Wärmedämmung im Winter und Hitzeschild im Sommer,
- Regenwasserrückhaltung und Entlastung der Kanalisation,
- Minderung der Spitzenabflüsse,
- Erhöhung des Wirkungsgrades von Fotovoltaikanlagen durch die Verdun-
  stungskühlung der Pflanzen,
- Verbesserung des Umgebungsklimas,
- ökologische Ausgleichsflächen bzw. Minderungsmaßnahmen,
- Verbesserung der Luftschalldämmung,
- Filterung von Luftschadstoffen und Feinstaub. Minderung von Elektro-Smog,
- Verbesserung des Arbeits- und Wohnumfeldes,

- zusätzliche Wohn- und Nutzflächen,
- Aufwertung der Gebäudearchitektur.

Zu unterscheiden sind extensive und intensive Dachbegrünungen. Extensivbegrünungen kommen von ihrem Erscheinungsbild natürlichen ungenutzten Flächen nahe. Bei geringem Gründachaufbau werden niedrigwüchsige Pflanzen (Moose, Sukkulenten, Kräuter, Gräser) verwendet, die sich weitgehend selbst erhalten und auch ohne bzw. geringer Pflege weiterentwickeln. Sie sind an die extremen Standortbedingungen auf dem Dach (Extremtemperaturen, Frost, Wind) angepasst. Die Höhe des Schichtaufbaus beträgt etwa 5–15 cm, das Gewicht etwa 50–170 kg/m^2. Extensivbegrünungen sind auf flachen und geneigten Dächern bis 45 Grad Neigung möglich. Die Pflege und Wartung von Extensivbegrünungen ist gering und hängt von der Vegetationsform ab. Extensivbegrünungen werden nicht dauerhaft genutzt und nur im Rahmen der Pflege und Wartung begangen. Extensivbegrünungen kosten in der Herstellung ab etwa 20–30 EUR/m^2. Die im Vergleich zu Extensivbegrünungen aufwendigeren Intensivbegrünungen werden am treffendsten mit dem Begriff „Dachgarten" beschrieben. Intensivbegrünungen sind mit ebenerdigen Gärten vergleichbar und können je nach Ausbildungsform aus mehrjährigen Stauden und Gehölzen sowie Bäumen und Rasenflächen bestehen. Die Gestaltungs- und Nutzungsmöglichkeiten sind je nach örtlichen Gegebenheiten nahezu unbegrenzt, allerdings werden Intensivbegrünungen in der Regel nur auf Flachdächern umgesetzt. Die dafür geeigneten Pflanzen haben höhere Ansprüche sowohl an den Gründachschichtaufbau als auch an eine regelmäßige Wasser- und Nährstoffversorgung. Die Höhe des Gesamtaufbaus beginnt bei etwa 25 cm und kann bei parkähnlicher Ausbildung auf Tiefgaragen bis über 100 cm gehen. Das Gewicht beträgt dem Aufbau entsprechend etwa 300 bis 1200 kg/m^2. Intensive Dachbegrünungen sind nur durch jährlich mehrfache Pflege und Wartung dauerhaft zu erhalten. Intensivbegrünungen werden oftmals als zusätzliche Nutzfläche und Wohnraum von Menschen genutzt und unterliegen auch damit hohen Anforderungen an die Bau- und Vegetationstechnik. Verkehrsflächen in Form von Wegen, Terrassen bis hin zu Fahrbelägen sind in Verbindung mit intensiven Dachbegrünungen möglich. Der Kostenrichtwert beträgt ab etwa 60 bis 80 EUR/m^2 und hängt ab von Aufbau, Ausstattung und Pflanzenauswahl.

3.3.2 Planungsgrundlagen

Der Dachaufbau muss so gewählt werden, dass er die geänderten Wasserdampfdiffusionsvorgänge und die größeren Anschlusshöhen der Dachabdichtung berücksichtigt und die erhöhte Lastnahme verträgt. Da auf gefällelosen Dächern am meisten Wasser zurückgehalten wird, sind diese bevorzugt zu planen. Dabei werden allerdings erhöhte Anforderungen an die Dachabdichtung gestellt. Bei begehbaren Dachflächen ist die Absturzsicherung besonders zu beachten. Intensivbegrünungen werden fast ausschließlich in mehrschichtiger Bauweise ausgeführt, der Schichtaufbau über der wurzelfesten Dachabdichtung sieht wie folgt aus:

- Schutzlage
- Dränschicht
- Filterschicht
- Vegetationstragschicht (Substrat)
- Vegetation.

Sind die statischen und konstruktiven Voraussetzungen erfüllt, ist für das begehbare Dach alles möglich: uneingeschränkte Pflanzenauswahl der bewährten Dachflora, Zierbeete, Rasenflächen, Teiche, Wege, Sitzbänke, Kinderspielflächen (Sandkasten), Pergolen und andere Gestaltungselemente. Wie bei jedem Garten gilt auch bei den Dachgärten, dass sie einer Wartung bedürfen. Wie der ebenerdig gelegene Garten muss auch der Dachgarten regelmäßig und fachkundig gepflegt werden. Um Trinkwasser zu sparen und den Bewässerungsaufwand möglichst weit zu minimieren, sollte ein Wasseranstau in der Dränageschicht, idealerweise mit automatischer Bewässerung, vorgesehen werden. Die jährlich mehrfach (je nach Vegetationsform etwa 3 bis 8 mal) durchzuführenden Pflegemaßnahmen beinhalten im Wesentlichen die Überprüfung der Be- und Entwässerungseinrichtungen, Rückschnitt der Pflanzen, Entfernen von unerwünschtem Fremdbewuchs und ggf. Wässern und Düngen.

3.3.3   Beispiele realisierter Dachgärten

Beispiel 1: Ein Dachgarten auf der Schwäbischen Alb: Den Garten eine Etage höher verlegt
Über den Dächern der Albgemeinde Sonnenbühl-Willmandingen wurde ein Dachgarten mit schönem Ausblick auf die Horizonte des Umlands angelegt. Die Idee eines grünen Aufenthaltsbereichs auf einem Teil der erweiterten Produktionshalle entsprang dem Wunsch nach mehr Grün, wobei jedoch hierfür zu wenig Gartenfläche verfügbar war.

Die Situation vor dem Anbau der Halle war derart, dass sich an der geplanten Baustelle schon ein Garten befand, den die Bauherren gerne in ihrer Freizeit nutzten und der nun hätte geopfert werden müssen. Mit der Idee eines Dachgartens der über einen direkten Zugang vom Wohnhaus erreichbar sein sollte, konnte man beiden Wünschen gerecht werden – Anbau und Erweiterung der Werkstatt und Erhalt des Gartens. Die Landschaftsarchitekten ersannen ein Konzept, das einerseits höchste Wohnqualität verspricht und andererseits den ökologischen Mehrwert einer Dachbegrünung bietet. Anstelle eines unansehnlichen Trapezblech- oder Kiesdachs ohne jegliches Leben entstand eine grüne Oase (Abb. 3.10).

Diese Naturoase bietet eine hohe Aufenthaltsqualität auf relativ kleinem Raum. Durch geschickte Planung gliedert sich der Dachgarten in mehrere Zonen: einem beschatteten Essplatz, einem Lounge-Bereich und einem separatem Grillplatz (Abb. 3.11).

Unterschiedliche Bodenbeläge in Holz und Stein unterstreichen die Zonierung. An mehreren Stellen bieten sich variable Sitzmöglichkeiten. Das gärtnerische Konzept umfasst eine moderne Kombination aus Wasserspiel und Schöpfbrunnen, Stein- und Pflanzgestaltungen sowie Pflanzgefäße mit Heckenformationen. Sichtschutzelemente und gezielt arrangierte Gartenaccessoires sowie eine ausgeklügelte Beleuchtung für laue Sommernächte runden die Gestaltung ab. Eine automatische Bewässerungsanlage hält den Pflegeaufwand in Grenzen.

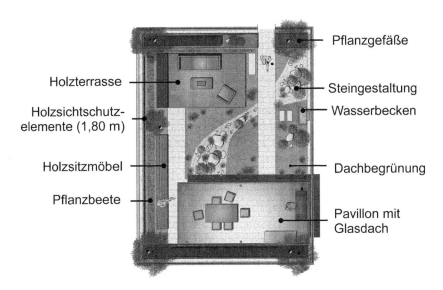

Abb. 3.10 Plan eines Dachgartens (Optigrün)

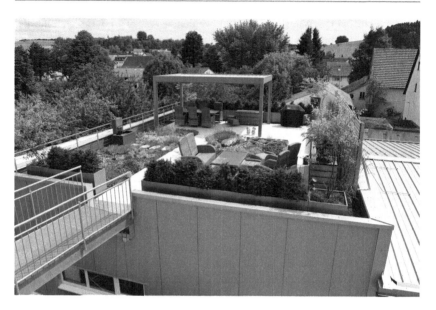

Abb. 3.11 Blick vom Wohnhaus auf den neuen Dachgarten. (Foto Optigrün)

Beispiel 2: Urban farming auf einer Wohnanlage in Radolfzell am Bodensee: Das Obst- und Kräuterdach
Ungenutzte Stadtflächen lassen sich durch die vielen bisher brachliegenden Dächer erschließen und zur lokalen Produktion von Lebensmitteln nutzen. Urban farming auf dem Dach nutzt das schon erworbene Grundstück ein zweites Mal und schafft im Zuge einer nachhaltigen Nutzung die Möglichkeit der Lebensmittelversorgung in der Stadt. Durch die Verlagerung der Produktionsstätten in die Stadt hin zum Bedarf werden auch Transportwege gespart und ein weiterer Beitrag zum Klimaschutz geleistet. Obst- und Gemüseanbau wird erlebbar und fördert neben der gesunden und bewussten Ernährung auch das Miteinander und schafft soziale Netzwerke. Urban farming auf Dächern ist Bestandteil einer zukunftsträchtigen nachhaltigen Stadtentwicklung, die Begrünung von Dächern ist ein wichtiger Gegenpol zur anhaltenden Versiegelung.

Bei diesem Projekt „Gerberareal" in Radolfzell am Bodensee hatte der Auftraggeber Kupprion Immobilien GmbH aus Singen schon konkrete Vorstellungen zu den begrünten Dächern. Die Wohnanlage in der Stadtmitte umfasste insgesamt drei voneinander getrennte Dachbegrünungsflächen. Diese waren vom Treppenhaus aus begehbar. Kupprion wollte nicht nur eine schöne Blumenwiese, sondern ein Dach mit essbaren Früchten und Kräutern (Abb. 3.12).

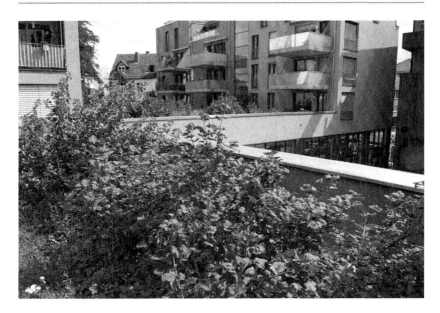

Abb. 3.12   Urban farming Foto (Optigrün)

Den Bewohnern der Wohnanlage sollte mit den begehbaren Dachbegrünungen nicht nur ein optischer Blickfang, sondern darüber hinaus ein zusätzlicher Nutzen geboten werden. Die Dachflächen sind mit Beerensträuchern und -stauden sowie Gewürz- und Duftkräutern bepflanzt. Die Anwohner können Johannis-, Stachel-, Josta- und Erdbeeren von Juni bis August ernten. Lavendel, Thymian, Origanum und Rosmarin vervollständigen den Obst- und Kräutergarten, der in Form einer „einfachen Intensivbegrünung" kostengünstig hergestellt wurde. Auf einem der Dächer wurden im Juli Johannis-, Stachel- und Jostabeeren geerntet und von Mitarbeiterinnen der Optigrün international AG zu Marmelade verarbeitet. „Urban farming" auf dem Dach wurde damit mit allen Sinnen – auch dem Geschmackssinn – erlebbar.

Die Obst- und Kräuterdächer werden seitdem ausgiebig genutzt, jedes Jahr werden Beerenfrüchte und die frischen Kräuter geerntet. Die „Gründach-Marmelade 3-Frucht" von Optigrün hat hier ihren Ursprung (Abb. 3.13).

Die beiden Beispiele aus der Praxis verdeutlichen, dass mit vorausschauender Planung und kompetenter Ausführung Dachgärten und nutzbare Dachterrassen in vielfältigster Gestaltung möglich sind. Damit wird die Lebensraumqualität für

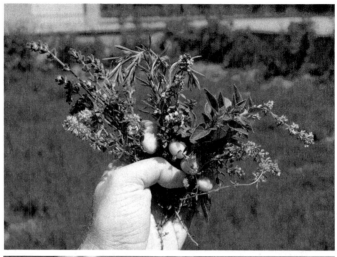

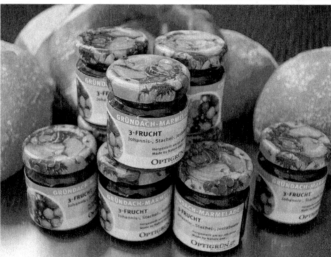

Abb. 3.13 Produkte des Urban farming. (Foto Optigrün)

die Bewohner in mehrfacher Hinsicht spürbar verbessert. Ideen und Wünsche von Bauherren lassen sich mit etwas Geschick vorteilhaft in die Architektur integrieren und Gebäude damit aufwerten.

3.4 Haustiere

Während über die Wirkungen grüner Natur auf den Menschen vielfältig geforscht wurde und nach wie vor geforscht wird, was sich in der Menge der Publikationen darüber niederschlägt, sind wissenschaftliche Veröffentlichungen über die Mensch-Tier-Beziehung weniger zahlreich. Als erstes ist dazu festzustellen, dass sich diese Beziehung im Laufe der Zeit grundlegend gewandelt hat. In früheren Zeiten war der wirtschaftliche Nutzen von Tieren ausschlaggebend gewesen; heute sind Tiere, in erster Linie Hunde und Katzen, auch Gefährten des Menschen. In Millionen von Haushalten leben Katzen und Hunde (vgl. Abschn. 6.5). Anders als der Hund symbolisieren Katzen, auch wenn sie anhänglich und „verschmust" sind, eine weniger domestizierte ursprüngliche Natur und damit Freiheit und Unabhängigkeit. Katzen haben, sofern sie „Freigänger" sind, noch ein Leben jenseits ihres Heims. Sie sind auch in öffentlichen Räumen präsent. Dort treffen sie auf ihre Artgenossen (Abb. 3.14).

Haustieren wird eine therapeutische Wirkung zugeschrieben. Sich nicht ausschließende, jedoch unterschiedliche Akzente betonende Erklärungen dieser Wirkung sind der Lebensstilansatz, die Bindungstheorie, das Konzept der sozialen Unterstützung, die Buffering-Hypothese und die Bilanzierungstheorie (Collis und McNicklas 1998; Garrity und Stallones 1998; Keil 1998). Der Lebensstilansatz geht davon aus, dass sich von Kindheit an im Laufe des Lebens eine individuelle Mensch-Tier-Beziehung herausbildet, die den Besitz von Haustieren und deren Rolle, Wichtigkeit und Wirkung im späteren Leben bestimmt. Die Bindungstheorie nimmt an, dass der Mensch eine emotionale Bindung zu seinem Haustier entwickelt. Nach der Theorie der sozialen Unterstützung sowie der Buffering-Hypothese können Tiere Stress mindern bzw. in belastenden Situationen eine Art Puffer bilden, der Stress abschwächt sowie die Stressbewältigung unterstützt. Nach der Bilanzierungstheorie bewertet der Mensch seine Beziehung zu Tieren unter dem Gesichtspunkt von Kosten und Nutzen und – abhängig vom Ergebnis der Bilanzierung – intensiviert, beibehält oder beendet er die Beziehung. Gemeint ist hier nicht der ökonomische Nutzen. Es sind vielmehr noch andere Aspekte, die in diese Abwägung einfließen und zwar:

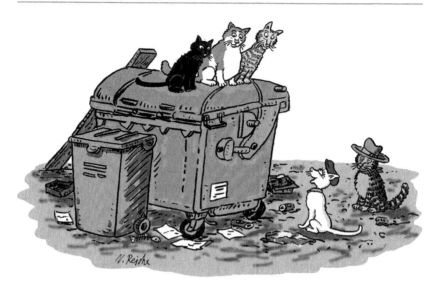

Abb. 3.14 Katzen-Treffpunkt. (Illustration von Volker Reiche, 2016, S. 219, mit freundlicher Genehmigung des Insel Verlags)

- Geselligkeit, soziale Anregung und Kommunikation
- Gesundheit, Wohlbefinden und Lebensfreude
- Zuneigung und Emotionalität
- Geborgenheit
- Stressreduktion
- Strukturierung des Alltags
- Schönheit und Ästhetik
- Prestige
- Vermittlung sozialer Kontakte
- Erfolgserleben.

Dass Hunde und Katzen vielerlei positive Effekte haben und Gesundheit und Wohlbefinden des Menschen zu fördern vermögen, wurde empirisch vielfach bestätigt. So ergab die Untersuchung von Giles-Corti und Donovan (2003), dass das Risiko von Herz-Kreislauf Erkrankungen bei Menschen, die einen Hund besitzen, geringer ist als bei denen, die keinen Hund nach draußen führen müssen. Ein Grund ist, dass sich Hundebesitzer mehr bewegen. Vor allem bei älteren alleinstehenden Menschen kann ein Haustier bis zu einem gewissen Grad fehlende Kontakte zu anderen Menschen kompensieren (Keil 1998). Zugleich können Tiere eine „Kontaktbrücke" sein, indem man z. B. mit anderen Hundebesitzern ins Gespräch kommt und Kontakte knüpft. Hunde können das Bedürfnis nach Sicherheit, der Besitz von Rassehunden und Rassekatzen das Bedürfnis nach sozialer Anerkennung und Prestige, der Anblick eines schönen Tieres das Bedürfnis nach Ästhetik befriedigen. Ein Erfolgserlebnis ist z. B., wenn das aus dem Tierheim geholte, anfangs sehr schreckhafte Tier wieder selbstbewusster wird. Wie Hund und Katze die verschiedenen Bedürfnisse befriedigen können, hat Bergler durch Befragung von Katzen- und Hundebesitzern ermittelt (Abb. 3.15).

Die Intensität und Qualität der Beziehung zwischen Mensch und Katze hängen von mehreren Faktoren ab, vom Anregungsgehalt, der Behaglichkeit und Ruhe, der attraktiven Eigenwilligkeit sowie der Vitalität, die das Tier ausstrahlt. Bei der Mensch-Hund-Beziehung sind Faktoren wie Freundschaft, Treue, Prestige und Kontaktförderung sowie Gesundheitsförderung durch Bewegung wichtig.

Für drei Gruppen sind Haustiere von besonderer Bedeutung: für Kinder, für Ältere und für Menschen in Lebenskrisen. Bergler (2009) weist hier auf die

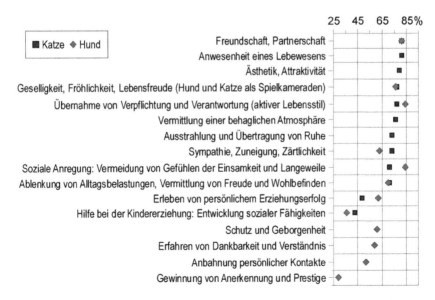

Abb. 3.15 Lebensqualität durch Katzen und Hunde, Nennungen in Prozent der Befragten. (Bergler 2009, S. 24, eigene Grafik)

Ergebnisse einer Befragung von Grundschullehrern zu den Wirkungen von Haustieren auf Kinder hin, die ausnahmslos positiv waren. Sie meinten, dass Kinder sich weniger sozial isoliert und einsam fühlen, dass sie etwas über andere Lebewesen und deren Verhaltensweisen lernen und dass sie befähigt werden, Pflichten zu übernehmen, wenn es in der Familie ein Haustier gibt.

Bei älteren Menschen werden die Risikofaktoren: Vereinsamung, Diskriminiert werden, Mangel an emotionaler Zuwendung, kritische Lebensereignisse, Unterforderung, Angst, Alltagsstress, Langeweile und Bewegungsmangel, durch die Beziehung zu einem Haustier abgeschwächt. Katzen und Hunde vermögen soziale Beziehungen zu normalisieren und die Kommunikationsfähigkeit zu fördern, was sich insbesondere in Lebenskrisen bewährt. Die Wirkung von Haustieren in Lebenskrisen wie Arbeitslosigkeit, Dauerstress am Arbeitsplatz, Konflikte und Trennung vom Partner und schwere Krankheit hat Bergler als „co-therapeutisch" bezeichnet. Nicht-Haustierbesitzer sind dagegen, wie Bergler festgestellt hat, verunsicherter, sie verdrängen mehr, sie unterdrücken Gefühle und sind emotional weniger stabil. In der Folge greifen sie eher zu Medikamenten.

Die Intensität einer stark von Gefühlen der Sympathie, Intimität und Vertrautheit bestimmten Beziehung zum Haustier nimmt in Krisensituationen zu. Wie Bergler berichtet, wird auf diese Weise erlebter Hilflosigkeit und Resignation, negativer Gestimmtheit und Depression entgegen gewirkt.

Untersuchungen zu Mensch-Tier-Beziehungen gehen überwiegend von einer anthropozentrischen Perspektive aus, sie sind bei der Frage der therapeutischen Wirkung von Tieren vor allem auf den Menschen und sein Wohl bezogen. In Abschn. 6.5, in dem es um das Thema „Tiere in der Stadt" geht, wird auch die andere Seite – das Wohl der Tiere – ins Blickfeld gerückt.

Lern- und Arbeitsumwelten

4

Umwelten unterscheiden sich hinsichtlich des alleinigen Nutzungsrechts, der Dauer der Inanspruchnahme, der emotionalen Bedeutung, des Einflusses bei der Gestaltung und Nutzung sowie der Bereitschaft, sie zu verteidigen. Von diesen Kriterien ausgehend lassen sich Umwelten in primäre, sekundäre und tertiäre (= öffentliche) Territorien unterteilen (Brown 1987; Werner und Altman 1998). Charakteristisch für ein primäres Territorium sind eine dauerhafte Verfügbarkeit und ein alleiniges Nutzungsrecht. Die eigene Wohnung und die privaten Außenbereiche wie der eigene Garten oder Hof sind primäre Territorien, deren emotionale Bedeutsamkeit noch dadurch verstärkt wird, dass das ausschließliche Nutzungsrecht eine eigenständige Gestaltung ermöglicht. Auf diese Weise wird ein anfangs neutraler „space" zu einem persönlich bedeutsamen „place". Bei sekundären Territorien besteht kein solches alleiniges Nutzungsrecht. Sie werden jeweils nur für eine bestimmte Zeitspanne und umrissene Zwecke genutzt. Beispiele sind Büroräume, Kindertagesstätten, Spielplätze, Klassenräume, Schulhöfe und Hörsäle. Für Kinder spielen sekundäre Territorien eine noch größere Rolle als für Erwachsene, weil ihnen die öffentlichen Territorien noch nicht in dem Maße wie Erwachsenen zugänglich sind (Werner und Altman 1998). Deshalb sind bereits sekundäre Territorien für (jüngere) Kinder „die große Welt".

Lern- und Arbeitsumwelten sind insofern besondere sekundäre Territorien, weil sie regelmäßig aufgesucht werden müssen. Es sind „Pflicht-Umwelten", in denen man ausharren muss, auch wenn man emotional negativ darauf reagiert und sie am liebsten hinter sich ließe. Hier stellt sich die Frage, inwieweit weniger angenehme Pflicht-Umwelten durch Naturelemente zu angenehmeren Orten gemacht werden können.

Im vierten Kapitel werden zwei solcher Pflicht-Umwelten mit Blick auf die Bedeutung einer darin vorhandenen grünen Natur betrachtet: Lern- und Büroumwelten.

4.1   Lernumwelten

Lernen ist ein Zuwachs an Wissen durch direkte und vermittelte Erfahrungen, die das Erleben und Verhalten mehr oder weniger tiefgreifend beeinflussen und verändern. In institutionellen Bildungseinrichtungen wird vor allem intentional gelernt, außerhalb von Schulen auch beiläufig bzw. inzidentell. Man könnte demnach sämtliche Umwelten, in denen inzidentell gelernt wird, als Lernumwelten einordnen. Hier erfolgt eine Eingrenzung in der Weise, dass diejenigen Orte in Augenschein genommen werden, in denen Kinder und Jugendliche etwas über die Natur lernen, was sowohl intentional als auch inzidentell geschehen kann. Auch der Strand am Meer kann ein Ort intentionalen Lernens sein, wenn Kinder und Jugendliche dort naturkundlich unterrichtet werden und etwas über Ebbe und Flut, das Watt und das Meer und die dort lebenden Tiere lernen. Schüler, die das Meer und das Watt direkt vor sich haben, während ihnen der Lehrer weiteres Wissen darüber vermittelt, bekommen von dieser Naturlandschaft einen authentischen, „lebendigen" Eindruck (Abb. 4.1).

Diese Authentizität wird auch in den extra geschaffenen Naturerfahrungsräumen angestrebt, in denen Kinder und Jugendliche direkte Erfahrungen mit

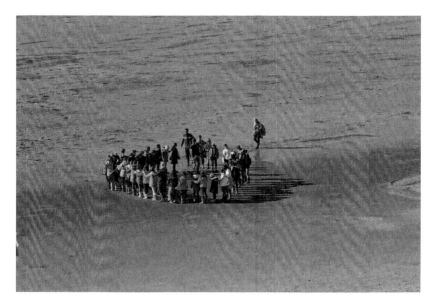

Abb. 4.1 Unterricht am Strand

der natürlichen Umwelt machen können, was in urbanen Räumen oft nur eingeschränkt möglich ist (Schemel 2008). Auch „Kinderbauernhöfe" dienen diesem Zweck, Kindern, die nicht im ländlichen Raum leben, Naturerfahrungen zu vermitteln.

Intentionales Lernen erfordert Konzentration. Wer sich längere Zeit auf eine Aufgabe konzentriert hat, benötigt eine Erholphase. Schulhöfe sind Pausenhöfe, die als restorative environments fungieren sollen. Sie sind es in dem Maße, in dem darin zumindest einige Erholfaktoren wirksam sind.

Zur Schulbauarchitektur sei angemerkt, dass Natur in den Gebäuden und in den Baumaterialien mehr oder weniger repräsentiert und enthalten ist. Waldorfschulen orientieren sich z. B. an natürlichen Formen, Farben und Materialien. Die Schulgebäude haben gerundete Formen, wie man sie in der Natur findet (Rittelmeyer 1994). Die Präsenz natürlicher Formen, Farben und Materialien in der gebauten Umwelt verringert den Kontrast zwischen gebaut und natürlich.

4.1.1 Unterrichts- und Lernräume

Man hatte einmal geglaubt, Lernen und Arbeiten dadurch optimieren zu können, dass man mögliche Ablenkungen fern hält, was zu fensterlosen Räumen geführt hat. Das Ergebnis entsprach jedoch nicht den Erwartungen. Räume mit fehlenden Ausblicken nach draußen erzeugen eher sensorische Deprivation als dass sie die Konzentrationsfähigkeit steigern. Auch kommt es nicht auf die Fenster allein an, sondern entscheidend ist, was man sieht, wenn man aus dem Fenster schaut. „The views available, rather than the window itself, are worth considering when planning future classroom architecture" (Benfield et al. 2015, S. 153). Dass es nicht sinnvoll oder sogar falsch ist, von sämtlichen sensorischen Reizen abzuschotten, um vermeintliche Störeinflüsse auszuschalten, sagt die Aufmerksamkeitserholungstheorie voraus. Danach geht es darum, Umweltbedingungen zu schaffen, die eine mentale Erholung ermöglichen, sodass man wieder in der Lage ist, die Aufmerksamkeit längere Zeit auf eine Aufgabe zu richten. Diese Erholung wird durch faszinierende An- und Ausblicke ermöglicht. Aus diesem Grunde ist auch nicht das Fenster oder der Ausblick aus dem Fenster als solcher, sondern der Ausblick auf etwas Faszinierendes, das die unwillkürliche Aufmerksamkeit auf sich zu ziehen vermag, entscheidend.

Von dieser Überlegung sind Tennessen und Cimprich (1995) ausgegangen. Sie haben die Leistungen von Studierenden verglichen. Die einen hatten ein Zimmer im Studentenwohnheim, von dem aus sie auf grüne Natur blicken konnten, die anderen schauten auf eine Mauer. Mehrere Aufgaben, die ein hohes Ausmaß an willkürlicher Aufmerksamkeit erforderten, waren zu bewältigen. Eine Aufgabe bestand z. B. darin, möglichst schnell geometrischen Symbolen Zahlen zuzuordnen. Registriert wurde dabei die Anzahl richtiger Zuordnungen. Einer der Tests erfasste die Fähigkeit, konkurrierende Reizmuster auszublenden. Gern verwendet wird die als Neckerscher Würfel bekannte Kippfigur, die man, wenn alle Kanten des Würfels gleich stark ausgezogen sind, unterschiedlich sehen kann. Je nachdem, wohin der Betrachter seine Aufmerksamkeit lenkt, erscheinen bald die einen, bald die anderen Kanten als die vorderen. In dem Test wird die Fähigkeit erfasst, sich auf eine Perspektive zu konzentrieren und das unwillkürliche Kippen zu unterdrücken.

Diejenigen, die von ihrem Zimmer aus auf grüne Natur schauen können, hatten bessere Testergebnisse. Die daraus abzuleitende Empfehlung ist, Studentenwohnheime mit grüner Natur zu umgeben und die Fenster so auszurichten, dass der Blick während des Lernens auf grüne Natur fallen kann.

Vielfältige Tests wie Kippfiguren und der digit span backward-Test, bei dem Zahlenreihen behalten und rückwärts wiedergegeben werden sollen, sowie Fragebögen und Skalen werden eingesetzt, um Zusammenhänge zwischen der Konzentrations- und Lernfähigkeit und den Umweltbedingungen zu erfassen. Eine bewährte Methode, um Merkmale der Umwelt zu messen, ist das aus mehreren Skalen bestehende Semantische Differenzial. Rittelmeyer (1994) hat diese Methode für die Beurteilung schulischer Umwelten verwendet. Das Ergebnis ist ein Polaritätsprofil (Abb. 4.2). Merkmale wie belebt, weich, anregend, abwechslungsreich, luftig und ausgedehnt sind kennzeichnend für natürliche Formen. Werden sie auf den jeweiligen bipolaren Skalen als zutreffend angekreuzt, spricht das für eine naturnahe Gestaltung der schulischen Umwelt. Bei dem in Abb. 4.2 beurteilten Seminarraum kann von einer solchen naturnahen Gestaltung nicht die Rede sein.

Benfield et al. (2015) haben die Bewertungen eines Kurses und die Leistungen von Studierenden am Schluss des Kurses verglichen, der in verschiedenen Seminarräumen stattfand, wobei man in dem einen Raum auf grüne Natur blicken konnte, in dem anderen auf eine Wand. Der Kurs wurde von denen, die einen Ausblick auf grüne Natur gehabt hatten, positiver beurteilt; auch die Leistungstests am Schluss des Kurses fielen besser aus. In ihrem Fazit nahmen die Forscher Bezug auf die bestätigenden Ergebnisse in anderen Settings: „Consistent with research in hospitals, office buildings, and residences, the current study found that visual access to natural views related to preferable psychological outcomes in college class rooms" (S. 154).

Auch natürliches Licht ist wichtig. Wie Tanner (2009) in einer Untersuchung, in der 71 Grundschulen einbezogen waren, nachgewiesen hat, haben sie einen

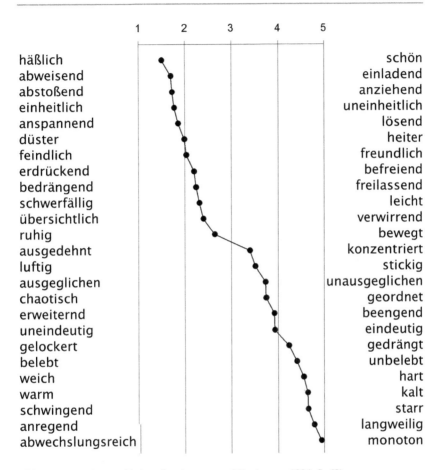

	1	2	3	4	5	
häßlich						schön
abweisend						einladend
abstoßend						anziehend
einheitlich						uneinheitlich
anspannend						lösend
düster						heiter
feindlich						freundlich
erdrückend						befreiend
bedrängend						freilassend
schwerfällig						leicht
übersichtlich						verwirrend
ruhig						bewegt
ausgedehnt						konzentriert
luftig						stickig
ausgeglichen						unausgeglichen
chaotisch						geordnet
erweiternd						beengend
uneindeutig						eindeutig
gelockert						gedrängt
belebt						unbelebt
weich						hart
warm						kalt
schwingend						starr
anregend						langweilig
abwechslungsreich						monoton

Abb. 4.2 Polaritätsprofil eines Seminarraums. (Rittelmeyer 1994, S. 68)

Einfluss auf die schulischen Leistungen. Natürliches Licht ist wichtig für die Kontrolle körperlicher Funktionen. Tanner (2009) hat deshalb empfohlen, Schulbauten so auszurichten, dass die Fenster der Klassenräume nach Süden ausgerichtet sind.

Eine weitere Bestätigung, dass es sich lohnen würde, Lernumwelten zu begrünen, liefert die Studie von van den Berg et al. (2017), die im Rahmen eines Pilotprojekts in den Niederlanden durchgeführt wurde, dessen Ziel war, die Qualität von Klassenräumen in Grundschulen zu verbessern. Die Forscher evaluierten den

Erholeffekt einer aus lebenden Pflanzen bestehenden grünen Wand in vier Klassenräumen in zwei Schulen. In den vier Klassenräumen der Kontrollgruppe war keine
solche Wand vorhanden. Mit verschiedenen Tests und Fragebögen wurden die Leistungen und das subjektive Wohlbefinden von 170 Schülern im Alter zwischen 7 und
10 Jahren und ihre Bewertungen des Klassenraums erfasst. Das Ergebnis war, dass
sich die Schüler in den Klassenräumen mit einer grünen Wand besser konzentrieren
konnten und dass sie das Ambiente des Klassenraums besser bewerteten.

Grüne Natur draußen ist auch vorteilhaft für alle diejenigen, die drinnen sind,
wenn diese gesehen werden kann, denn Ausblicke auf grüne Natur können den
Mechanismus der gerichteten Aufmerksamkeit wieder flott machen. Dass es
jedoch auch auf die Art der grünen Natur ankommt, zeigt das Ergebnis von Matsuoka (2010): Ausblicke auf unstrukturierte monotone Grünflächen führten bei
Schülern ähnlich wie der Blick auf nicht grüne Sportanlagen und Parkplätze nicht
zu besseren Leistungen, jedoch der Ausblick auf Bäume und Büsche.

In Anbetracht der nachgewiesenen Benefits grüner Natur seien, wie Benfield
et al. (2015) meinen, die Kosten, die durch die Schaffung von green spaces und
deren Pflege entstehen würden, voll und ganz gerechtfertigt.

4.1.2   Schulhöfe und Außenräume

Schulgebäude mit den Unterrichtsräumen und deren Außengelände bilden zusammen eine Raumeinheit, in der Innen- und Außenräume verschiedenen Funktionen,
nämlich Lernen und Erholen, dienen. Schulhöfe wurden ersonnen und angelegt,
damit sich die Lernenden zwischenzeitlich vom intentionalen Lernen und länger
dauernder Konzentration erholen können. Damit hat der Schulhof die Funktion
eines restorative environment. Er ist gestalterisch gelungen, wenn sich in ihm die
vier Erholfaktoren wiederfinden, d. h. wenn er

- ein being away ermöglicht,
- als weiträumig und nicht – wie manchmal der Klassenraum – als beengend
  empfunden wird,
- als schön und reizvoll wahrgenommen wird,
- kompatibel ist, d. h. mit den individuellen Bedürfnissen und Nutzungsabsichten übereinstimmt.

Individuelle Kompatibilität ist umso eher gegeben, wenn es Bereiche für unterschiedliche Nutzungen gibt, z. B. für Bewegungsspiele oder Gespräche, für

Rückzug und Begegnungen. Rückzugsräume ermöglichen es, sich vom Sozial-stress, der durch das unvermeidliche ständige Zusammensein mit anderen wäh-rend des Unterrichts entstehen kann, zu erholen.

Lindholm (1995) hat fünf von Lehrern als gut und fünf als schlecht klassifi-zierte Schulhöfe miteinander verglichen. Auf den als gut eingestuften Schulhö-fen waren die Schüler kreativer, sie waren mit vielfältigen Aktivitäten beschäftigt, wobei sie die einzelnen Teilbereiche des Schulhofs, wie es geplant war, unter-schiedlich nutzten. Ein nicht überraschendes Ergebnis war, dass es auf den guten Schulhöfen green spaces gab, während auf den schlechten Schulhöfen Bäume und Grünflächen fehlten. Das Resümee war: „There is a clear connection bet-ween a good schoolyard and access to natural areas … the natural areas are the most significant for what is experienced as a good schoolyard" (Lindholm 1995, S. 271).

Grüne Natur ist zwar vor allem auf Schulhöfen in Städten mit deren geballter gebauter Umwelt wichtig, weil sie einen Mangel beheben könnte, doch auch in ländlichen Gebieten sind grüne Schulhöfe segensreich, wie Kelz et al. (2015) in ihrer Untersuchung von Schulhöfen in einer ländlichen Region in Österreich fest-gestellt haben. Die Gelegenheit, eine solche Untersuchung durchzuführen, ergab sich anlässlich eines Renovierungsprogramms. Vor und dann 6 bis 7 Wochen nach der Renovierung des Schulhofs, die im Wesentlichen eine Begrünung war, wurden die 13- bis 15-jährigen Schüler befragt und getestet. Die Umgestaltung des Schulhofs hatte keinen nachweisbaren Einfluss auf die Leistungen. Auf dem umgestalteten grünen Schulhof fühlten sich die Schüler jedoch signifikant wohler als vorher. Sie fanden den renovierten Schulhof schöner und passender. Wenn grüne Schulhöfe sogar im ländlichen Raum das Wohlbefinden von Schülern zu erhöhen vermögen, dann spricht das für die beträchtliche Erholwirkung grüner Natur.

Dass Schülern Kompatibilität wichtig ist, trat in einer in 14 Schulen in Aust-ralien durchgeführten Untersuchung zutage, in der Bagot et al. (2015) die Erhol-wirkung von Schulhöfen auf 8- bis 11-Jährige analysiert haben. Erfasst wurden diverse gestalterische und funktionale Merkmale der Schulhöfe, die Dauer des Aufenthalts und die wahrgenommene Erholung, differenziert nach den Erhol-faktoren. Mit der Aussage: „Das, was ich gern machen möchte, kann ich auf dem Schulhof tun", wurde z. B. die Kompatibilität ermittelt. Ein beachtens-wertes Ergebnis war, dass die Ansichten, was eine Umwelt erholsam macht, bei Erwachsenen und Kindern nicht unbedingt übereinstimmen. Für die Schüler sind vor allem die Dauer des Aufenthalts auf dem Schulhof und das Spektrum der

Affordanzen, d. h. die funktional relevanten Merkmale des Schulhofs, von denen es abhängt, welche Aktivitäten möglich sind, entscheidend dafür, wie fit und erholt sie sich fühlen. Eine größere Freifläche lässt Bewegungsspiele zu, die bei einem begrenzteren Flächenangebot nicht möglich wären, darunter insbesondere das rough-and- tumble play, ein spielerisches Kämpfen und Verfolgen überwiegend der Jungen im Grundschulalter (Bierhoff 1996). Nach längerem Stillsitzen während der Unterrichtsstunden sind solche Aktivitäten besonders beliebt. Diskrepanzen zwischen den Sichtweisen und Präferenzen von Kindern und Erwachsenen sollten Beachtung finden, indem stets beide Gruppen bei Befragungen zur Schulhofgestaltung einbezogen werden.

Statt einzelne Funktionen ins Blickfeld zu rücken, sollte, wie Bell und Dyment (2008) meinen, ein holistischer Ansatz zugrunde gelegt werden. Statt also einzelne Aspekte wie die Förderung körperlicher Bewegung in den Vordergrund zu rücken, indem man vor allem große asphaltierte Flächen für Ball- und Bewegungsspiele anlegt, sollte man „health-promoting schools" realisieren, die darauf abzielen, die physische, psychische und soziale Gesundheit von Schülern und Lehrern zu optimieren. Was die physische Gesundheit betrifft, sind grüne Schulhöfe Schattenspender und Lieferanten von Sauerstoff. Dass die psychische Gesundheit von Kindern und ihre Stressresistenz durch grüne Umgebungen gefördert wird, belegen empirische Befunde (unter anderem von Faber Taylor et al. 2001; Wells und Evans 2003). Dass Schulhöfe wichtige Settings für soziales Lernen sind, ist offensichtlich, denn auf dem Schulhof finden fortwährend soziale Interaktionen statt. Hier sind sie möglich, während sie im Unterricht unpassend und störend sind.

Damit trotz unterschiedlicher Interessen konfliktträchtige, Aggression erzeugende Nutzungskonkurrenzen weitgehend vermieden werden, ist ein Raumprogramm mit verschiedenen Teilbereichen die naheliegende Lösung. Natur kann hier zur räumlichen Strukturierung eingesetzt werden, denn mit Hecken, Sträuchern und Bäumen lassen sich Teilbereiche sichtbar voneinander abgrenzen. Dadurch können sowohl Rückzugs- als auch soziale Räume hergestellt werden (Walden 2009). Eine Voraussetzung für die Bildung von Teilbereichen ist jedoch, dass Schulhöfe insgesamt weiträumig genug sind, sodass die Teilbereiche nicht beengend wirken.

Zu beachten ist, dass sich die positiven Wirkungen grüner Schulhöfe jeden Tag aus neue einstellen, was deren Langfristigkeit begründet. Hinzu kommen die positiven Folgewirkungen: Wer erholter ist, interessiert sich mehr für seine Umwelt und verhält sich umweltbewusster. Das stellten Collado und Corraliza (2015) fest, die Schüler im Alter zwischen 6 und 12 über die wahrgenommene

„naturalness" ihres Schulhofs, dessen Erholfaktoren und ihr Umweltverhalten (z. B. das Licht ausmachen, wenn man den Raum verlässt) befragt haben. Die Beantwortung erfolgte durch Kommentierung vorgegebener Aussagen auf mehrstufigen Skalen. Insgesamt 20 Schulhöfe waren einbezogen, unterteilt in zwei Typen: zwölf mit reichlich Grün, acht ohne Grün. Wie sich zeigte, sind grüne Schulhöfe nicht nur „restorer", indem sie *erholsame* Pausen ermöglichen, sondern auch noch „competence builder", indem sie die Herausbildung von Umweltbewusstsein fördern.

Nicht immer lassen sich weiträumige grüne Schulhöfe realisieren – vor allem nicht in hoch verdichteten Stadtteilen. Ein Beispiel, wie man dennoch Platz für Schulhöfe in solchen Stadtteilen schaffen kann, findet man in der Katharinenschule, einer Grundschule in der Hafen-City in Hamburg. Zusätzlich zu dem ground level Schulhof gibt es einen Schulhof auf dem Dach des Schulgebäudes (Abb. 4.3). Die Gitter, die verhindern, dass die Schüler in den Pausen bei bewegungsintensiven Aktivitäten abstürzen, sind mit Rangpflanzen begrünt (Abb. 4.4).

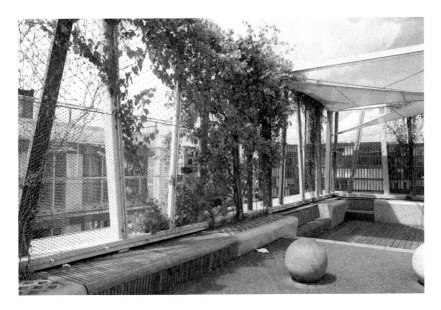

Abb. 4.3 Schulhof auf dem Dach

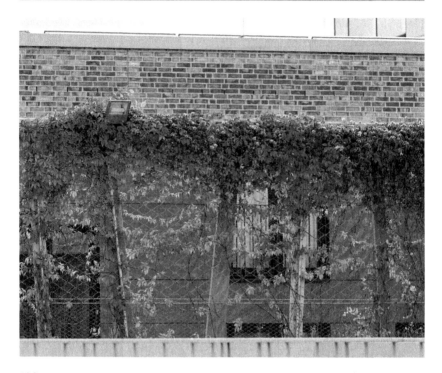

Abb. 4.4 Rangpflanzen vor Mauern

4.1.3 Außerschulische Lernumwelten

Naturkundliche Museen, Zoos und botanische Gärten sind außerschulische Lernumwelten. Man erfährt etwas über die Welt der Pflanzen und Tiere. Museen und
Zoos bieten „edutainment", einen Mix aus education (Bildung) und entertainment
(Unterhaltung). Edutainment folgt dem Motto: Lernen soll Spaß machen (Flade
2017). Diese Einrichtungen haben den Vorteil, dass man dort Tiere und Pflanzen zu
sehen bekommt, die in der Alltagswelt nicht vorkommen, z. B. tropische Gewächse
und Kakaobäume in den Gewächshäusern der Botanischen Gärten, exotische far-
benprächtige Fische in großen Aquarien, die in der Tiefe der Meere leben, Pinguine
und die Präparate von Tieren, die in früheren Erdzeiten gelebt haben.

Naturkundliche Museen geben Kunde von einer Natur, der man im Alltagsleben nicht begegnet, weil es weit entfernte Länder oder Regionen mit extremen
Klimata sind (Abb. 4.5) oder eine Tierwelt, die es heute nicht mehr gibt (Abb. 4.6).

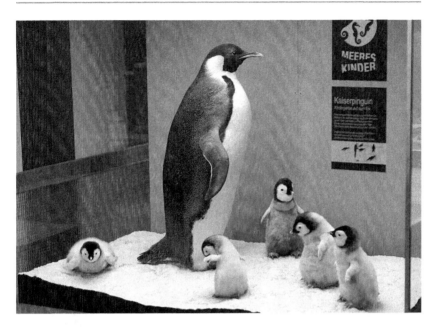

Abb. 4.5 Pinguin-Familie im Meeresmuseum in Stralsund

Doch auch Kunstmuseen. In denen Landschafts- und Naturbilder aufgehängt sind, sind Lernumwelten, die Wissen über die Natur vermitteln können (Abb. 4.7).

Zoos sind spezielle Umwelten, die geschaffen wurden, um Tiere zu sehen und zu erleben, die in der alltäglichen Umwelt nicht vorkommen. Inwieweit die Besucher dabei etwas Authentisches lernen, ist mitunter durchaus fraglich, denn das künstliche Habitat des Zoos, in das die Tiere versetzt wurden, verändert nicht nur deren Verhalten, sondern auch deren Rezeption. Aufschlussreich ist hier eine Untersuchung von Finlay et al. (1988), in der festgestellt wurde, dass die Tiere in einem Zoo-Setting anders wahrgenommen werden als ein und dieselben Tiere in ihrem normalen Habitat. Im Zoo werden sie als reduziert, zahm, passiv und harmlos, in freier Wildbahn als frei, wild und aktiv wahrgenommen. Tiere im Zoo sowie das gesamte Ambiente liefern somit keine validen Eindrücke. Ein Aspekt, der künstliche Habitate rechtfertigt, ist, dass Zoos dazu beitragen können, Menschen für die Natur sowie speziell für die Tierwelt zu interessieren. Eine Untersuchung von Bruni et al. (2008) in Form eines Vorher-Nachher-Vergleichs spricht

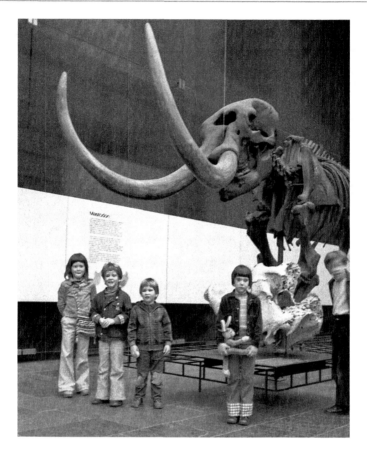

Abb. 4.6 Im Senckenbergmuseum in Frankfurt am Main. (Eigenes Archiv)

für diese Argumentation. Die Forscher haben Besucher vor und nach einem Zoobesuch befragt und dabei festgestellt, dass die Naturverbundenheit durch einen Zoobesuch gestärkt wird.

Weniger aufwändig als einen Zoo einzurichten und zu betreiben, ist die Schaffung von Naturerfahrungsräumen, die den in Städten lebenden Kindern authentische Naturerfahrungen mit der einheimischen Pflanzenwelt, die auch ein Habitat für Tiere sind, ermöglichen sollen. Green und blue spaces sind für Kinder reich an Affordanzen. Sie sind attraktiv, wie bereits Hart (1982) festgestellt hat,

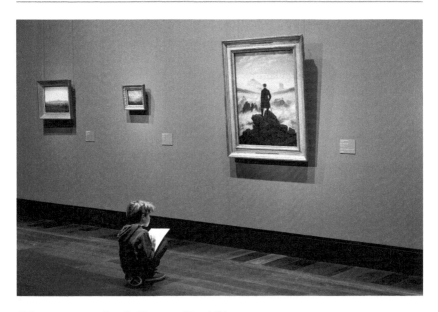

Abb. 4.7 Lernen über die Natur aus Naturbildern

- wenn es Wasser, Sand, Erde, Bäume, Büsche und hohes Grass gibt,
- wenn die Topografie abwechslungsreich ist,
- wenn dort Tiere leben,
- wenn man dort auf Dinge stößt, die man vielfältig nutzen kann.

Solche nutzungsoffenen Dinge sind z. B. Baumstämme, auf denen man balancieren oder sitzen oder etwas bauen kann, oder Steine, die man übereinander stapeln und so eine Mauer herstellen kann. Nutzungsoffenheit besitzen nicht nur manche Dinge, sondern auch manche Orte. Hart stellte fest, dass Kinder Orte bevorzugen, die nicht geplant, sondern naturbelassen sind. „The best landscape for children is often one which has been left to the power of nature" (Hart 1982, S. 36).

Ein Naturerfahrungsraum ist „eine weitgehend ihrer natürlichen Entwicklung überlassene, mindestens ein Hektar große ‚wilde' Fläche im Wohnumfeld, auf der ältere Kinder und Jugendliche frei, ohne pädagogische Betreuung und ohne Geräte spielen können" (Schemel 2008, S. 79). Es sind Orte, an denen Kinder eine ursprünglichere, „wildere" Natur, als man sie in gepflegten

Parks und Grünanlagen antrifft, erleben können Ein Hindernis, das sich solchen Projekten in den Weg stellt, ist ein rigoroser Naturschutz, der auf Restriktionen und Verbote setzt (Reidl und Schemel 2003). Ein anschauliches Beispiel für eine ins Auge springende Schutzmaßnahme, die dem Grün jeden ästhetischen Reiz nimmt, zeigt Abb. 4.8.

Auf die Problematik eines restriktiven Naturschutzes haben Reidl und Schemel (2003) im Zusammenhang mit der Einrichtung von Naturerfahrungsräumen aufmerksam gemacht, die Kinder eben nicht mit Restriktionen und Verboten konfrontieren, sondern ihnen die Gelegenheit geben, Natur zu erleben und auf diese Weise eine positive Einstellung dazu zu entwickeln. Naturschutz sollte sich als Anreger und competence builder und nicht als „Verhinderer" profilieren, was Kinder letztlich von Naturerfahrungen fern halten würde. „Wer soll den Gedanken des Naturschutzes weitertragen, wenn wir es nicht schaffen, die jungen Generationen für die Natur zu interessieren? …. Dringend erforderlich ist es, die Konzentration allein auf seltene Arten und deren Lebensräume bei gleichzeitiger Betrachtung des Menschen als „Hauptstörfaktor" aufzugeben und den Menschen

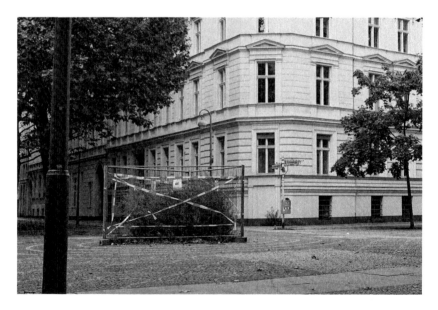

Abb. 4.8 Geschütztes Stadtgrün

und seine Bedürfnisse in Naturschutzüberlegungen und -konzepte einzubeziehen" (Reidl und Schemel 2003, S. 325).

Entscheidend sind Eigenständigkeit und Handlungsspielräume. Naturerfahrungsräume sind nicht gartenarchitektonisch gestaltet, sie sind frei von Geräten und vorgefertigten Ausstattungselementen. Anders als auf Abenteuerspielplätzen werden Kinder in Naturerfahrungsräumen nicht betreut und angeleitet. Sie handeln auf eigene Faust und erleben die Natur dabei eigenständig. In Abschn. 6.4 geht Hans-Joachim Schemel vertiefend auf das Konzept der Naturerfahrungsräume und auf realisierte Beispiele ein.

Auch „Kinderbauernhöfe" sind „Naturerfahrungsräume". Ein Beispiel ist ein Hof in Berlin-Kreuzberg (Abb. 4.9). Die vielen hier Wohnenden müssen mit ihren Kindern nicht erst „ins Grüne" fahren, um Schafe, Ziegen, Ponys, Esel, Enten, Gänse, Hühner und Kaninchen „live" zu sehen. In der Großstadt lebende Kinder können hier direkt vor Ort Tiere erleben, d. h. Natur erfahren.

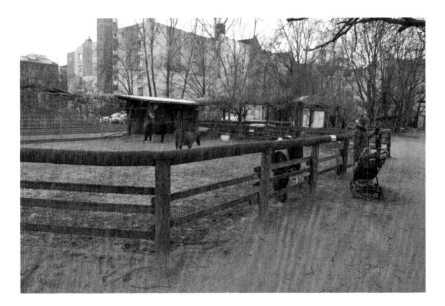

Abb. 4.9 Städtischer Naturerfahrungsraum mit Tieren. (Foto Boris Eichler)

4.2   Büroumwelten

Die typische Arbeitsumwelt ist heute das Büro. Aus diesem Grund werden die
Bezeichnungen Arbeits- und Büroumwelt synonym verwendet. Im Zeitalter des
Computers und Internet kann im Prinzip an jedem beliebigen Ort gearbeitet wer-
den, an dem man den Laptop aufklappen kann und es wlan gibt. Aus dem Büro-
angestellten kann so ein Mobile Worker werden, der nicht mehr tagtäglich ins
Büro fahren muss, sondern auch im home office oder woanders arbeiten kann
(Flade 2017). Der Schreibtisch mitsamt dem Zimmer, in dem er steht, ist kein
sekundäres Territorium mehr, sondern hat sich in ein firmeninternes öffentliches
Territorium verwandelt. Wenn der Mitarbeiter ein- oder zweimal in der Woche im
Büro ist, kann er sich einen unter den gerade freien Schreibtischen aussuchen.
Ansonsten kann er Zeit und Ort des Arbeitens selbst bestimmen (Abb. 4.10).

Ob er im home office, im Garten oder Park oder am Strand arbeitet, entschei-
det er selbst. Auch green und blue spaces kommen infrage.

Dass Natur in Büroumwelten nicht als vorrangiges Thema behandelt wird,
zeigt eine Umfrage von Catella Research (2017) zum Arbeitsplatz der Zukunft.
In dem Fragebogen wurden die Einstellungen zur Arbeit und Ansichten zu den

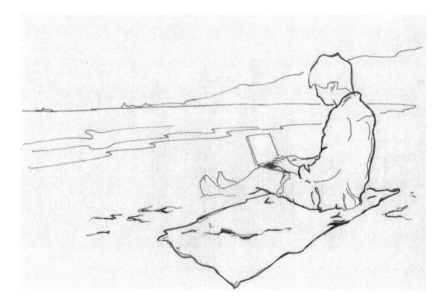

Abb. 4.10 Arbeiten in Freien. (Illustration juni.studio)

Bürotypen und zur zeitlichen Organisation sowie die Bewertungen des Arbeitsplatzes erfasst. Beurteilt werden sollten die Beleuchtung, die Raumtemperatur, die Lautstärke, der Komfort, die Luftqualität und die Lage des Schreibtisches. Die Natur wird darin mit keiner Frage angesprochen, sodass deren Bedeutung für die Arbeitszufriedenheit und Arbeitsleistung auch nicht sichtbar werden kann. Der vorgegebenen Antwortkategorie „ein Raum mit Aussicht nach draußen" wurde häufig zugestimmt. Dieser Ausblick wurde jedoch nicht näher spezifiziert, obwohl es einen Unterschied macht, ob man auf grüne Natur oder eine Betonwand blickt (Benfield et al. 2015; Ulrich 1984). Dass auch Naturelemente zu einem optimalen Büroarbeitsplatz gehören wie z. B. Bäume und Grünflächen, die man beim Blick aus dem Fenster sieht, oder Dachgärten und Grünanlagen, die man in den Pausen aufsuchen kann, wurde in der Umfrage nicht thematisiert. Dass Erholphasen optimiert, das Wohlbefinden erhöht und der Stress gemindert werden können, indem man die Funktion der Natur als restorer nutzt, blieb außen vor.

Auch an dem Fragebogen zur Bewertung von Bürogebäuden, den Walden (2008) konzipiert hat, zeigt sich, dass der Natur in Büroumwelten wenig Aufmerksamkeit zuteil wird. Es wird eine Vielzahl an Merkmalen, die den Kategorien Funktionalität, Ästhetik, Kommunikation, Ökologie und Organisation zugeordnet werden, aufgeführt. Bewertet werden der Außenraum mitsamt der Fassade, der Eingangsbereich, der Pausenbereich, die Verkehrswege, Versammlungs- und Gruppenräume, Einzelbüros, Lüftung, Heizung und Lärm. Pflanzen bzw. grüne Natur sind kein Extrapunkt, sie sind in den Kategorien „Ästhetik" und „Ökologie" enthalten.

Den Eindruck, dass die Bedeutung grüner Natur in Büroumwelten noch nicht wirklich entdeckt ist, haben Colley et al. (2017) mit dem Hinweis bestätigt, dass sich der weitaus größere Teil der Untersuchungen über die Beziehungen zwischen Natur und Gesundheit auf Wohn- und Freizeitumwelten bezieht und nur ein geringer Teil auf greenspaces in Arbeitsumwelten. Dass ist insofern überraschend, als der zu erwartende Erholeffekt von Natur im Arbeitsbereich nicht nur von psychologischem, sondern auch von überindividuellem Interesse ist: erholte Mitarbeiter sind produktiver und leistungsfähiger.

4.2.1 Im Bürogebäude

Bringslimark et al. (2009) haben in ihrem Review 21 Untersuchungen betrachtet, in denen die Effekte von Pflanzen in Innenräumen auf das Erleben und Verhalten der darin befindlichen Personen analysiert wurden. Unter den 21 waren sechs, die sich mit Arbeitsumwelten befasst hatten. In diesen zeichnete sich ab, dass sich

Pflanzen positiv auf die Arbeitsleistung und die Senkung des Stressniveaus auswirken, dass das jedoch nicht ausnahmslos der Fall ist, sondern dass es wesentlich vom Kontext abhängt, inwieweit Pflanzen einen solchen Effekt haben. Die
Art und Menge der Pflanzen, die Größe des Arbeitsraums und die Raumausstat-
tung sowie die „greenness" der Umgebung variieren. So ist eine kleine Pflanze im
Raum nur ein Objekt unter vielen anderen Objekten, welche das Ambiente nicht
merklich prägen kann. So kann es sein, dass ein besonderes Möbel oder ein bun-
tes Bild an der Wand in ihrer Wirkung so stark sind, dass sie die unwillkürliche
Aufmerksamkeit mehr auf sich ziehen als eine Pflanze im Raum, die kaum beach-
tet wird.

Das Resümee der Forscher war, dass Pflanzen in Büroräumen überwiegend
eine positive Wirkung haben, dass sich diese aber nicht immer einstellt, weil
andere Effekte stärker sind.

In dem Experiment von Lohr et al. (1996) saßen die Versuchspersonen in
fensterlosen Räumen, in denen Aufgaben am Computer zu erledigen waren.
Eine Gruppe arbeitete in einem Raum mit wenig Licht benötigenden Pflanzen,
die in Töpfen auf dem Boden oder auf dem Tisch standen oder an den Wänden
aufgehängt waren. Die andere Gruppe arbeitete in einem Raum ohne Pflanzen.
Beim Vergleich des Arbeitstempos, dem systolischen Blutdruck als Indikator des
Stressniveaus und der selbst eingeschätzten Aufmerksamkeit während des Arbeitens ergaben sich signifikante Unterschiede: Die Versuchspersonen im Raum mit
den Pflanzen erledigten die Aufgaben schneller, sie hielten sich für aufmerksa-
mer, ihr Blutdruck sank nach der Durchführung der Aufgabe rascher wieder auf
das Normalniveau herab.

Räume mit hoch gelegenen Fenstern, die zwar ein wenig Tageslicht herein lassen, aber keinen Ausblick ermöglichen, oder die gänzlich ohne Fenster sind, wurden mit der Intention gebaut, Ablenkungen auszuschalten. Inzwischen weiß man,
dass fensterlose Räume nicht zu empfehlen sind, denn es gibt kaum etwas, was
die unwillkürliche Aufmerksamkeit auf sich ziehen würde und man sich so von
mentaler Ermüdung erholen könnte. Die Kompensationshypothese, dass Pflanzen
oder auch Naturbilder an den Wänden in fensterlosen Büroräumen den Mangel an
grüner Natur auszugleichen vermögen, haben Biner et al. (1993) nicht bestätigen
können. Sie fanden stattdessen heraus, dass Pflanzen für die Büroangestellten ein
unaufwändiges Mittel sind, um den Arbeitsplatz zu personalisieren und zu verschönern. Aneignung und Ästhetik sind die vorherrschenden Motive, Pflanzen in
den Büroraum zu holen.

Raanaas et al. (2011) gingen von der Aufmerksamkeitserholungstheorie aus,
die voraussagt, dass sich der Mechanismus der gerichteten Aufmerksamkeit erholen kann, wenn etwas Faszinierendes die unwillkürliche Aufmerksamkeit auf sich

zieht. Die Versuchspersonen wurden per Zufall auf zwei Gruppen verteilt. Die einen arbeiteten in einem Raum mit Computer und mit Pflanzen, die anderen in einem identischen Raum aber ohne Pflanzen (Abb. 4.11). Die Arbeit bestand im Korrekturlesen eines Textes.

Die Aufmerksamkeitskapazität wurde dreimal gemessen: nach dem Betreten des Raums, nach Beendigung der Aufgabe und nach einer sich anschließenden kurzen Pause. Die erste Messung diente als Baseline. Als Test diente die Reading Span Task. Bei dieser Aufgabe müssen einzelne unabhängige Sätze laut gelesen und das letzte Wort (Zielwort) erinnert werden. Die Sätze sind unterschiedlich lang, sie sind in Sets von zwei bis sechs Sätzen angeordnet. Die Lesespanne wird anhand der komplett erinnerten Zielwörter ermittelt. Bei den Versuchspersonen im Raum mit Pflanzen verbesserten sich die Leistungen in dem Test zwischen der ersten und zweiten Messung und blieben dann konstant hoch, bei den Versuchspersonen im Raum ohne Pflanzen war kein Leistungsanstieg festzustellen. Das Ergebnis spricht dafür, dass Pflanzen die unwillkürliche Aufmerksamkeit auf sich ziehen, was mentale Erholung ermöglicht und sich positiv auf die Leistung auswirkt, wobei dieser Effekt durchaus andauert.

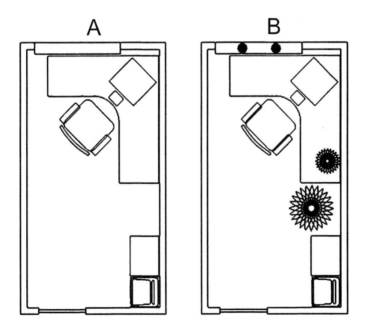

Abb. 4.11 Versuchsanordnung. (Raanaas et al. 2011, S. 101)

Zu empfehlen sind Pflanzen in Büroräumen, wenn es an grüner Natur in der Umgebung mangelt und wenn die Mitarbeiter auf diese Weise ihren Arbeitsplatz personalisieren und subjektiv schöner machen können. Eine solche Personalisierung bzw. Umweltaneignung stärkt die Identifikation mit dem Arbeitsplatz im Sinne von dies ist *mein* Schreibtisch, dies ist *mein* Zimmer. Auf diese Weise wird aus einem unpersönlichen sekundären ein persönlich bedeutsames primäres Territorium.

4.2.2 In der Umgebung

Zur Büroumwelt rechnet nicht nur der Arbeitsraum, in dem der Schreibtisch steht, sondern auch dessen Umgebung, auf die man beim Blick aus dem Fenster schaut, wobei man mehr oder weniger grüne Natur sieht, in der man andere Mitarbeiter trifft und in der man sich in Pausenzeiten aufhält (Abb. 4.12).

   Zur Büroumwelt kann ein direkt auf den Gebäude befindlicher Dachgarten oder ein Stadtpark gehören. Das Feldexperiment von Tyrväinen et al. (2014) in Finnland und die Befragung von Colley et al. (2017) in Schottland sind Beispiele

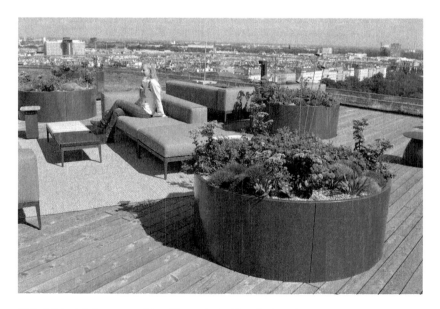

Abb. 4.12 Arbeitspause auf dem Firmendach. (Foto Optigrün)

für die Erforschung der erholenden Wirkung grüner Natur in der Arbeitsumgebung. Tyrväinen et al. gingen der Frage nach, ob der Erholeffekt der Mittagspause je nach dem Ort, wo diese verbracht wird, unterschiedlich ist. Befragt wurden Berufstätige, die in der Stadt (Helsinki) arbeiten. Einige halten sich während der Mittagspause in dem Stadtpark in der Nähe auf, andere gehen in einen nahe gelegenen Stadtwald, eine dritte Gruppe bleibt im (grünarmen) Zentrum der Stadt. Indikatoren der Erholung waren die wahrgenommene Erholtheit, Vitalität, Befindlichkeit und Kreativität. Wie sich zeigte, ist die Pause sowohl im Stadtpark als auch im Stadtwald subjektiv erholsamer als die Pause im Stadtzentrum. Im Vergleich zum grünarmen Stadtzentrum sind Stadtpark und Stadtwald wirkungsvolle restorative environments.

Ausgangspunkt der Untersuchung von Colley et al. (2017) war die Annahme, dass greenspaces eine gesundheitsfördernde Ressource sind. „Greenspaces may support physical activity, social interaction, and restoration of depleted psychological resources, each of which can contribute positively to both physical and mental well-being" (S. 315). Einbezogen in die Untersuchung wurden fünf am Stadtrand gelegene große Wissenschaftsparks bzw. „high-tech parks" in Schottland. An der Online-Befragung beteiligten sich 366 Angestellte aus insgesamt 82 Organisationen mit Sitz in diesen Parks. Die Auswertung ergab, dass die Mehrheit der Mitarbeiter die freie Zeit regelmäßig draußen im Grünen verbringt. Festgestellt wurde des Weiteren, dass zwischen dem erlebten Arbeitsstress und der Nutzung der grünen Umgebung ein signifikanter Zusammenhang besteht, was Colley et al. auf den Mechanismus der Selbstregulation zurück führten: Der Mensch hat das Verlangen nach Natur, wenn er erholungsbedürftig ist. Arbeitsplätze in Firmen inmitten von Parks haben so den Vorteil, dass die Umgebung Erholung bietet und der Mechanismus der Selbstregulation greifen kann.

Andere Möglichkeiten als ein Park rings um das Firmengebäude bieten Dächer, auf denen green spaces für die Angestellten geschaffen werden können. Ein konkretes Beispiel, wie eine Dachfläche in einen Dachgarten umgestaltet werden kann und dann als Firmen-Mensa dient, veranschaulicht Abb. 4.13.

4.2.3 Der Ausblick

In der Welt der Arbeit zählt in erster Linie die Arbeitsleistung. Ein starker Leistungsdruck und eine hohe Beanspruchung erzeugen Stress. Die Folgen sind eine verminderte Leistungsfähigkeit, ein verringertes Wohlbefinden und schließlich auch noch gestörte soziale Beziehungen. Chronische Erregung ist die Folge,

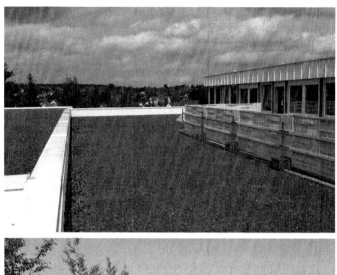

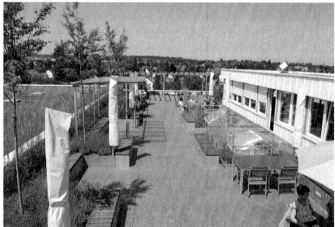

Abb. 4.13 Dachterrasse vor und nach der Umgestaltung. (Fotos Optigrün)

wenn der Stress nicht bewältigt wird, was über kurz oder lang auch die physische Gesundheit untergräbt. Büroarbeitsplätze in Fensternähe sind nicht allein wegen des Tageslichts vorteilhaft, sie reduzieren Stress, wenn man beim Blick aus dem Fenster Bäume und Grünflächen sieht (Hartig et al. 2003). Blicke aus dem Fenster auf grüne Natur sind eine kleine Erholphase zwischen durch (Abb. 4.14). Grüne Umgebungen mit Bäumen sind ein Gewinn für alle Beteiligten. Etwaiger

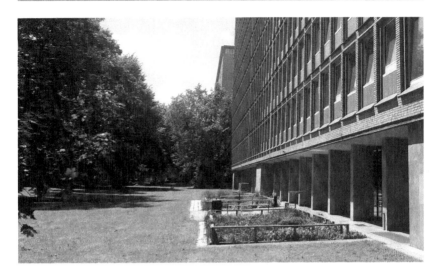

Abb. 4.14 Blick aus dem Büro auf grüne Natur

Stress, der bei komplizierten Aufgaben oder länger andauernden Arbeitsphasen entsteht, wird schneller bewältigt (Hartig et al. 2003).

Arbeitsplätze am Fenster sind auch deshalb vorteilhaft, weil sie den Wahrnehmungsraum erweitern und damit den Eindruck von Beengtheit verringern können. Es ist deshalb zu erwarten, dass fensternahe Arbeitsplätze von den Angestellten besonders geschätzt werden, was Yildirim et al. (2007) in einer Befragung von Angestellten in zwei Großraumbüros in Ankara bestätigt haben. Ein weiterer Grund ist, dass man am Fenster mehr Tageslicht bekommt, das gegenüber künstlicher gleichbleibender Beleuchtung bevorzugt wird. Durch wechselndes Licht wird der Tag zeitlich strukturiert und damit die zeitliche Orientierung erleichtert.

Erholung und Gesundheit fördernde Umwelten

5

Die Natur als Mittel zur Wiederherstellung eines physischen und psychischen Gleichgewichts kommt eher in den Sinn, wenn man *nur* überlastet oder *nur* erschöpft ist, weniger jedoch bei einer Erkrankung. Wie Regan und Horn (2005) festgestellt haben, wird Kranksein in erster Linie mit medizinischer Behandlung assoziiert und mit Pharmaka, die alles richten sollen. Menschen streben in die Natur, wenn sie erholungsbedürftig sind. Erlebter Arbeitsstress korreliert mit dem Bedürfnis, green spaces in der Umgebung aufzusuchen, was Colley et al. (2017) auf den Mechanismus der Selbstregulation zurückgeführt haben. Bei Erkrankungen greift dieser Mechanismus weniger, auch wenn Naturaufenthalte und natürliche Heilmittel zum Gesundwerden beitragen könnten. Ein Beispiel ist das ADD (attention deficit disorder) bei Kindern, das als „disorder" als Krankheit gelten kann, weil es nicht nur eine augenblickliche Erschöpfung oder kurzzeitiger Stress ist. Anstelle von Medikamenten, bei denen mit unerwünschten Nebenwirkungen zu rechnen ist, können Naturkontakte ein brauchbares Mittel sein, um Konzentrationsstörungen und die damit verbundenen negativen Folgen zu mildern (Schubert et al. 2010; Faber Taylor et al. 2001).

Erholungsbedürftig sind Gesunde, die nach einer Stressphase wieder zum gewohnten psychisch und körperlich entspannten Zustand gelangen möchten; einer Therapie bedürfen Kranke. Eine klare Grenzziehung ist indessen kaum möglich. Sinnvoll ist deshalb die Konzeption eines Kontinuums mit den Endpunkten „gesund" und „krank", auf dem sich unklare Fälle in der Mitte einordnen und auch Verschiebungen darstellen lassen. So kann chronischer Stress krank machen, was einer Verschiebung auf dem Kontinuum in Richtung „krank" entspräche.

Als *begleitende* Maßnahme wird Natur in allen Größenordnungen für Heilungszwecke genutzt: Man verwendet Heilpflanzen und errichtet Kurkliniken und Kurorte an Meeresküsten, in Bergregionen und Waldgebieten. Als explizite Erhol- und therapeutische Umwelt soll Natur in allen Formen und Größenordnungen dazu beitragen, dass das abhanden gekommene psychische und physische Wohlbefinden

© Springer Fachmedien Wiesbaden GmbH, ein Teil von Springer Nature 2018   157
A. Flade, *Zurück zur Natur?*,
https://doi.org/10.1007/978-3-658-21122-6_5

und die gewohnte Leistungsfähigkeit wieder erlangt werden und eine rasche Genesung erfolgt. Ein „Zurück zur Natur" lohnt sich: „Health promotion agencies have already recognized the need for innovative, ‚upstream' approaches to health and well-being, and are seeking potential alliances/opportunities to this end. Collaboration with the environmental management sector, and the use of public natural spaces in population health promotion is a clear potential strategy" (Maller et al. 2005, S. 52).

In ihrem Review haben Maller et al. (2005) die individuellen und gesellschaftlichen Benefits von Natur im Gesundheitsbereich dargelegt. Es sind positive physische, psychische, soziale, ökologische und ökonomische Wirkungen. Die Autoren sprechen geradezu von einer Goldmine: „Nature can be seen therefore as an under-utilized public resource in terms of human health and well-being, with the use of parks and natural areas offering a potential gold mine for population health promotion. In this light, natural areas can be seen as one of our most vital health resources" (Maller et al. 2005, S. 52).

Dieser „Goldmine" wird im fünften Kapitel gefolgt. Es werden theoretische Ansätze und Konzepte sowie Untersuchungsergebnisse zum Mensch-Natur-Verhältnis mit Blick auf Erholung und Gesundheit vorgestellt. Daran anschließend wird geschildert, wie sich das Erholpotenzial von Umwelten bestimmen lässt. Am Schluss folgt ein Exkurs über die Motive des Wanderns, in denen sich die die vielfältigen Mensch-Natur-Beziehungen widerspiegeln. Denn gewandert wird weit überwiegend in Naturumwelten, die für die Wandernden Erfahrungs- und Aktionsraum zugleich sind. Der Wanderer erlebt die Natur mit all seinen Sinnen, während er sich aus eigener Kraft darin fortbewegt.

5.1   Konzepte, Kategorien und Merkmale

Um Umwelten zu bezeichnen, die eine erholende und heilende Wirkung haben, werden verschiedene Begriffe verwendet:

- restorative environments
- health promoting environments
- health promoting landscapes.

Restorative environments, auf die in Abschn. 2.2 bereits ausführlich eingegangen worden ist, besitzen Qualitäten, die bewirken, dass sich der Mensch mental erholt, Stress abbaut und schneller wieder gesund wird. Konstituierend für ein restorative enviroment sind die vier Erholfaktoren Faszination, being away, wahrgenommene

Weite und Kompatibilität (Kaplan 1995). Restorative environments sind faszinierend, sodass sich der Mechanismus der gerichteten Aufmerksamkeit erholen kann, sie bieten ein Weitwegsein vom Alltag (being away), sie werden als weit und befreiend erlebt (extent) und als zu den eigenen Absichten passend (compatibility). Naturumwelten sind häufiger als gebaute Umwelten restorative environments, weil sie öfter diese Qualitäten aufweisen.

Mit dem Konzept der *health-promotive environments* hat Stokols (1992) die umweltpsychologische Perspektive in den Gesundheitsbereich hinein getragen und die Gesundheitsthematik damit zu einer Frage des Verhältnisses zwischen Mensch und Umwelt gemacht. Nicht mehr nur der Mensch als krankes oder erholungsbedürftiges Wesen, sondern die gestörte Mensch-Umwelt-Beziehung wird zum Ansatzpunkt für therapeutische Maßnahmen. Damit rückt die Umwelt als eine der konstituierenden Komponenten dieser Beziehung automatisch ins Blickfeld. Mensch-Umwelt-Beziehungen können nun aus verschiedenen Blickwinkeln und im Hinblick auf unterschiedliche Wirkungen analysiert werden, z. B. kann nach den Auswirkungen physikalisch-chemischer Umwelteinflüsse wie Lärm und Luftschadstoffen oder umgekehrt von psychosomatische Erkrankungen ausgehend nach deren in der Umwelt liegenden Ursachen gefragt werden. Stokols hat dieses weite Themenfeld strukturiert, indem er zwischen drei Gesundheits-Dimensionen unterschieden hat:

- der *physischen* Gesundheit
- dem *psychischen* (mentalen und emotionalen) Wohlbefinden
- der *sozialen* Integration.

Physikalisch-chemische Umwelteinflüsse wie Lärm und Schadstoffe in der Luft oder Belastungsfaktoren wie Überforderung und Zeitdruck sowie gestörte soziale Beziehungen und soziale Isolation rücken mitsamt dem dazu gehörigen Kontext ins Blickfeld. Anschauliche Beispiele dazu sind die gesundheitsfördernden Wirkungen der frischen Luft beim Spaziergang am Strand, der körperlichen Aktivität bei Wandern durch Feld und Wald (physische Gesundheit), der Faszination beim Blick vom Berggipfel auf die Bergwelt (psychische Gesundheit) sowie des Gefühls von Gemeinschaftlichkeit und Zugehörigkeit, das sich bei einem gemeinsamen Ausflug ins Grüne einstellt (soziale Integration).

Abraham et al. (2010) haben ähnlich wie Stokols (1992) *health-promotive landscapes* anhand von drei Dimensionen charakterisiert. Wie bei Stokols wird zwischen den Kategorien physisch, psychisch und sozial unterschieden (Abb. 5.1).

Health-promoting landscapes fördern einen gesunden Lebensstil, indem sie zu körperlicher Bewegung anregen und eine kognitive und emotionale Erholung

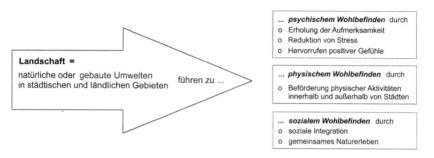

Abb. 5.1 Gesundheitsfördernde Landschaft – ein Modell. (Abraham et al. 2010, S. 64)

ermöglichen. Sie fördern Fitness und emotionale Stabilität sowie Zugehörigkeit und Gemeinschaftlichkeit, die Stressoren abschwächen und die Stressbewältigung erleichtern.

Restorative environments sind nicht nur *green,* sondern auch *blue* spaces. Wie Foley und Kistenmann (2015) festgestellt haben, ist den blue spaces bislang noch vergleichsweise wenig Aufmerksamkeit zuteil geworden. „In health geography and environmental psychology, substantial literatures on green space environments emphasise their potential to promote health and wellbeing ...The time is ripe ..., to pay more specific attention to blue space" (Foley und Kistemann 2015, S. 157 f.).

Die Kategorien green und blue spaces sind Sammelbegriffe, unter die vielfältige Formen und Größenordnungen subsumiert werden. Green spaces sind Parks, Gärten, Wälder, Straßen und Plätze mit Bäumen usw., blue spaces sind Gewässer, Seen, Meere und Küstenregionen (Kistemann et al. 2010; Finlay et al. 2015). Pauschale Vergleiche wie zum Beispiel, dass blue spaces erholsamer sind als green spaces, sind deshalb nicht erhellend, weil unklar ist, was genau miteinander verglichen wird. Abgesehen davon sind beide oft eng ineinander verwoben (Abb. 5.2).

Erholsame und therapeutische Umwelten sind nicht immer verfügbar. Einer der Gründe ist, dass als gesundheitsfördernd wahrgenommene Orte und Landschaften nachgefragt und damit wertvoll sind. Foley und Kistemann (2015) haben das mit dem Begriffspaar „healthy" und „wealthy" auf den Punkt gebracht. Vor allem die selteneren blue spaces werden zu begehrten und teuren „wealthy" environments, die sich nur Wohlhabende leisten können. Als deren Privateigentum sind sie kein öffentliches Territorium mehr, d. h. nicht mehr für jedermann zugänglich. Eine andere Entwicklung, die zu einer Verminderung der Erholwirkung führt, ist der Tourismus. Wenn zu viele Menschen zu den blue spaces strömen, sodass ein Crowding droht, ist die unweigerliche Folge, dass deren Erholeffekt sinkt.

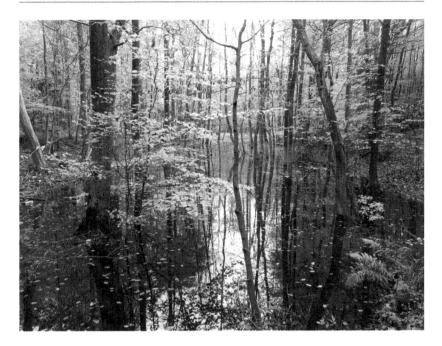

Abb. 5.2 Gesamteindruck eines Walds mit Bach. (Foto Gisela Beck)

5.2   Erholungs- und gesundheitsfördernde Umwelten

Erholungs- und gesundheitsfördernde Umwelten sind eine umfassende Kategorie. Es sind dazu die freie Natur jenseits der Städte sowie diverse therapeutische Einrichtungen zu rechnen, die explizit der Erholung und Gesundung dienen. Auch Gärten, die Blicke auf eine schöne Pflanzenwelt bieten und in denen man mitunter auch aktiv „gärtnern" kann, können therapeutische Mittel sein.

5.2.1   Die freie Natur

Die freie Natur kann sowohl ursprünglich und „wild" als auch kultiviert und „gepflegt" sein, was die Frage aufwirft, welche der beiden Varianten eine größere Erholwirkung hat. Dieser Frage sind Martens et al. (2011) nachgegangen. Sie haben ein Feldexperiment durchgeführt, um festzustellen, ob ein Spaziergang in einem verwilderten Wald (wild forest) oder in einem kultivierten Wald (tended forest) erholsamer ist. Insgesamt 52 Versuchspersonen gingen 30 min lang durch einen verwilderten, seit sechs Jahren forstwirtschaftlich nicht mehr genutzten Wald mit viel Buschwerk, Unterholz und abgestorbenen Bäumen, 44 Versuchspersonen gingen durch einen aufgeräumten, gepflegten Wald. Vor und nach diesem Spaziergang gaben sie auf vorgegebenen Skalen Auskunft über ihre Befindlichkeit. Das Ergebnis war: Der Gang durch den gepflegten Wald wirkte erholsamer, die Versuchspersonen in dieser Gruppe fühlten sich wohler, waren positiver gestimmt, gelassener, weniger niedergeschlagen, weniger gereizt und ausgeglichener als diejenigen, die im verwilderten Wald unterwegs gewesen waren. Nicht die ursprüngliche Natur – der wild forest – ist „das Ziel der Träume", stattdessen wird zum Spazierengehen die kultivierte Natur bevorzugt. Das Ergebnis lässt darauf schließen, dass die Präferenz für einen bestimmten Typ von Natur davon abhängt, mit welcher Absicht man dort hin geht. Wilde, ursprüngliche Natur ist offensichtlich weniger kompatibel, wenn man lediglich einen kurzen Spaziergang zwischendurch machen will. Möglichst viel wilde Ursprünglichkeit wollen dagegen die „Sensation Seekers", die nach Herausforderungen und Thrill verlangen (Zuckermann 1994). Ein „wild forest" zeichnet sich durch ein hohes Ausmaß an Komplexität und Mystery aus, worauf der Sensation Seeker emotional positiv reagiert. Wer weniger auf Reizsuche ist, legt auf viel Komplexität und viel Mystery weniger Wert. Die reduzierte Komplexität im kultivierten Wald und der Eindruck, dass er nicht unheimlich, sondern gut überschaubar ist, bewerten Spaziergänger, denen der Sinn nicht nach Abenteuern steht, positiv. Sie fühlen sich in dem kultivierten Wald sicher und entspannt.

Eine von Lee et al. (2017) in Korea durchgeführte Untersuchung ergab ebenfalls, dass es von den individuellen Intentionen abhängt, welcher Waldtyp wirkungsvoller ist. In diesem Fall war es der verwilderte Wald. Ein halbtägiger Aufenthalt in einem wild forest bei weiblichen Patientinnen erwies sich als heilsamer als ein vergleichbarer Aufenthalt in einem tended forest. Welcher Waldtyp jeweils am wirkungsvollsten für die Erlangung von Wohlbefinden und Gesundheit ist, ist demzufolge situationsspezifisch.

Wälder sowie überhaupt die freie Natur sind immer auch Soundspaces. In vielen Gedichten wird das Waldesrauschen beschrieben[1], viele Komponisten griffen

---

[1]Zum Beispiel in dem Gedicht „Rückkehr", in dem Joseph von Eichendorff die Rückkehr aus Italien beschreibt. In der letzten Strophe heißt es. „Da singt eine Fee auf blauem Meer, die Myrten trunken lauschen–mir aber gefällt doch nichts so sehr, als das deutsche Waldesrauschen". Robert Schumann ließ sich in den „Waldszenen" vom Soundspace des Waldes inspirieren.

in ihren Werken Vogelstimmen auf (vgl. den Exkurs in Abschn. 2.3). Die Frage in diesem Zusammenhang ist, inwieweit durch multisensorische Eindrücke der Erholeffekt von Natur gesteigert wird. Fühlt man sich z. B. nach einem Spaziergang in einer Umgebung, in der die Vögel zwitschern, erholter als nach einem Spaziergang in einer vollkommen stillen Landschaft? Ein „silent spring", wie ihn die Biologin Rachel Carson (1976) beschrieben hat, ist eine Natur, in der die Vögel verstummt sind, weil ihr Habitat zerstört wurde, sie ist keine erholsame Umwelt, denn natürliche Geräusche wie vor allem Vogelstimmen gehören in der freien Natur dazu, wie Ratcliffe et al. (2013) in einem Experiment herausgefunden haben. Zwanzig Versuchspersonen sollten sich in verschiedene Situationen hinein versetzen, zum Beispiel (S. 228):

- Stellen Sie sich vor, dass Sie von einer stark beanspruchenden Arbeit vollkommen erschöpft sind und sich kaum mehr konzentrieren können. Wohin würden Sie gehen, um sich zu erholen?
- Stellen Sie sich vor, dass Sie gestresst und in einer negativen Stimmung sind. Wohin würden Sie gehen, um sich zu entspannen?

Naturgeräusche wurden in den Typoskripten der 20 Personen insgesamt 186 mal thematisiert. Am häufigsten war die Rede von Vogelstimmen, am zweithäufigsten wurden Wassergeräusche genannt. Zugleich zeigte sich, dass es von der individuellen Naturverbundenheit abhängt, als wie positiv und erholungsfördernd Naturgeräusche erlebt werden. Menschen, deren Affinität gegenüber der Natur geringer ist, erholen sich in ein und derselben Naturumwelt weniger, sie würden wahrscheinlich auch einen stummen Frühling, wie in Carson (1976) geschildert hat, leichter ertragen können. Sie wären weniger betroffen. In manchen Situationen sind jedoch Naturgeräusche, wie z. B. ein donnernder Wasserfall nicht kompatibel mit dem Bedürfnis nach Ruhe und Stille.

In einer weiteren Untersuchung haben sich Ratcliffe et al. (2016) noch eingehender mit Vogelstimmen befasst. Sie ließen Versuchspersonen 50 Vogelstimmen im Hinblick auf deren „perceived restorative potential" (PRP) beurteilen und frei dazu assoziieren. Die Hälfte der Stimmen stammte von Vögeln aus Südengland, die andere aus Australien. Den Vogelstimmen sollte auf einer Skala von 1 bis 7 ein Erholungswert beigemessen werden. Hohe durchschnittliche PRP -Werte erhielten die Lautäußerungen des Grünfinks, der Amsel und des Rotkehlchens, niedrige Werte das Gekrächze von Elstern und Krähen. Zu jeder Vogelstimme sollte angegeben werden, was einem dabei in den Sinn kommt. Assoziationen waren Themen wie Natur, Tierwelt, Tages- und Jahreszeit sowie Aktivitäten draußen. Vogelstimmen mit hohen PRP Werten wurden mit green spaces, Frühling und Sommer und daytime assoziiert, bei Vogelstimmen mit geringeren PRP Werten tauchten Vorstellungen von exotischen Welten auf, die offensichtlich weniger zur Stress Reduktion und Erholung taugen. Sofern exotische Vogelstimmen mit Erholung in Verbindung gebracht wurden, ließ sich dies auf den Erholfaktor des being away zurück führen.

Vogelstimmen mit hohen PRP Werten wurden häufiger mit aktivem Verhalten wie Gehen und Wandern assoziiert, z. B. rief der Gesang der Amsel bei einer Versuchsperson die Vorstellung hervor, an einem Sommerabend über ein Feld mit Heu zu wandern (Ratcliffe et al. 2016, S. 142). Vogelstimmen werden besonders positiv bewertet, wenn sie im Zusammenhang mit einer anmutigen schönen Naturlandschaft zu hören sind. In solchen Fällen verstärken sie den Erholeffekt.

5.2.2   Innenräume

Zu den Innenräumen, die therapeutischen Zwecken dienen, sind außer den eigentlichen Therapieräumen auch Wartezimmer zu rechnen. Sie sind als Eingangs- und Durchgangsstation Teil der therapeutischen Umwelt. Die Frage, wie Wartezimmer gestaltet sein sollten, damit die Wartenden sich darin wohlfühlen, haben sich Arneill und Devlin (2002) gestellt. Den Versuchspersonen wurden Fotos von realen Wartezimmern gezeigt, die hinsichtlich ihrer Größe, Gestaltung, Beleuchtung, Möblierung und Dekoration variierten. Die Wartezimmer sollten im Hinblick auf die zu erwartende Qualität der medizinischen Behandlung und auf das vorgestellte Wohlbefinden, wenn man in diesem Raum eine Weile verbringen müsste, beurteilt werden. Der behandelnde Arzt wurde für besonders kompetent gehalten und die Behandlung als effektiv eingeschätzt, wenn das Wartezimmer eine angenehme Beleuchtung aufwies und wenn es farbenfroh und gepflegt aussah, wozu Pflanzen und eine schöne Dekoration wesentlich beitrugen. Am wohlsten fühlten sich die Klienten in dekorativen und anregenden sowie in geschmack- und stilvollen Wartezimmern. Ein solcher Eindruck wird durch gepflegt aussehende Pflanzen sowie durch positive Ablenkungen wie Bücher und Bilder vermittelt. Negativ erlebt werden dagegen Wartezimmer, die dunkel, spartanisch eingerichtet und unkomfortabel sind und fremdartig wirken. Wartezimmer haben folglich ein Ambiente, auf das emotional positiv oder negativ reagiert wird. Auch wenn Wartezimmer nur Vorräume sind, so wird dort mitunter ziemlich viel Zeit verbracht. Hinzukommt, dass Warten Stress verursachen kann. Es spricht also einiges dafür, auch Warteräume als restorative environments zu gestalten, wozu Pflanzen wesentlich beitragen können. Was Pflanzen in dieser Hinsicht vermögen, hatte bereits eine Untersuchung von Devlin (1992) ergeben: Patienten in einer psychiatrischen Einrichtung verhielten sich nach einer Renovierung der Einrichtung, die auch das Aufstellen von Blumentöpfen beinhaltete, weniger normabweichend und psychotisch.

Therapeuten haben durchaus eine Vorstellung, wie Therapieräume aussehen sollten. Das zeigte eine Therapeuten-Befragung von Anthony und Watkins (2002) über die aus ihrer Sicht optimale Gestaltung von Therapieräumen. Die Merkmale, die Therapeuten als wichtig für den Verlauf und den Erfolg der Behandlung nannten, sind:

- die Lage des Raums: gut zu erreichen, nicht an einer lauten Straße gelegen,
- der Raumeindruck: freundlich und anheimelnd, nicht unpersönlich abweisend und institutionell,
- visuelle und akustische Privatheit: man sieht und hört weder die anderen Klienten, noch sehen und hören sie einen,
- die Sitzanordnung: frei wählbare statt festgelegte Sitzplätze,
- die Beleuchtung: nicht zu hell und nicht zu dunkel,
- der Ausblick nach draußen: Blick auf Grün statt auf Betonwände,
- Pflanzen im Raum,
- die Dekoration: keine grellen Farben, keine irritierende Bilder an der Wand.

Die Natur taucht hier einmal beim Blick aus dem Fenster, zum anderen in der Ausstattung des Raums auf.

Der Ausblick nach draußen und das, was man dort sieht, ist insbesondere für Patienten, die mehrere Tage in einem Krankenzimmer und nicht nur kurzzeitig in einem Therapieraum verbringen, ein wichtiges Umweltmerkmal. Wie wirkungsvoll es ist, hat Ulrich (1984) nachgewiesen. Er hat die Krankenberichte von Patienten, die eine Operation hinter sich hatten, ausgewertet. Er verglich dabei zwei Gruppen, die so gebildet wurden, dass jeweils zwei Patienten einander zugeordnet wurden, deren Krankengeschichte ähnlich war. Jeweils einer der beiden konnte aus dem Krankenzimmer auf grüne Natur blicken, während der andere nur eine Ziegelsteinmauer vor sich hatte. Insgesamt 23 Paare waren einbezogen. Dass die Patienten, denen der Blick aus dem Fenster auf grüne Natur vergönnt war, ganz klar im Vorteil waren, zeigte sich daran,

- dass ihr postoperativer Aufenthalt im Krankenhaus kürzer war,
- dass sie weniger Schmerzmittel benötigten,
- dass das Pflegepersonal sich positiver über diese Patienten äußerte.

Das Ergebnis besagt: Krankenhäuser sollten in einer grünen Umgebung liegen und die Fenster der Krankenzimmer sollten darauf ausgerichtet sein. Das Grün ringsum hat einen doppelten Nutzen: Man kann sich dort aufhalten und man kann darauf schauen.

Solche Gelegenheiten, grüne Natur zu erleben, sind für Patienten in Krankenhäusern besonders wichtig, weil Kliniken stark belastende, Stress erzeugende Umwelten sind und die Patienten empfindlicher und psychisch verletzbarer sind als gesunde Menschen, zumal auch das normale soziale Netzwerk außer Kraft gesetzt ist und sie in einer unvertrauten Umgebung sind, die ihnen kaum Privatheit bietet und über die sie keinerlei Kontrolle haben, was das Gefühl der Hilflosigkeit zusätzlich verstärkt (Barnes und Cooper Marcus 1999). Mit dem Ausblick aus dem Fenster auf das Grün draußen lässt sich ein genesungsfördernder „perceptual and cognitive link with the external environment" herstellen (Devlin und Arneill 2003). Sofern grüne Natur im Außenraum nicht realisierbar ist, können Pflanzen in den Innenräumen und Naturbilder an den Wänden dieses Defizit möglicherweise verringern.

5.2.3 Außenräume

Nach den Recherchen von Gessler (1992, 1993) besaßen die Heilstätten der Antike eine einzigartige Atmosphäre, die durch die harmonische Anordnung der Tempel, Anlagen und Freiflächen in einem Heiligen Hain und ihre Lage in der Natur entstand. Ein wichtiges Element war stets das Wasser in Form einer heiligen Quelle oder eines Bachs, wobei dem Wasser Heilkraft beigemessen wurde. Im Konzept der healthy blue spaces kehrt die Idee von der heilenden Kraft des Wassers wieder. Erholsame blue spaces erweitern das Angebot an gesundheitsfördernden Umwelten (Foley und Kistemann 2015).

Dass man Anregungen als förderlich für die Heilung ansah, lässt sich daran erkennen, dass zur antiken Heilstätte auch ein Theater gehörte (Abb. 5.3). Hier wurde die Aufmerksamkeitserholungstheorie vor weg genommen: Man kann sich besser in einer anregenden als in einer sensorisch reduzierten Umgebung erholen.

Auch in den heutigen Kurorten trifft man nicht nur auf medizinische Einrichtungen, sondern auch auf Anregungen und Unterhaltungsangebote. Wie Modrow (2008) berichtet hat, reiste man im 19. Jahrhundert im Sommer zur Kur z. B. nach Bad Homburg oder Bad Ems, wobei es den Reisenden nicht nur um die Erholung oder Genesung ging, sondern auch oder sogar vor allem um Geselligkeit, Vergnügen und Unterhaltung.

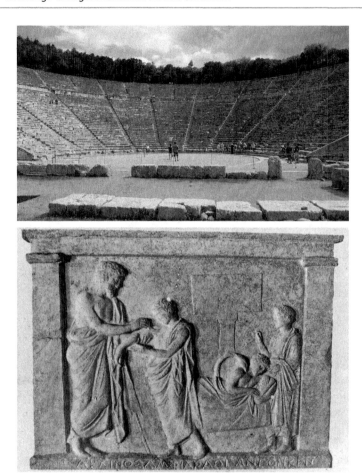

Abb. 5.3   Antike Heilstätte mit Theater

Wellness-Hotels sind moderne Heilstätten. Der Aufenthalt dort soll dazu beitragen, dass *Well*-being und Fit*ness* wiederkehren. Auch Anregungen und Unterhaltungsangebote gehören dazu. Mit der Begrünung der Wände im Eingangsbereich hat man begonnen, die positiven Wirkungen grüner Natur zu nutzen. Zugleich kann man mit einer solchen vertikalen Begrünung zeigen, dass man in Gestaltungsfragen up to date ist (Abb. 5.4).

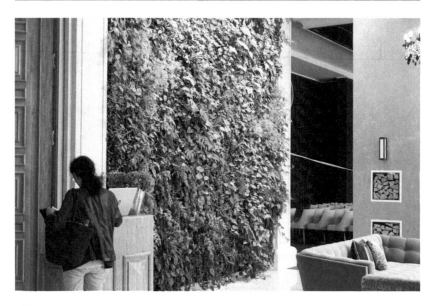

Abb. 5.4 Grüne Wand im Wellness-Hotel

Als Vorläufer der heutigen therapeutischen Gärten (healing gardens) können die von einem Kreuzgang umgebenen Klostergärten angesehen werden, nach außen hin abgeschirmte Bereiche im Innern einer Klosteranlage, die ein perfektes being away bieten. Elemente sind Abschirmung und grüne Natur (Abb. 5.5).

Dass das being away ein zentrales Motiv ist, sich für ein paar Tage in ein Kloster zu begeben, haben Quellette et al. (2005) bestätigt. Sie haben rund 500 Besucher schriftlich nach den Gründen befragt, was sie sich von einem solchen meistens drei Tage dauernden Aufenthalt im Kloster versprechen. Untersuchungsort war ein Benediktiner-Kloster am Ufer eines Sees inmitten der Natur Kanadas. Die Besucher wurden befragt, bevor sie das Kloster wieder verließen. Wie sich zeigte, sind es vor allem drei Motive: being away, ästhetische Motive und „zur Ruhe kommen" (Tab. 5.1).

Nach einem Aufenthalt im Kloster fühlten sich die Besucher erholt, sie meinten, neue Tatkraft und Leistungsfähigkeit gewonnen zu haben. Bemerkenswert ist, dass die schlichten kargen Klosterzimmer nicht nur als vollkommen ausreichend erlebt werden, sondern dass diese Einfachheit das Gefühl, weit weg zu sein, noch zusätzlich verstärkt.

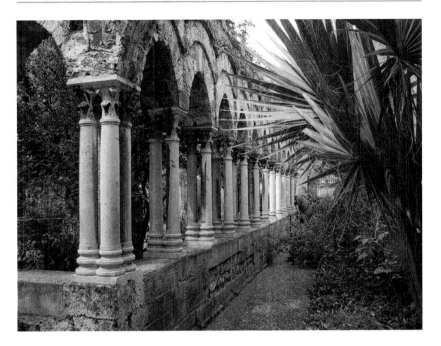

Abb. 5.5 Klostergarten

Tab. 5.1 Motive des Rückzugs in ein Kloster. (Quellette et al. 2005, S. 179)

Motive	Items im Fragebogen (Beispiele)
Weit weg sein (being away)	Entfernt sein von Aufregung, Ärgernissen und Hast
Schönheit des Ortes	Erkundung eines wunderschönen Orts Faszination angesichts einer einfachen Lebensweise
Ort der Ruhe und Kontemplation	Einmal Ruhe haben und Stille erleben Probleme lösen können Ohne Zeitdruck wichtige Entscheidungen treffen können

Anders als die Gärten und Kreuzgänge im Bereich von Klöstern sind Kran-kenhausgärten, die man ab Ende des 19. Jahrhunderts anzulegen begann (von Krosigk 2008), keine Rückzugsorte, sondern therapeutische Gärten, welche die klassischen medizinischen Behandlungsmethoden ergänzen sollten. Ihrer heilen-den Wirkung liegen unterschiedliche Mechanismen zugrunde (Cooper Marcus und Barnes 1999):

- Die blühenden Pflanzen sowie die gesamte Gartenanlage faszinieren.
- Die positive emotionale Reaktion auf den schönen Anblick bewirkt, dass der Parasympathikus (der Ruhenerv) aktiviert wird.
- Der Garten ist sensorisch *und* sozial stimulierend, man trifft dort auf Menschen in ähnlicher Lebenslage.
- Man bewegt sich in frischer Luft.
- Man kann sich aktiv betätigen.

Dass den therapeutischen Gärten diese Qualitäten nicht nur von Fachleuten zugeschrieben werden, sondern auch von Patienten, geht aus Befragungen hervor, über die Cooper Marcus und Barnes (1999) berichtet haben (Tab. 5.2).

Pennebaker und Brittingham (1982) haben festgestellt, dass Menschen weniger über Krankheitssymptome reden und sich für gesünder halten, wenn sie von grüner Natur umgeben sind. Ihre Erklärung war: Die Wahrnehmung richtet sich nicht nur auf die Außenwelt, sondern immer auch auf die Innenwelt, den eigenen Körper. Eine reizarme Umwelt bewirkt, dass verstärkt auf die innere Befindlichkeit geachtet wird und in Folge davon mehr über körperliche Symptome und eine unbefriedigende Gesundheit gegrübelt und erzählt wird. Reizarme Krankenhaus-Umwelten verschlechtern auf diese Weise die Befindlichkeit zusätzlich.

Whitehouse et al. (2001) wollten den empirischen Nachweis erbringen, dass sich Investitionen in Krankenhausgärten lohnen. Ihre Überlegung war, dass Gärten mit reichlich grüner Natur ein wirkungsvolles Mittel sein müssten, um Krankenhausaufenthalte zu verkürzen. Aus der Sicht der Patienten sind

Tab. 5.2 Von Patienten genannte Qualitäten von Gärten, die zu eine positiven Gestimmtheit beitragen. (Cooper Marcus und Barnes 1999, S. 6)

Qualitäten	Beispiele	In % der Befragten (n = 143)
Bäume und Pflanzen	Blumen, Farbenpracht, grüne Natur, uralte Bäume	69
Psychosoziale Aspekte	Ruhe und Privatheit einerseits, andere Menschen in der Nähe andererseits	50
Wahrnehmung mit allen Sinnen	Vogelgezwitscher, Blumenduft, Licht und Schatten, murmelnder Bach	38
Erscheinungsbild	Schöne Gestaltung der Anlage, vielfältige Elemente, Ausblicke	26
Gelegenheiten für Aktivitäten	Bänke zum Sitzen, Wege zum Spazierengehen, Bewegung im Freien	17

diese Gärten geeignet, von Beschwerden abzulenken und das Wohlbefinden zu verbessern. Aus der Sicht des Pflegepersonals sind es Orte, um sich von der körperlich und psychisch belastenden Arbeit zu erholen. Die positiven Wirkungen der Gärten kommen also nicht nur den Kranken, sondern auch dem Personal zugute. Die Klinik-Angestellten und die Pflegepersonen finden sich dort ein, um sich für eine Weile vom Arbeitsstress zu erholen, aber auch, um ein krankes Kind in den Garten zu bringen.

Eine dritte Gruppe, die davon profitiert, sind die Angehörigen, die zu Besuch kommen. Diese dritte Gruppe ist besonders groß, wenn die Patienten Kinder sind, die vergleichsweise oft besucht werden. Die Beobachtungen von Whitehouse et al. (2001) in einer Kinderklinik in San Diego ergaben, dass rund 60 % der Krankenhausgarten-Besucher Familienangehörige sind, was die Bedeutung dieser Zielgruppe für Gärten in Kinderkliniken unterstreicht. Nicht zu übersehen war indessen auch, dass der Klinikgarten noch viel mehr genutzt werden könnte. Als Gründe, warum die Ausnutzung nicht so hoch ist, wie sie sein könnte, wurden ermittelt:

- eine nicht ausreichende Informiertheit darüber, dass die Gartenanlage allen zur Verfügung steht,
- der Eindruck, dass der Garten nur schlecht zu erreichen ist,
- Unklarheit über den Zweck des Gartens,
- die Einschätzung vonseiten des Personals, dass es zu zeitaufwendig ist, die Patienten in den Garten zu bringen.

Knapp der Hälfte der besuchenden Familien war der Klinikgarten unbekannt, und sogar etwa jeder zehnte Angestellte wusste nicht, ob sie ihn überhaupt nutzen dürfen. Eine bessere Information über das Angebot ist angesagt, bevor man eine unter der Erwartung liegende Nachfrage als Desinteresse deutet.

Gestaltungsprinzipien für Gärten im Bereich von Pflegeheimen für Demenzkranke haben Recktor (2003) sowie Heeg und Bäuerle (2004) formuliert. Die Gärten zielen darauf ab, den Fortschritt der Erkrankung zu verlangsamen und die Selbstbestimmung und Selbstständigkeit der Kranken so lange wie möglich zu erhalten. Rundwege sind günstig, denn sie verhindern Hilflosigkeit und Irritation, die bei linearen Wegen bzw. Sackgassen auftreten, wenn der Kranke am Ende eines Flurs oder Weges im Garten angekommen ist und nicht zurückfindet. Auf Rundwegen werden solche belastenden Erfahrungen nicht gemacht und die Verwirrung der Kranken bei endenden Wegen vermieden. Die Motivation, draußen spazieren zu gehen, wird so nicht geschmälert.

Die Leitvorstellung, dass Gärten Orte sind, die der Erholung und Gesundheit dienen, wird in dem Konzept der „healing gardens" aufgegriffen (Cooper und Barnes 1999). „Heilend" meint in diesem Zusammenhang: Verringerung der Beschwerden, Stressreduktion sowie eine Steigerung des allgemeinen Wohlbefindens. Nach Ansicht von Hartig et al. (1999) haben „heilende Gärten" dann eine Chance, in größerem Umfang realisiert zu werden, wenn die Mediziner bereit sind, ergänzende Heilverfahren anzuerkennen und einzubeziehen.

Ein spezielles therapeutisches Verfahren ist die Gartentherapie (horticultural therapy), in der die Patienten nicht nur Schauende, sondern auch aktiv Handelnde sind (Abb. 5.6).

In der Gartentherapie ist der Mensch aktiv tätig, er tauscht die Rolle eines passiven Betrachters bzw. hilflosen Kranken gegen die eines aktiv Tätigen. Lewis (1991) hat die positiven Effekte der Gartentherapie mit der Aufmerksamkeitserholungstheorie erklärt: Aktivitäten im Garten sind so involvierend, dass die unwillkürliche Aufmerksamkeit davon absorbiert wird. Weitere Erklärungen der positiven Wirkungen der Gartenarbeit sind:

- Es ist ein aktives Tun, ein Interagieren mit der Natur, wodurch das Gefühl der Selbstwirksamkeit gestärkt wird.

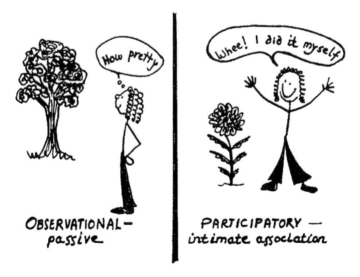

Abb. 5.6 Betrachten und Aneignen von Natur. (Lewis 1991, S. 248)

- Die Ich-Identität wird gestärkt, wenn ein Stück Umwelt nach eigenen Vorstellungen gestaltet werden kann und man sich entsprechend in diesem „Werk" wiederfindet.
- Man kann sich gegenüber anderen mit dem für alle sichtbar Geschaffenen als tatkräftiges und kreatives Individuum präsentieren.

Neuberger (2010) hat die Gartentherapie in einen Zusammenhang mit der Arbeitstherapie gebracht. Die Tätigkeit mit Pflanzen, die im Unterschied zu Dingen lebendig sind, fördert Flexibilität und Kreativität. In einem historischen Rückblick stellen Neuberger und Putz (2010) fest, dass Gartenarbeit schon in der Antike für ein probates therapeutisches Mittel gehalten wurde, das bereits der Arzt Galen von Pergamon empfohlen hatte.

Angesichts der vorliegenden empirischen Befunde wäre es an der Zeit, therapeutische Umwelten dort, wo es besonders nötig ist, stärker mit der natürlichen Umwelt in Beziehung zu setzen. Doch es gibt Hindernisse. So haben Devlin und Arneill (2003) von einer Kluft zwischen dem Wissen, wie therapeutische Umwelten gestaltet sein sollten, und wie sie in Wirklichkeit aussehen, gesprochen. Als Gründe dafür führen sie an,

- dass es in der Architektur in diesem Bereich keine empirische Forschungstradition gibt,
- dass die Medizin die Rolle der Umwelt für das Wohlbefinden und die Gesundheit der Patienten nicht wahrnimmt,
- dass empirische Forschung in health care settings extrem schwierig durchzuführen ist,
- dass Praktiker Schwierigkeiten haben, die wissenschaftlichen Berichte in akademischen Zeitschriften zu verstehen.

Nach wie vor scheint die fest im Gesundheitssystem verankerte, ökonomisch orientierte „Gerätemedizin" zu dominieren (Marcus Cooper und Barnes 1999), obwohl man seit der Antike weiß, dass und welche Umwelten die Therapie und Heilung unterstützen könnten. Eines der Hindernisse könnte beseitigt werden, wenn die Forscher ihre Ergebnisse auch in allgemein verständlicher Form in nicht-akademischen Journalen publizieren würden. Wie Devlin und Arneill (2003) bemerkt haben, geschieht dies bereits hier und da. Damit folgt man dem Leitsatz von George Miller (1969): „to give psychology away". Gemeint ist, wissenschaftliche Erkenntnisse nicht nur in kleinen Fachzirkeln auszutauschen und zu diskutieren, sondern ihre Anwendung anzustreben. Im Übrigen hat bereits Ulrich (1984) mit seiner Untersuchung im Krankenhaus vorgeführt, dass empirische Forschung auch in health care settings möglich ist. Seitdem weiß man, dass der Ausblick aus dem Fenster des Krankenzimmers auf grüne Natur segensreich ist.

5.3   Ermittlung des Erholungspotenzials von Umwelten

Es ist zwar zunächst eine theoretisch-methodische, aber gleichwohl auch eine praxisrelevante Frage, wie man das Erholpotenzial einer Umwelt messen kann. Wie stellt man fest, inwieweit eine als restorative environment geplante bzw. in dieser Weise angepriesene Umwelt die Erwartungen erfüllt? Der naheliegende Ansatz ist, von den vier Erholfaktoren (being away, Faszination, Weite, Kompatibilität) auszugehen und diese als Maßstab zu verwenden.

Hartig et al. (1997) sind so vorgegangen. Sie konstruierten die „Perceived Restorativeness Scale" (PRS), wobei sie angemerkt haben, dass die Erholfaktoren keine gänzlich unabhängigen Dimensionen sind. Zum Beispiel ist ein being away nur dann erholsam, wenn der andere Ort als zu den eigenen Intentionen passend und als faszinierend statt als unpassend und trostlos erlebt wird.

Eine weitere Variante haben Purcell et al. (2001) geliefert, wobei sie darauf aufmerksam gemacht haben, dass außer dem Gesamterholwert, der über alle Dimensionen hinweg gebildet wird, auch die Werte zu den einzelnen Faktoren, die sich als Profil darstellen lassen, höchst informativ sind und Gesamtbewertungen verstehbarer machen. Ein Park kann z. B. wegen seiner Blütenpracht höchst faszinierend sein und aus diesem Grunde erholsam sein, ein anderer, in dem nichts Blühendes zu finden ist, bietet dagegen viel Weite und fördert deshalb die Erholung. Neben den vier „klassischen" Faktoren haben Purcell et al. noch einen weiteren Erholfaktor einbezogen, nämlich die Kohärenz: der Eindruck, dass eine Umgebung ein stimmiges Ganzes bildet. Die vorgelegten Aussagen werden mit einer 11-stufigen Skala beurteilt, wobei der Skalenwert 0 bedeutet: stimmt überhaupt nicht, und 10 = stimmt vollkommen. Erst ab einem Gesamtwert größer als 5,5 verdient ein Setting das Label „erholsam".

Einige Beispiele mögen die PRS von Purcell et al. (2001) veranschaulichen:
Erfassung von being away:

- Wenn ich hier bin, bin ich befreit von meinen täglichen Routinen.
- Hier zu sein hilft mir, nicht an die vielen Dinge, die ich erledigen muss, zu denken.
- Wenn ich hier bin, muss ich mich nicht mit Sachen auseinandersetzen, die mich nicht wirklich interessieren.

Erfassung von Faszination:

• Dieser Ort ist faszinierend.
• Dieser Ort macht mich neugierig.
• Hier gibt es viel zu erkunden und zu entdecken.

Erfassung von Weite:

• Es gibt hier kaum wirkliche Grenzen, die meine Bewegungsfreiheit einschränken.
• Diese Umwelt scheint bis in die Ewigkeit zu reichen.
• Dieser Ort hat die Qualität, eine Welt für sich zu sein.

Erfassung von Kompatibilität:

• Hier hält mich wenig davon ab, das zu tun, was ich gern machen möchte.
• Hier zu sein passt zu meinen persönlichen Neigungen.
• Die Aktivitäten, die hier möglich sind, sagen mir zu.

Erfassung von Kohärenz:

• Dieser Ort hat eine klare Struktur und Geordnetheit.
• Die Dinge und Aktivitäten, die ich hier sehe, passen auf eine ganz natürliche Weise zusammen.
• Hier fällt es leicht zu erkennen, wie alles zusammenhängt.

Dass es sinnvoll ist, das Erholpotenzial nicht nur in einem Gesamtwert auszudrücken, sondern nach den einzelnen Erholfaktoren zu differenzieren, haben Tenngart und Hagerhall (2008) vorgeführt. Sie haben das Erholungspotenzial zweier Gärten unterschiedlicher Größe und Art verglichen und dabei die PRS von Purcell et al. (2001) verwendet. Beide Gärten, hier als A und B bezeichnet, wurden als therapeutische Orte für Menschen geplant, die chronischem Stress ausgesetzt gewesen waren und darüber erkrankt sind. Von den Gärten wurden Fotoserien gemacht, die von Studierenden der Psychologie und von Studierenden der Landschaftsarchitektur mit der PRS beurteilt wurden. Beide Gärten wurden von beiden Gruppen als restorative environments eingestuft, wobei der größere

Tab. 5.3 Erholungspotenzial von zwei Gärten aus der Sicht von Studierenden der Psychologie und der Landschaftsarchitektur. (Tenngart und Hagerhall 2008, S. 111)

Erholfaktoren	Studierende der			
	Psychologie		Landschaftsarchitektur	
	Garten A	Garten B	Garten A	Garten B
Being away	6,9	6,2	8,3	7,0
Faszination	6,0	5,2	8,3	5,9
Kompatibilität	6,4	5,3	7,8	5,5
Kohärenz	6,2	6,5	6,4	7,1
Weite	7,0	4,2	8,2	4,1
Gesamtwert	*6,5*	*5,5*	*7,8*	*5,9*

Garten A insgesamt als noch erholsamer bewertet wurde als der kleinere Garten B, der als kohärenter wahrgenommen wurde (vgl. Tab. 5.3).

Aus dem Gesamtwert ist ersichtlich, dass der Garten A aus der Sicht beider Gruppen ein höheres Erholungspotenzial besitzt. Aus den Einzelwerten lässt sich entnehmen, dass der größere Garten A ist vor allem wegen seiner wahrgenommenen Weite Erholung bietet, der kleinere Garten B wegen seiner wahrgenommenen Kohärenz.

Eine mangelnde Weite, wie sie bei öffentlichen Gärten und kleineren Parkanlagen besteht, kann somit kompensiert werden. Fehlende Weite kann durch Faszinierendes und vermehrte Kohärenz sowie einen stärkeren Kontrast zur Alltagsumwelt, d. h. einem eindeutigeren being away, ausgeglichen werden. Auffallend ist, wie ein Blick auf Tab. 5.3 zeigt, dass die künftigen Landschaftsarchitekten positiver urteilen als die Psychologie-Studierenden. Eine mögliche Erklärung liefert die kognitive Dissonanztheorie: Wenn Gärten, die explizit der Erholung und Genesung dienen sollen, das nicht leisten, ruft das bei den Psychologie-Studierenden weniger Dissonanz hervor als bei den künftigen Planern, deren „Lehrer" diese Gärten entworfen haben könnten.

Ein dritter Ansatz zur Erfassung des Erholpotenzials stammt von Laumann et al. (2001). Ausgangspunkt war das Ergebnis einer Faktorenanalyse, in der die Forscher außer auf die drei Erholfaktoren Faszination, Weite und Kompatibilität auf zwei being away-Faktoren gestoßen sind, nämlich „Neuheit" und „Ausstieg" (escape). Being away ist das Streben in eine andersartige „neue" Welt und zugleich ein Wegkommen, eine Flucht aus der „alten" Umwelt. Bestätigt wird damit auch das

Ergebnis von Hammitt (2000), der einen being away-from und einen being away-to Faktor identifiziert hatte.

In der ersten Studie von Laumann et al. (2001) beurteilten Versuchspersonen eine vorgestellte nicht weiter spezifizierte Bergregion in Norwegen und die vorgestellte Innenstadt von Oslo im Hinblick auf die ermittelten Faktoren anhand einer 7-stufigen Skala, wobei 0 „überhaupt nicht" und der Skalenwert 6 „vollkommen" bedeutete. Auf allen fünf Dimensionen ergaben sich höhere Werte bei der Naturumwelt, was auf deren höheres Erholpotenzial schließen lässt. In der zweiten Studie wurden Versuchspersonen Serien von Videos mit 12 Bildern von fünf unterschiedlichen Landschaften dargeboten: ein Wald mit einer Lichtung, ein Park, ein See in einer Naturlandschaft, eine schneebedeckte Hochebene in den Bergen und eine städtische Straßenszene. Die Versuchspersonen beurteilten die Bilder ebenfalls auf einer 7-stufigen Skala (Abb. 5.7).

Die aus den Mittelwerten gebildeten Profile zeigen, dass man sich am besten in den Wald, in eine Seenlandschaft oder in schneebedeckte bergige Höhen begibt, wenn man aus dem Alltag entfliehen will. Das höchste Ausmaß an Weite bietet die Berglandschaft, während ein See inmitten der Natur sowie ein Wald mit einer Lichtung besonders faszinierend sind. Die Innenstadt (von Oslo) verheißt kaum ein being away, aber mehr Weite und Faszination als der Park, was nicht für

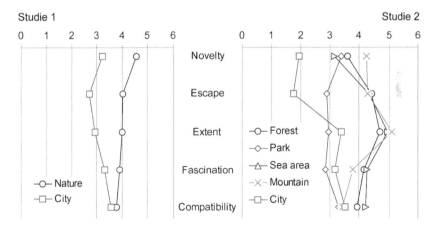

Abb. 5.7 Erholungspotenzial einer vorgestellten Naturlandschaft und der Innenstadt von Oslo. (Laumann et al. 2001, S. 35 und 41, eigene Grafik)

die Innenstädte andere Großstädte zutreffen muss. Als ein restorative environment ist die Naturlandschaft dem Stadtpark weit überlegen.

Profildarstellungen liefern den Nachweis, dass Umwelten aus unterschiedlichen Gründen Erholung bieten können: weil sie faszinieren, weil sie als weit und befreiend wahrgenommen werden, weil sie ein being away bieten und schließlich, weil sie als passend zu den eigenen Intentionen und Bedürfnissen erlebt werden. Demjenigen, der Weite sucht, weil er der Enge im Alltag entkommen will, müssten nach dem Ergebnis von Laumann et al. die Berge empfohlen werden.

Da Motive und Absichten individuell unterschiedlich sind, muss eine Umwelt, die Kompatibilität für viele bieten soll, entsprechend vielfältige Angebote enthalten und Gelegenheiten bieten, sodass für jeden etwas Passendes dabei ist. Ein Stadtpark ist in diesem Sinne gelungen, wenn man dort vieles machen kann, z. B. spazieren gehen, sich anregen lassen, sich im Rosen- und Dahliengarten am Duft der Rosen und dem Anblick der Dahlien erfreuen, kreativ spielen, auf einer Bank sitzen und sich ausruhen, Schachspielen, Lesen und einfach Schauen. Das Ergebnis von Laumann et al. (2001), dass die Seenlandschaft den höchsten Kompatibilitätswert erzielte (Abb. 5.7), ist plausibel: Hier können unterschiedliche Absichten verwirklicht werden; wer mit dem Boot fahren, fischen, schwimmen, schauen, picknicken oder sonst etwas machen will, kann das hier tun.

5.4   Exkurs: Motive des Wanderns

Schaut man auf das offensichtliche Interesse am Wandern, das in den mit Wanderbüchern und Wanderratgebern gefüllten Regalen von Buchhandlungen und dem florierenden Wandertourismus sichtbar zutage tritt, dann besteht an der Beliebtheit von Naturumwelten als Orten des being away und des Unterwegsseins kein Zweifel. Wandern in der Natur ist ein kurzzeitiges „Zurück zur Natur". Der Wanderer, der ein solches „Zurück zur Natur" praktiziert, tut dies indessen nicht unbedingt, weil er sein Verhältnis zur Natur auffrischen und seine Naturverbundenheit bekräftigen will, sondern aus vielen anderen Gründen. Mitunter dient ihm die Natur nur als geeigneter physischer Raum, in dem er sich bewegt, um den eigenen Körper zu stählen und sich physisch zu regenerieren (Claßen 2016). In solchen Fällen findet das „Zurück zur Natur" allein auf der Verhaltensebene statt. In anderen Fällen fungiert die Natur als „competence builder" (Knopf 1987), als Quelle, aus der man beim Wandern Anregungen und Wissen schöpft. Es sind somit unterschiedliche Motive, die einen Menschen zum Wandern veranlassen. Zugleich sind die persönlichen Vorlieben für bestimmte Naturlandschaften individuell sehr unterschiedlich, so dass die Vorstellungen von Natur, zu der man wandernd zurückkehrt, ebenfalls recht vielfältig sind.

Einen Überblick über die diversen Motive liefert Tab. 5.4. Die dort aufgeführten Motive und Motivkategorien schließen sich nicht aus. Oftmals sind es auch mehrere Motive zugleich.

Körperbezogene Motive sind die Erhaltung oder Wiedererlangung von Gesundheit und Fitness. Körperliche Bewegung trägt zum physischen und – verbunden damit – auch zum psychischen Wohlbefinden bei. Günstig sind Umweltbedingungen mit Affordanzen, die körperliche Aktivitäten wie einen Berg hinauf zu steigen oder einfach nur zu Fuß zu gehen unterstützen. So fordert ein zwischen hohen Lindenbäumen liegender schmaler Weg gerade zu dazu auf, ihn entlang zu gehen (Abb. 5.8).

Nicht alle Umwelten sind zum Gehen geeignet. Die Umwelt muss dazu passen und sogar dazu „auffordern". Dazu bedarf es der Affordanzen.

The concept of affordance links environment and human behaviour, or opportunities for action, and is therefore of particular interest in understanding how the environment might encourage or support people to be more active – a primary goal of public health policy. This is an insight of key relevance to investigating human behaviour in the landscape (Ward Thompson und Aspinall 2011, S. 231).

Doch die Affordanzen, die zum Wandern einladen, sind nur die eine Seite der Medaille. Ein Beispiel ist der Wanderer, der zu Fuß einen steilen Berg hinauf geht, obwohl eine Seilbahn ihn viel schneller in die Höhe befördern würde. Dass er die mühsamere, körperlich anstrengendere Variante wählt, hat den Grund, dass

Tab. 5.4 Wander-Motive

Motiv-Kategorie	Motive
Körperbezogene Motive	Bewegungslust, Gesundheit und Fitness, Erholung
Kognitive Motive	Erleben mit allen Sinnen, Zuwachs an Umweltwissen, Erwerb kognitiver Karten
Emotionale Motive	Sensation Seeking, Lust am Abenteuer, Stärkung des Selbstwertgefühls
Ästhetische Motive	Freude an der schönen Landschaft und Natur
Soziale Motive	Kontakt, Kommunikation und Zugehörigkeit
Erholung	Erholung und Entspannung, Hinwendung zur Natur als einem faszinierenden Anderswo
Eskapistische Motive	Flucht aus dem Alltag, Streben nach einer „Auszeit"
Spirituelle Motive	Erleben einer allmächtigen Natur, Gefühl einer engen Verbundenheit und einem Einsseins mit der Natur

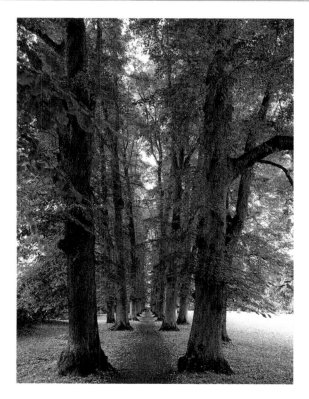

Abb. 5.8   Anregung zum Zufußgehen in einer Lindenallee

er sich bewusst körperlich betätigen will oder dass er die Landschaft mit allen
Sinnen und in ihrer Kleinteiligkeit erleben möchte. Hier gilt: Auch der Weg ist
Ziel (Abb. 5.9).

Die Naturlandschaft bietet beides: Affordanzen, d. h. gangbare Wege, und kognitive Anregungen. Angesichts eines wachsenden Gesundheitsbewusstseins, wie
es Hartig et al. (2014) konstatiert haben, rücken körperbezogene Motive immer
mehr in den Vordergrund. Diejenigen, die aus Gründen der körperlichen Ertüch-
tigung wandern, sind überzeugt davon, dass Bewegung gesund ist; sie wandern
um der Bewegung willen. Wandern ist für sie körperliches Training, eine sportliche Aktivität. Die freie Natur bietet Platz zum Ausschreiten und für längere Tou-
ren. Wenn der Wanderer die lange schwierige Tour geschafft hat, die Ausdauer
und Durchhaltevermögen erfordert hat, fühlt er sich körperlich und psychisch

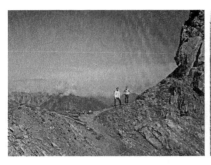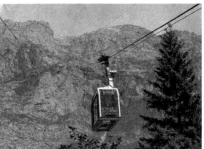

Abb. 5.9 Anstrengende und bequeme Variante im Gebirge

gestärkt. Doch auch der leistungsfähige, vergleichsweise schnell sich vorwärts bewegende Fußgänger bzw. Wanderer ist im Vergleich zu demjenigen, der andere als die eigenen Kräfte wie den Wind, die Kraft des Pferdes oder des Motors nutzt, langsam. Er hat Zeit sich umzuschauen. Umso mehr kommt es deshalb auf die Ästhetik und die Affordanzen der Umwelt an.

Wandern ist ein Fortbewegen aus eigener Körperkraft, das sich dabei einstellende positive Körpergefühl, das auf das *psychische* Wohlbefinden ausstrahlt, ist ein starkes Motiv.

Kognitive Motive des Wanderns sind ein authentisches Erleben der Natur mit allen Sinnen und neue Erfahrungen. Der Wanderer erweitert sein naturkundliches und geografisches Wissen. Wenn er auf Lehrpfaden unterwegs ist, die über die Besonderheit der Landschaft informieren, lernt er nicht nur beiläufig (Abb. 5.10).

Neben *Natur*lehrpfaden gibt es viele durch Naturlandschaften führende *Kultur*lehrpfade wie z. B. den Tischbein-Wanderweg in Nordhessen, der dort beginnt, wo der „Goethe-Maler" geboren wurde, der Friedrich Rückert Wanderweg in Franken, der, dem Lebensweg des Dichters folgend, von Schweinfurt nach Coburg führt, und der Caspar David Friedrich Wanderweg in der Sächsischen Schweiz, auf dem man die verschiedenen Orte besuchen kann, die den Maler der Romantik inspiriert haben.

Emotionale Motive sind das Streben nach einem vermehrten Wohlbefinden und einem erhöhten Selbstwertgefühl. Wer auf einen brodelnden Vulkan hinaufsteigt, ist auf der Suche nach Abenteuern, er ist ein Sensation Seeker (Zuckerman 1994). Es ist eine Herausforderung, die, wenn man sie gemeistert hat, das Selbstwertgefühl erhöht. Sieht man einmal davon ab, würde man in einer Vulkanlandschaft kaum eine Affordanz zum Wandern entdecken (Abb. 5.11).

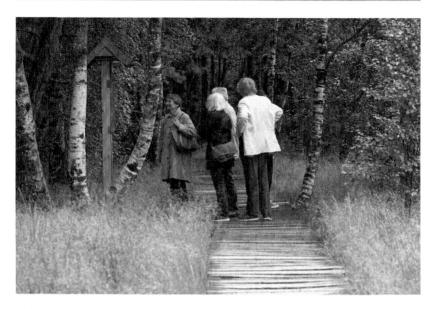

Abb. 5.10   Lehrpfad im Moor

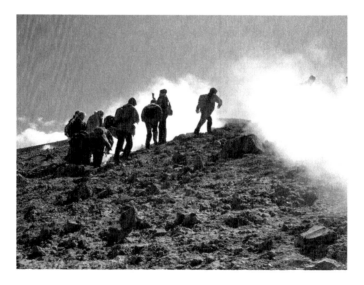

Abb. 5.11   Aufstieg auf den Vulkan

Wie bedeutend *ästhetische* Motive im Zusammenhang mit dem Wandern sind, lässt sich daran erkennen, dass nicht in Umwelten gewandert wird, die als hässlich wahrgenommen werden. So verlässt man die Stadt mit ihren grauen Mauern, um sich in die schöne grüne Natur zu begeben[2]. Der ästhetische Genuss der Landschaft war bei dem Dichter Wilhelm Müller ein zentrales Motiv gewesen, das ihn zum Text des bekannten Lieds „Das Wandern ist des Müllers Lust" inspiriert hat.

Soziale Motive sind Kontakt, Kommunikation und Zugehörigkeit. Nicht selten wird in Gruppen gewandert, wobei ein wichtiges Motiv die Befriedigung der sozialen Bedürfnisse ist, wenn man gemeinsam unterwegs ist. Man trifft auf Gleichgesinnte, unter denen man sich verstanden und bestätigt fühlt (Abb. 5.12).

Wie wichtig gerade die sozialen Motive sind, zeigen die vielen Wandergruppen sowie die zahlreichen Wandervereine, in denen man Mitglied werden kann. Die Naturlandschaft ist ein unkompliziertes, für jedermann zugängliches öffentliches Territorium, das eine unverbindliche Aufnahme von Kontakten erleichtert und Platz für gemeinsame Unternehmungen bietet.

Ein zentrales Motiv ist das Bedürfnis nach *Erholung*. Man möchte wieder fit und leistungsfähig werden. Erklärungen, warum und auf welche Weise insbesondere Naturumwelten die Erholung zu fördern vermögen, bieten die Aufmerksamkeitserholungstheorie und das Konzept der restorative environments (Kaplan 1995; Hartig et al. 2014). Die Faszination, die vom Anblick einer schönen oder bizarren Naturlandschaft ausgeht, zieht die unwillkürliche Aufmerksamkeit auf sich. Währenddessen kann sich der Mensch von den mentalen Anstrengungen der gerichteten willkürlichen Aufmerksamkeit erholen. Erholungsmotiv und eskapistische Motive hängen eng zusammen, gemeinsam ist beiden das Streben nach einer Auszeit, einer möglicherweise schöpferischen Pause, der Möglichkeit „abzuschalten", was eher gelingt, wenn man die Alltagsumwelt mitsamt den alltäglichen Pflichten und Aktivitäten hinter sich lassen und sich (wandernd) in ein Anderswo begeben kann.

Inwieweit man sich allerdings beim Wandern erholt, hängt indessen auch davon ab, wie man wandert. Der Erholeffekt ist ausgeprägter, wenn man „mit offenen Augen" unterwegs ist, wie Duvall (2011) in einem Feldexperiment festgestellt hat. Die Versuchspersonen wurden nach dem Zufallsprinzip einer Kontroll- und

---

[2]Man denke an das Volkslied: Aus grauer Städte Mauern, ziehn wir durch Wald und Feld. Wer bleibt, der mag versauern, wir fahren in die Welt... Der Wald ist unsre Liebe, der Himmel unser Zelt. Ob heiter oder trübe, wir fahren in die Welt ...

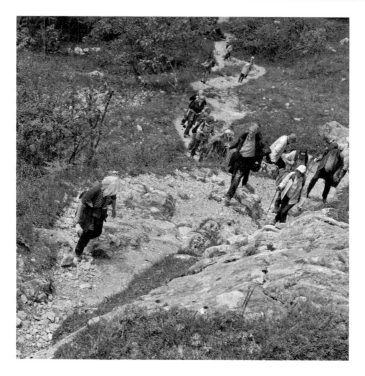

Abb. 5.12 Wandergruppe

einer Engagement-Gruppe zugeteilt. In der Engagement-Gruppe sollten sie
sich während des Gehens Gedanken darüber machen, wie sie die Umwelt, in der
sie unterwegs sind, verändern würden, wenn sie Zauberkräfte hätten. Wie sich
herausstellte, steigert eine solche kognitive Auseinandersetzung mit der Landschaft während des Wanderns den Erholeffekt. Es kommt also weniger auf die
Dauer der Wanderung sowie die bewältigte Entfernung an, sondern vor allem
darauf, wie man die Strecke zurück legt. Wer keinen Blick für die Umgebung
hat, läuft durch sie hindurch, ohne sich mit ihr in Beziehung zu setzen. Wer sich
dabei vollkommen Ich-bezogen allein auf den eigenen Körper konzentriert und
der Außenwelt nur wenig oder kein Interesse entgegenbringt, kann von der erholenden Wirkung der Naturlandschaft, ihrer Qualität als Anderswo, ihrer Ästhetik
und ihrer Weite kaum profitieren. Ob er in der freien Natur oder in einem Fitness
Studio auf dem Laufbad wandert, spielt für ihn letztlich keine Rolle. Ein narzisti-
scher Mensch interessiert sich kaum für Belange außerhalb seines eigenen Selbst.

Er nimmt die Schönheit der Natur und ihr Erholpotenzial nicht wahr, weil er sich voll und ganz auf sein eigenes Ich konzentriert. Frantz et al. (2005) sehen in dieser ihrer Meinung nach zunehmenden Ich-Bezogenheit bzw. Individualisierungstendenz eine unheilvolle Entwicklung, indem diese die Menschen immer mehr von der Natur entfernt: „The modern development of the individual as the basic unit or object of attention does pose a problem for the environment" (S. 433).

Auch *spirituelle Motive* spielen beim Wandern eine Rolle. Pilgern ist ein religiös begründetes Wandern. Die Pilger haben ein klar umrissenes Ziel vor Augen, sie nähern sich diesem in vielen Etappen unter Einsatz der eigenen Körperkraft an. Dass sie sich der technischen Möglichkeiten enthalten, die sie rasch zum Ziel bringen würden, kann als Demutsgebärde verstanden werden. Je langsamer sich ein Mensch fortbewegt, um so kleinteiliger und feinkörniger sind die wahrgenommenen Eindrücke von der Umwelt. Die Beschaffenheit der Wege und der Landschaft ringsum werden umso bedeutender, je genauer man sie in Augenschein nimmt. Auf diese Weise kann der Weg zum Ziel werden.

Die bevorzugten Umwelten für Wandernde sind unterschiedlich: es sind Berge und Täler, Wälder, Fluss- und Seenlandschaften, Wiesen und Auen. Und es sind sowohl kulturell geprägte als auch ursprünglichere, „wildere" Landschaften, d. h. zwei gegensätzliche Typen von Wanderumwelten. Die einen bevorzugen eine Landschaft, die ihnen kohärent und lesbar erscheint, die anderen eine Umwelt, die komplex und reich an Mystery ist (Singh et al. 2008; Kaplan 1995, vgl. Abschn. 2.1). Diejenigen, die wandern, um sich zu erholen und zu entspannen, fühlen sich in einer kohärenten lesbaren Landschaft wohl, während diejenigen, die Spannendes und Abenteuerliches erleben wollen, eine komplexe und mysteriöse Landschaft bevorzugen. Es sind jeweils unterschiedliche Motive (vgl. Tab. 5.4).

Ein Land, das auf den Wandertourismus setzt, wird beide Motiv-Kategorien berücksichtigen. Geeignet sind dazu Landschaften und Nationalparks mit Wanderwegen, die unterschiedliche Anforderungen an die Wanderer stellen, sodass sie die zu ihnen passenden Wanderregionen und Wanderrouten auswählen können. Die erfolgreich vermarktete Naturlandschaft (commodified nature) ist eine überformte Natur, die verschiedene Bedürfnisse zu befriedigen vermag. Sie bietet sowohl das Erleben schöner Landschaften, die man beim Wandern genießt, als auch neue Erfahrungen, die herausfordern und abenteuerliche Erlebnisse versprechen. In Ländern wie Neuseeland, das über ausgedehnte Naturlandschaften verfügt, stellt die Natur eine Ressource dar, die touristisch genutzt wird, worüber Reis (2012) berichtet hat. Dass die Menschen keine Kosten und Mühen scheuen, auch in ferne Länder zu reisen, um dort zu wandern, zu klettern und zu „hiken" oder sich Extremsportarten zu widmen, zeigt die „Macht der Motive".

Natur in der Stadt 6

„Aus grauer Städte Mauern zieh'n wir durch Wald und Feld" ist ein bekanntes Lied, das die Stadt in ein graues trostloses Licht rückt. Auf einen solchen Ort wird emotional negativ reagiert. Sofern es möglich ist, lässt man die grauen Mauern der Stadt hinter und begibt sich in die Natur. Unverkennbar ist hier das negative Bild von der Stadt, das in Abbildungen noch zusätzlich überspitzt wird (Abb. 6.1).

Auf dem Kontinuum „natürlich-künstlich" (Martens und Bauer 2014) repräsentiert die Stadt den Pol „künstlich". Bildliche Darstellungen von Städten, in denen Bäume und Grünflächen fehlen und keine Menschen zu sehen sind, die den öffentlichen Raum mit Leben erfüllen, unterstreichen die Künstlichkeit, die durch künstlerisch überformte Darstellungen noch akzentuiert wird. Natur in der Stadt aus der Perspektive eines „Zurück zur Natur" betrachtet, bedeutet jedoch mehr als das Anpflanzen von Bäumen auf öffentlichen Plätzen und das Begrünen von Freiflächen, um das Grau aufzulockern. Die städtische Lebensweise steht auf dem Prüfstand, die sich als ständig weiter entwickelnde technische Kultur (Heßler 2012) immer mehr von einer natürlichen Lebensweise entfernt hat. Wenn natürliches durch künstliches Licht ersetzt werden kann, ist man beim 24-Stunden-Tag angelangt. So charakterisiert das Kürzel „24/7" eine städtische Welt, in der dank künstlichen Lichts keine Zeit mehr „verschwendet" werden muss, in der „rund um die Uhr produziert, konsumiert, bestellt und geliefert, unterhalten und gefeiert werden kann" (Keller und Meiners 2015, S. 109). Auch in ihrer zeitlichen Struktur ist die Stadt ein künstliches Gebilde.

Naturphänomene wie die natürliche Aufeinanderfolge von Tag und Nacht werden im Folgenden nicht weiter betrachtet, sie sind ein eigenes großes Thema (Henckel 2009; Keller und Meiners 2015). Der Fokus wird stattdessen auf die

© Springer Fachmedien Wiesbaden GmbH, ein Teil von Springer Nature 2018   187
A. Flade, *Zurück zur Natur?*,
https://doi.org/10.1007/978-3-658-21122-6_6

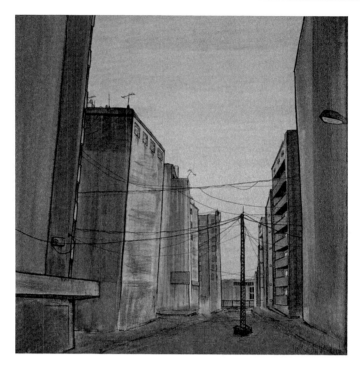

Abb. 6.1 Stadt ohne Grün. (Mit freundlicher Genehmigung von Christian Rothenhagen, deerBLN Studio)

organische Natur insbesondere die Pflanzenwelt und abschließend auf die Tierwelt in der Stadt gerichtet. Während grüne Natur im urbanen Raum positiv konnotiert ist, sind Tiere in der Stadt nicht immer erwünscht (Abb. 6.2).

Erwünscht sind jedoch *sympathische Fabel*tiere wie das Grüngürteltier, mit dem man städtische Grünflächen „belebt" und anregender macht. Das Grüngürteltier ist eine von Robert Gernhardt erdachte und entworfene Comicfigur, eine Mischung aus Wildschwein, Molch und Vogel (Abb. 6.3). Als kunstvoll gestaltete Skulptur gehört es zum Projekt „Komische Kunst im GrünGürtel", einem Rundwanderweg rings um Frankfurt am Main (Stadt Frankfurt 2017). Es verkörpert als Mischwesen gleich mehrere Tiere auf einmal, die sich allesamt im Grüngürtel der Stadt zuhause fühlen.

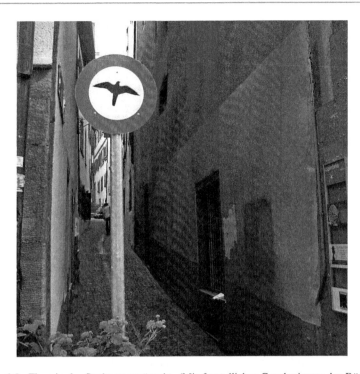

Abb. 6.2   Tiere in der Stadt: unerwünscht. (Mit freundlicher Genehmigung des Büro für Stadt- und Verkehrsplanung Dr.-Ing. Reinhold Baier GmbH in Aachen)

Grundsätzlich zu unterscheiden ist zwischen frei- und nicht frei lebenden Tieren. Nicht frei leben die Haus- und die Zootiere. Haustiere[1] gehören zur Wohnumwelt (vgl. Abschn. 3.4). Bei Zoos stellt sich die Frage, ob sie im Zeitalter eines weltweiten Tourismus überhaupt noch erforderlich sind und ob man den in Zoos lebenden Tieren nicht ebenfalls ein „Zurück zur Natur" eröffnen sollte. Ein Problem ist allerdings, dass diese Natur in vielen Fällen nicht mehr das ursprüngliche

---

[1]Haustiere sind außer Hund und Katze auch Rinder, Schweine und Hühner, wie man sie auf Bauernhöfen findet. Mitunter werden als „Heimtier" diejenigen Haustiere bezeichnet, die aus Vergnügen bzw. zur Gesellschaft des Menschen gehalten werden, d. h. insbesondere Katzen und Hunde.

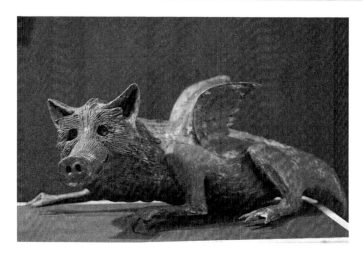

Abb. 6.3 Grüngürteltier. (Foto Rosi Kärcher-Schack)

Habitat ist oder dass es dieses Habitat gar nicht mehr gibt, in das die Tiere zurück
kehren könnten[2].

Tiere in der Stadt tauchen auch als Motive der Street Art auf. Ein großes Wallpainting auf einer kahlen Wandfläche, die durch den Abriss des Hauses davor entstanden ist, um einer Hauptverkehrsstraße Platz zu machen, zeigt zwei Katzen auf
einer Fensterbank und im Hintergrund einen blue space – ein Idyll, das kaum zur
davor liegenden viel befahrenen Straße passt (Abb. 6.4).

Green und blue spaces in der Stadt, auch als „Stadtgrün" und „Stadtblau"
bezeichnet (Kistenmann et al. 2010), fördern die psychische und physische
Gesundheit der Stadtbevölkerung dadurch, dass sie die Luftqualität verbessern,
zu vermehrter Bewegung und bewegungsintensiven Aktivitäten anregen, den
Außenraum qualitativ aufwerten, sodass man sich dort gern aufhält und andere
Menschen trifft, den Stressabbau unterstützen und das Wohlbefinden steigern
(Hartig et al. 2014). Es wäre schwer zu begreifen, würde man diese vielfältigen

---

[2]Zoos haben nach Ansicht des bmt (Bund gegen den Missbrauch der Tiere) insofern eine
Berechtigung, als sie zum einen Empathie für Tiere wecken können und zum anderen Tierarten vor dem Aussterben bewahren können, für die ein Zurück zur Natur wegen der Zer-
störung ihrer Lebensräume schwierig geworden ist. Hier setzt der Umweltschutz ein, zu
dem auch gehört, Tieren eine Rückkehr zu ermöglichen (Luy 2014).

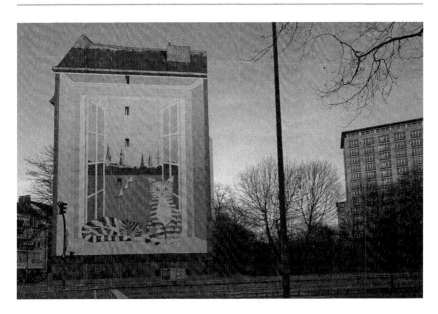

Abb. 6.4 Wallpainting mit Katzen

positiven Naturwirkungen zur Verbesserung der Lebens- und Umweltqualität in den Städten nicht nutzen. Die Benefits grüner Natur in der Stadt ins öffentliche Bewusstsein zu rücken, gelingt indessen Performance-Künstlern mitunter eher als den Forschern, die ihre Ergebnisse in Fachzeitschriften veröffentlichen, was keine vergleichbare öffentliche Aufmerksamkeit weckt. Bellin-Harder (2017) hat über eine solche öffentlichkeitswirksame Aktion, die 7000-Eichen-Baum- Aktion in Kassel, berichtet, einem documenta Beitrag von Joseph Beuys in den 1980er Jahren. Dem Künstler war es um zweierlei gegangen: mehr Natur in die bislang grünarme Stadt zu bringen und das Stadtgrün nicht nur zu einer Angelegenheit der städtischen Ämter, sondern zugleich auch zu einem Anliegen der Stadtbewohner zu machen.

Das Gegenteil zu solchen öffentlichkeitswirksamen Aktionen, die über wahrgenommene Missstände wie ein Defizit an Stadtgrün informieren, ist die experimentell psychologische Forschung. In Experimenten werden Naturwirkungen unter kontrollierten Bedingungen untersucht. Eine typische Versuchsanordnung ist, dass Versuchspersonen nach einer ermüdenden oder kognitiv anstrengenden Tätigkeit entweder mit Natur- oder Stadtbildern konfrontiert werden oder in einer grünen oder grünarmen innerstädtischen Umgebung spazieren gehen. Wenn sie sich nach der Betrachtung der Naturszenen oder dem Spaziergang im Grünen erholter und wohler fühlen und bessere Leistungen vollbringen als diejenigen, die mit städtischen Szenerien vorlieb nehmen mussten, hat man den empirischen Nachweis in Händen, dass die Natur Erholwirkung hat. In den Experimenten, die nach diesem Muster angelegt sind, ist die Stadt die Kontrastumwelt, sie repräsentiert die gebaute Umwelt. Die vorliegenden empirischen Ergebnisse, die die Benefits grüner Natur bestätigen, sind ein schlagendes Argument, Natur in der Stadt anzusiedeln und ein modestes „Zurück zur Natur" dort anzustreben, wo es an grüner Natur mangelt.

Das sechste Kapitel befasst sich mit Fragen der Stadtentwicklung mit Bezug auf das Verhältnis zwischen natürlicher und gebauter Umwelt, mit Stadtparks, den klassischen Repräsentanten grüner Natur in der Stadt, und mit grüner Natur in öffentlichen Räumen. Anschließend stellt Hans-Joachim Schemel das Konzept der städtischen Naturerfahrungsräume vor, das in Städten aufwachsenden Kindern die Gelegenheit für authentische Naturerlebnisse verschaffen soll. Abschließend berichtet Torsten Schmidt über „Tiere in der Stadt".

6.1   Stadtentwicklung in Richtung Green City?

Ein Blick in vergangene Zeiten zeigt, dass das Thema „Natur in der Stadt" die Menschen nicht erst heute beschäftigt. Man denke an die Zivilisationskritik von Rousseau im 18. Jahrhundert und an dem ihm zugeschriebenen Aufruf „Zurück zur Natur" (Landgrebe 2012) sowie an das Gartenstadt-Konzept von Ebenezer Howard, das er Ende des 19. Jahrhunderts ersann. Die Gartenstadt sollte die bereits erkannten negativen Effekte des Stadtlebens durch grüne Natur kompensieren. Sie beinhaltete mehr als hier und da einige Bäume und Blumenbeete, vielmehr sollten gebaute und natürliche Umwelt zu einem kohärenten Ganzen verschmelzen und die Natur eine „nearby nature" sein (Altman und Chemers 1980). Das bedeutete, dass Städte nicht zu groß und ausufernd sein dürfen; so sollte die Zahl der Einwohner nicht über 30 Tausend Menschen hinaus gehen. In den einzelnen Stadtteilen sollte es einen eigenen Park geben, im Zentrum einen großen Park, breite grüne Bänder und zwar nicht nur für die Erholung, sondern auch für landwirtschaftliche Nutzungen sollten die Stadt umgeben. Umgesetzt wurde das Howard'sche Konzept der Gartenstadt in Letchworth in England. Altman und Chemers (1980) haben darüber berichtet, wobei sie auf die unterschiedlichen Ansichten der Bewohner hingewiesen haben, z. B. wurde von einigen die übermäßige Betonung der Natur zulasten des Gebauten kritisiert. Solche divergierenden Meinungen besagen, dass man nicht damit rechnen kann, dass *alle* Stadtbewohner in Fragen der Begrünung übereinstimmen.

Die Gartenstadt von Howard ist eine kleine Stadt mit nicht mehr als 30 Tausend Bewohnern. Sein Konzept ist auf Großstädte und Metropolen mit weit mehr als 100 Tausend bis zu mehreren Millionen Einwohnern schwerlich übertragbar. Die weltweit zu beobachtende Verstädterung bedeutet steigende Bevölkerungszahlen, eine weitere bauliche Verdichtung und eine weiter zunehmende Verschiedenheit der Bevölkerungsgruppen und Lebensstile. Die Vorstellungen zur Präsenz von Natur in der Stadt sind umso unterschiedlicher, je internationaler und interkultureller die Stadtbevölkerung ist.

Eine moderne Version der Howard'schen Gartenstadt ist die Green City, die nicht auf kleine Städte beschränkt ist. Die Green City ist die Stadt mit vielen Grünbereichen, die untereinander verbunden sind, sodass es möglich ist, sich als Fußgänger oder Radfahrer auf weiten Strecken im Grünen fort zu bewegen, ohne mit dem motorisierten Straßenverkehr in Berührung zu kommen. Es gibt ausreichend Flächen für grüne Natur (Louv 2011). Wie der Stadtplaner Röhrbein (1986) in seinem Rückblick festgestellt hat, ist die Green City gar keine neue Idee. So war in der Wiederaufbauzeit in den 1950er Jahren das Leitbild der aufgelockerten und durchgrünten Stadt maßgeblich gewesen. Grün war angesagt. Die Gebäude sollten nicht höher sein als die Baumkronen, um nicht zu sehr zu dominieren. In den 1960er und 1970er Jahren setzte die Neubauphase ein, die Gebäude wurden höher, die Begrünung wurde sparsamer und trat in ihrer optischen Wirkung zurück. Ab den 1980er Jahren wurden frühere Grünzüge wieder entdeckt, im Außenraum der Häuser wurden Bäume gepflanzt, ökologische Aspekte und die Idee, mehr Natur in Stadt zu holen, bekamen von da an immer mehr Gewicht. Das Leitbild der nachhaltigen Entwicklung hielt seinen Einzug in verschiedene Politikbereiche, darunter auch die Stadtplanung.

Leitbilder werden jedoch kaum zur Gänze umgesetzt, sodass sich die Frage, ob es ausreichend green spaces in der Stadt gibt, die den Stadtbewohnern die Gelegenheit geben, Natur zu erleben und sich „vor Ort" zu erholen, nicht erübrigt hat. Denn die Zahl der Menschen, die in Städten leben, nimmt weiter zu. Hinzu kommt noch, dass die Menschen im Mittel heute über mehr persönliche Zeit verfügen können als jemals zuvor (Lindal und Hartig 2013; Hartig et al. 2014). Aus beiden Gründen gibt es so mehr potenzielle Nutzer des Stadtgrüns als je zuvor.

Nicht nur das Stadt*grün,* auch das Stadt*blau* schafft restorative environments. Flüsse, Seen, Kanäle und Meeresküsten, die einmal Anlass für eine Stadtgründung gewesen sind, weil Gewässer wirtschaftliche und politische Standortvorteile bieten und dann auch noch geeignet sind für Grenzziehungen und die Errichtung von Befestigungsanlagen (Lichtenberger 2002), werden zu Freizeitumwelten und restorative environments, denn die Flüsse haben mit dem Aufkommen der Container Schifffahrt und dem Rückbau der Werftindustrie eine neue Funktion bekommen (Müller 2013; Schubert 2015). So werden blue spaces in Gestalt von Flussufern zu Spazierwegen und Flaniermeilen.

Es ergeben sich neue Begrünungsmöglichkeiten durch nicht mehr gebrauchte Industrieanlagen, Fabriken und Bahnanlagen. Ein Beispiel ist das Stadtentwicklungsprojekt im Bereich des Deutzer Hafen in Köln, über das Röhrig (2017) berichtet hat. Viele dieser Orte werden in green spaces verwandelt, darunter auch in Industrieparks, von grüner Natur umgebene multifunktionale Bürozentren (Lichtenberger 2002).

Ein proklamiertes Ziel der Städte ist die Reduzierung des städtischen Autoverkehrs auf ein umweltverträglicheres Maß. Bretschneider (2014) hat anhand konkreter Projekte erläutert, auf welche Weise Begrünungsmaßnahmen im städtischen Raum zu einer Reduktion des Verbrauchs von fossilen Energieträgern und zu einer Verringerung des Autoverkehrs beitragen können: Begrünte öffentliche Räume würden die Stadtbewohner dazu anregen, mehr als bisher zu Fuß zu gehen. Bretschneider hat eine Reihe von Argumenten für eine Green City aufgelistet, darunter die Verbesserung des Mikroklimas durch Beschattung, Wasserrückhalt und Verdunstung sowie durch Bindung und Filterung von Staub und Luftschadstoffen. Die Argumentation ist: Wenn es Freizeitorte und Grünflächen in der Stadt gibt, wird weniger mit dem Auto ins Grüne gefahren. Das Dilemma ist indessen, dass man sich nur dann unmotorisiert fortbewegt und die Kinder zu Fuß zur Schule gehen lässt, wenn die Wege zum Ziel bzw. zur Schule vergleichsweise kurz sind, was aber wiederum eine hohe bauliche Dichte voraussetzt (Napier et al. 2011). Bauliche Verdichtung bedeutet wiederum, dass Frei- und Grünflächen knapper werden.

Ein Beispiel für die Verknappung von Freiflächen ist das Projekt auf dem Gelände der ehemaligen Trabrennbahn am Rande des Volksparks in Hamburg-Bahrenfeld (Abb. 6.5). Es sollen dort sollen insgesamt 2200 neue Wohnungen mit Blick ins Grüne entstehen. Sozialverträglich ist dieses Projekt insofern, als die Bewohner beim Blick aus dem Fenster grüne Natur sehen werden, und dass für die Gebäude keine Parkflächen und keine Bäume „geopfert" werden, sondern eine nicht mehr in ursprünglicher Weise genutzte Freifläche umgenutzt wird.

Bauliche Verdichtung in Städten bedeutet indessen nicht selten, dass Bäume beseitigt werden (Abb. 6.6).

Ein architektonisches Leitbild, das die Ästhetik der reinen Baukunst betont, kann die Beseitigung von Bäumen sowie allgemein ein „Hinaus mit der Natur" beschleunigen. Ein aktuelles Beispiel für das Aufeinanderprallen unvereinbarer Auffassungen zum Verhältnis „gebaut – natürlich", über das in den Medien berichtet wurde, ist der Entwurf von David Chipperfield für das Haus der Kunst in München, der „die Baumfrage" aufgeworfen hat. Zur Zeit gibt es dort noch

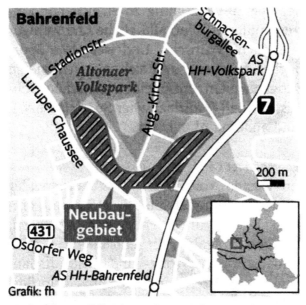

„Zukunftsmusik": Die geplante Bebauung der Trabrennbahn Bahrenfeld

Abb. 6.5 Randbebauung eines Stadtparks. (Vgl. Klönschnack 2018, Heft 1, S. 24)

eine Baumreihe parallel zu den Säulen der Kunsttempelfassade, die sich die Prinzregentenstraße entlang zieht und der Straße die Anmutung eines Boulevards geben. Der Architekt sieht jedoch in dieser Baumreihe einen grünen Vorhang, der weggezogen werden muss[3]. Das Argument, dass die Baumreihe und das damit verbundenen Spiel von Licht und Schatten die negative Wirkung der monotonen weißen Fassade des großen Gebäudes abmildern können, sind für diejenigen Architekten nicht erstrebenswert, denen eine voll zur Geltung kommende gebaute Umwelt in reiner makelloser Form vorschwebt.

Anzustreben ist mit Blick auf die vielen Benefits grüner Natur und die Mensch-Natur-Beziehung eine Balance zwischen gebauter Umwelt und grüner Natur sowie zwischen urbaner Dichte und green spaces (van den Berg et al. 2007). Die Stadtplanung hat die Aufgabe, eine solche Balance sowie passende Mischungen

---

[3]FAZ vom 29.09.2016, S. 9; FAS 05.09.2017, S. 12.

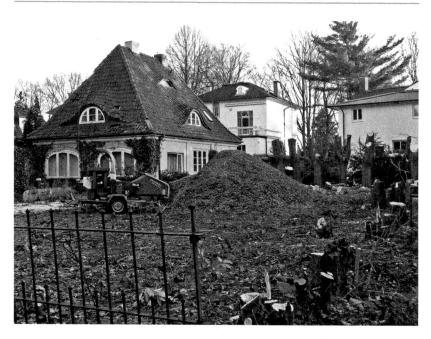

Abb. 6.6 Haus vor dem Abriss mit bereits abgeholzten Bäumen

aus gebauter und natürlicher Umwelt herzustellen. Dass unaufwendig erreichbare green spaces (nearby nature) für den Erhalt einer zumindest rudimentären Naturverbundenheit sowie das Wohlbefinden und die Gesundheit der Stadtbevölkerung unverzichtbar sind, unterstreicht die Bedeutung dieser Aufgabe.

Mit dem Ansatz, Naturerfahrungsräume in der Stadt zu schaffen, ist die Zielvorstellung verbunden, *authentische* Erfahrungen mit einer weniger kultivierten, sondern vielmehr „wilderen" Natur zu ermöglichen. Ein neuartiger Weg wird mit dem „City Tree" beschritten, mit dem die Luftverschmutzung in den Städten verringert werden soll, was mit einer Mooswand (= City Tree), die den Feinstaub aus der Luft tilgt, bewerkstelligt wird[4]. Es ist ein technisches Konzept, das mit der Ästhetik realer Bäume nichts gemein hat.

---

[4]https://de.wikipedia.org/wiki/City_Treevgl. den Bericht „Der Feinstaub baumelt in der Luft. Mooswände gegen die Luftverschmutzung in den Städten", FAZ vom 14.09.2017, S. 20. Die Mooswand, die dazu dient, den Feinstaub aus der Luft zu tilgen. wird von den Gründern des Unternehmens Green City Solutions in Berlin als City Tree bezeichnet.

6.2 Stadtparks

6.2.1 Funktionen von Stadtparks

Die großen Stadtparks wie der Englische Garten in München und der Central Park in New York, die man Mitte des 19. Jahrhundert anzulegen begann, und der Stadtpark in Hamburg, der Anfang des 20. Jahrhunderts entstanden ist, sollten die sich angesichts einer rapide zunehmenden Bevölkerung verschärfenden Probleme städtischen Lebens wie Lärm, Beengtheit, Informationsüberflutung, Stress und Krankheit lösen helfen. Um einen Ausgleich zu schaffen für die sichtbar zutage tretenden ungünstigen städtischen Lebensverhältnisse sollte Natur in die Stadt gebracht werden – ohne Zweifel ein Ansatz in Richtung eines „Zurück zur Natur". Die in diesem Zusammenhang entstandenen Parks sollten ein natürlicher Freiraum inmitten der Stadt sein, der den Bewohnern schöne Landschaft, Naturerleben sowie Ruhe und Erholung von den Belastungen und Beanspruchungen des Alltags bietet. In dem 1859 eröffneten Central Park in New York, dem ersten großen Stadtpark in Nordamerika, sollte nicht die „wilde" Natur in die Stadt geholt, sondern eine künstlerisch überformte schöne Natur innerhalb des städtischen Raum geschaffen werden. „Parks were a form of landscape art meant to represent nature, not as it really was, but as it ideally might be" (Bell et al. 1996, S. 388 f.). Eine ideale schöne Natur in die Stadt zu bringen, war ein stadtplanerisches und zugleich sozialpolitisches Ziel. Die großen Stadtparks sollten attraktive *Nah*erholungsgebiete für die Stadtbevölkerung sein.

Stadtparks sind eine umfassende Kategorie, sie sind unterschiedlich groß und von unterschiedlicher Art. Es gehören dazu kleinere öffentliche Gärten und größere Parkanlagen, Schaugärten, Rosen- und Dahliengärten, historische Parks, Grünstreifen und Grüngürtel usw. Ein Grüngürtel ist eine zusammenhängende Fläche, die eine Stadt umschließt. Einen solchen Grüngürtel zu realisieren setzt, wie Lichtenberger (2002) ausgeführt hat, eine weitreichende kommunale Kontrolle der Flächennutzung voraus. Weit eher zu realisieren sind kleine Parks wie z. B. der Hans Christian-Andersen-Park in Hamburg, der zu Ehren des dänischen Schriftstellers so genannt wurde. Die Figuren aus seinen Märchen im Park sind anregende Elemente (Abb. 6.7). Der kleine Park wurde als Ausgleich für eine dichter gewordene Bebauung angelegt. Zuvor hatten sich hier Gärten zur Selbstversorgung der Bewohner befunden.

Heute sind nicht mehr in erster Linie sozialpolitische Gründe maßgeblich. Es ist die Entwicklung zu einer Freizeitgesellschaft, in der die Menschen in einer reichlich zur Verfügung stehenden freien Zeit etwas Sinnvolles machen wollen, in deren Folge viele und vielfältige Freizeitparks angelegt wurden (Hayward 1989).

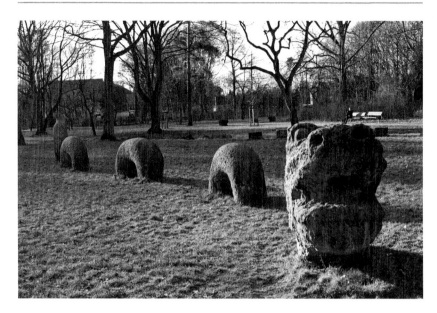

Abb. 6.7 Hans Christian Andersen Park mit Skulpturen

Es gibt Sport- und Skulpturenparks, Botanische Gärten, Lehrpfade, Wildparks und Parks in Verbindung mit Freilichtmuseen. Skulpturenparks verbinden Natur und Kunst miteinander. Skulpturen erhöhen den Anregungsgehalt von Grünanlagen. Beispiele liefern der bereits genannte Christian Andersen Park in Hamburg und der Frankfurter Grüngürtel mit seinen komischen Figuren, darunter dem Grüngürteltiers (vgl. Abb. 6.3). Parks in ihren vielfältigen Formen haben einen positiven Einfluss auf das Stadtklima, es sind Naherholungsräume, die den Stadtbewohnern die Möglichkeit bieten, sich in nicht allzu weit entfernten green spaces aufzuhalten und sich darin zu bewegen, und sie fungieren darüber hinaus auch noch als Landmarke und tragen so zur räumlichen Strukturierung der Stadt bei.

Befragungen von Parkbesuchern fördern zutage, dass vorrangige Motive, einen Park aufzusuchen, das Bedürfnis nach Erholung, nach einer schönen Umgebung und nach Gelegenheiten, sich im Freien zu bewegen, sind. Spazieren gehen ist eine der verbreitetsten Aktivitäten in Parks (Flade 2010). Hier werden mehrere Bedürfnisse zugleich erfüllt: Man kann sich während des Gehens im Park erholen und kann gleichzeitig die Natur erleben und genießen.

Der optimale Stadtpark ist derjenige, der für viele Menschen kompatibel ist, indem er zu ihren Motiven und Absichten passt. Da es in den großen Parks zumeist vielfältige Betätigungsmöglichkeiten gibt, sind diese Anlagen dementsprechend für viele Menschen und Gruppen passend. Man kann dort Flanieren, Gehen, Laufen, Klettern, Rutschen, im Sandkasten spielen, Ausruhen, auf der Bank sitzen und dabei lesen oder einfach schauen, Blumen betrachten, Boole spielen usw. (Abb. 6.8).

Kompatibilität ist einer der vier grundlegenden Erholfaktoren. Dementsprechend verdienen Stadtparks in dem Maße das Label „restorative environment", indem sie Kompatibilität besitzen. In großen Städten ist das eine Herausforderung. Denn typisch für große Städte ist deren Internationalität und Multikulturalität (Beyer et al. 2006), die zur Folge haben, dass die großen Stadtparks von Menschen aus unterschiedlichen Kulturen mit unterschiedlichen Lebensstilen genutzt werden. Das „Integrationspotenzial" eines Parks zeigt sich daran, dass verschiedenartige Nutzungsweisen toleriert werden. Die Voraussetzung ist eine ausreichende Größe des Parks, die soziale Dichte verhindert, die vielfältige Nutzungsweisen zulässt, und die Nutzungskonflikten durch eine auf Kompatibilität bedachte Parkgestaltung und ein umsichtiges Parkmanagement vorbeugt (Gobster 1998).

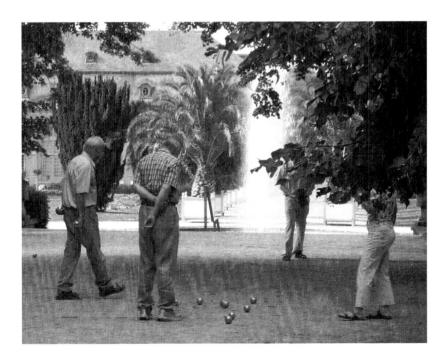

Abb. 6.8 Boole Spiel im Park

Parks sollen als Naherholungsgebiete für die Stadtbewohner fungieren. Dass das auch erwartet wird, ergab eine Befragung der Besucher des großen Westfalenparks in Dortmund: Erholung ist mit weitem Abstand das wichtigste Motiv für alle Altersgruppen, den Park aufzusuchen (Abb. 6.9).

An zweiter Stelle rangiert das Bewegungs-Motiv. Die schöne Bepflanzung fasziniert vor allem die über 65-Jährigen, denen auch am meisten an frischer Luft gelegen ist; die unter 30-Jährigen sind an sozialen Kontakten und Bewegungsmöglichkeiten interessiert; die 30-bis 49-Jährigen legen Wert auf Familienfreundlichkeit.

Dass die Renovierung alter Parkanlagen eine lohnende Investition ist, haben Cohen et al. (2015) bestätigt, indem sie renovierte und nicht-renovierte Parkanlagen hinsichtlich der Besucherzahlen verglichen haben. In den erneuerten Parks nahm die Zahl der Besucher deutlich zu. Lediglich die Jugendlichen kamen nicht öfter.

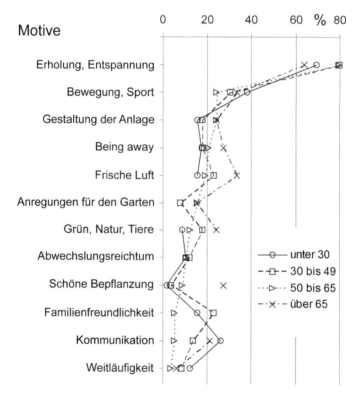

Abb. 6.9 Motive der Besucher des Westfalenparks nach Altersgruppen. (Flade 2010, S. 169, eigene Grafik)

Der Grund ist, dass Parks für diese Altersgruppe ohnehin weniger interessant sind, weil ihnen in erster Linie die Peergroup wichtig ist und weit weniger der räumliche Kontext, wie es bereits Sullivan et al. (2004) festgestellt haben.

Bedimo-Rung et al. (2005) haben die Bedeutung von Parks für körperliche Aktivitäten und damit für die Gesundheit der Stadtbewohner hervorgehoben. Affordanzen bzw. funktionale Merkmale, die zu körperlichen und sportlichen Aktivitäten motivieren, sind der ästhetische Reiz, den ein Park ausstrahlt, dessen Gepflegtheit bzw. die Abwesenheit von Incivilities, die wahrgenommene Sicherheit, die unkomplizierte Zugänglichkeit und ausreichend Platz. Körperliche Bewegung und ein „creative walking" (im Unterschied zum „transportation walking", das nicht immer erholsam ist) sind wohltuend und der Gesundheit förderlich. Bedimo-Rung et al. haben dazu eine Liste von Kriterien, an denen die Qualität eines Parks gemessen werden kann, erstellt:

- Facilities (Nutzungsmöglichkeiten, Affordanzen, Kompatibilität)
- Zustand (Gepflegtheit, keine Incivitilties)
- Sicherheit (Sicherheitsgefühl)
- Zugänglichkeit (problemlose Erreichbarkeit)
- Ästhetik (wahrgenommene Attraktivität)
- Management (Verhaltensvorschriften, Zugangsregeln, Öffnungszeiten).

Der Punkt „grüne Natur" ist in der umfassenden Kategorie „Ästhetik" enthalten. „The category of aesthetics incorporates the perceived attractiveness and appeal of the various design elements of a park. Having something beautiful or interesting to look at while exercising or visiting a park can be a powerful motivator of physical activity" (Bedimo-Rung et al. 2005, S. 165). Ästhetisch bedeutsam ist die Anordnung der einzelnen Teile, die Beachtung von Licht und Schatten, die Topografie, Teiche und Seen sowie Skulpturen.

Durch Reglementierungen und Vorschriften, wer einen Platz nutzen darf und wer nicht, lassen sich die Anforderungen an die Planung, Kompatibilität für alle herzustellen, verringern. Das geschieht z. B., wenn ein Spielplatz nur für 3-bis 6-Jährige oder nur für die Altersgruppe der 6- bis 12-Jährigen eingerichtet wird (Abb. 6.10).

Zentrale Kriterien sind die Erreichbarkeit und die Attraktivität eines Parks. Sie beeinflussen das Ausmaß der körperlichen Aktivität der Stadtbewohner (Lee und Maheswaran 2010). Hauptverkehrsstraßen, die überquert werden müssen, um einen Park zu erreichen, reduzieren dessen Erreichbarkeit erheblich.

Als öffentliche Räume sind Stadtparks vor allem in den großen Städten immer auch Orte, die von Menschen mit unterschiedlichen Lebensstilen und aus unterschiedlichen Kulturen besucht werden. Es sind damit nicht nur multifunktionale sondern zugleich auch multikulturelle Orte. Menschen aus unterschiedlichen

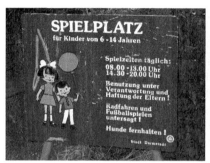 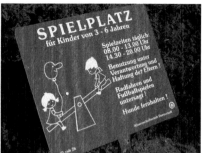

Abb. 6.10 Spielplatz für bestimmte Altersgruppen

Kulturen, die in den Park kommen, unterscheiden sich im Hinblick auf ihre sozialen und kulturellen Normen und ihre Auffassungen, wozu ein Park dient. Gobster (1998) fragte sich, ob Parks eher eine trennende oder eine integrierende Wirkung haben. Der Trenneffekt wurde als „green wall" bezeichnet. Er ist dann wahrscheinlich, wenn Parks an sozial segregierte Wohngebiete angrenzen. Dass bedeutet aber nicht, dass Parks, in dessen Nähe unterschiedliche ethnische Gruppen wohnen, reich an green walls sind, wie Gobster am Beispiel eines Parks in Chicago gezeigt hat. Entscheidend dafür, ob es trennende grüne Wände gibt oder nicht, ist die Parkgestaltung und das Parkmanagement. Günstig sind Angebote, die für Menschen aus unterschiedlichen Kulturen gleichermaßen ansprechend und kompatibel sind und deshalb als „Kontaktbrücke" dienen können. Auf diese Weise ist es nach Ansicht von Gobster möglich, mit gestalterischen und organisatorischen Mitteln unterschiedliche Gruppen zusammen zu bringen, green walls zu vermeiden und die Integration zu unterstützen.

Parknutzer sind auch die Berufstätigen, die in der Stadt arbeiten und ihre Mittagspause im nahe ihres Arbeitsortes gelegenen Park verbringen. Da sich der weit überwiegende Teil an Büroarbeitsplätzen in Städten befindet, fällt der Anteil der Berufstätigen an den Parkbesuchern entsprechend ins Gewicht. Dass der Park für sie ein wichtiges restorative environment sein kann, haben Tyrväinen et al. (2014) in einem Feldexperiment in Helsinki festgestellt, in dem die Effekte kurzer Aufenthalte während der Mittagspause in einem Stadtpark, einem Stadtwald und im Stadtzentrum untersucht wurden. Erwerbstätige, die in der Stadt arbeiten, füllten einen Fragebogen direkt an dem jeweiligen Aufenthaltsort aus. Die Pause im Stadtpark und im Stadtwald wurde als erheblich erholsamer erlebt als die Pause im grünarmen Stadtzentrum.

6.2.2 Unsicherheit in Stadtparks

Parks werden positiv bewertet und gern besucht, wie Yuen (1996) aus den Befragungen von Besuchern verschiedener Parks in Singapur entnommen hat,

- wenn sie als anregende und angenehme Umwelt erlebt werden,
- wenn sie Ruhe und Ungestörtheit bieten,
- wenn sie problemlos zugänglich sind.

Ein weiteres Kriterium, von dem es abhängt, ob Parks aufgesucht werden, ist,

- inwieweit sie als sicher erlebt werden.

Die subjektive Sicherheit ist ein wesentlicher Einflussfaktor. So kamen Baran et al. (2014), die in einer Stadt in Nordcarolina/USA zwanzig Parks daraufhin betrachtet haben, zu dem Ergebnis, dass die Häufigkeit der Parknutzung positiv mit den jeweiligen Gelegenheiten für vielfältige Aktivitäten korreliert, jedoch negativ mit der Befürchtung, dass der Park nicht ausreichend sicher ist. Auch wenn ein Park vielfältige Betätigungsmöglichkeiten bietet, wird davon kein Gebrauch gemacht, wenn man sich im Park nicht sicher fühlt.

Generell gilt, dass man auf Orte, die man als unsicher empfindet, emotional negativ reagiert und sie in der Folge zu vermeiden versucht. Dies bestätigte eine Untersuchung von Spitthöver (2009), in der drei Parks in Kassel verglichen wurden. Alle drei Parks sind gleich gut erreichbar, sodass dieses Merkmal nicht ausschlaggebend sein konnte, um die unterschiedlichen Besuchshäufigkeiten zu erklären. Wie sich bei den systematischen, mit Beobachtungen verbundenen Rundgängen bei gutem Sommerwetter zeigte, wird der Park A kaum besucht, der Park B ist fast überlaufen, der Park C liegt hinsichtlich der Besucherzahl dazwischen. Im Park B sind viele Kinder, im Park C viele ältere Menschen anzutreffen. Ergänzend zu den Zählungen hat Spitthöver jeweils 40 ältere Menschen in den Parks B und C befragt, was sie vom Besuch des Parks A abhält. Als Hauptgrund erwies sich die mangelnde subjektive Sicherheit.

Cohen et al. (2016) fanden in ihrer Untersuchung in 48 Parks in Los Angelos, dass das Sicherheitsgefühl – und verbunden damit auch die Zahl der Besucher – durch Incivilities verringert wird. Beispiele für Incivilities sind die Drogenszene, Betrunkene, leer stehende heruntergekommene Gebäude, seit langem unbenutzte Einrichtungen, Schmutz und Müll, überquellende Müllbehälter, besprühte und beschmierte Hauswände, verfallene Außenfassaden, zerstörtes Mobiliar, ungepflegte leerstehende Grundstücke und zerschlagene Fensterscheiben. Physische

Incivilities beziehen sich auf die räumlich-materielle Umwelt, die einen desolaten, herunter gekommenen und kaputten Eindruck macht, soziale Incivilities auf
Personen und Gruppen, die sich „unzivilisiert" verhalten. Auf soziale Incivilities
trifft man auf öffentlichen Plätzen, im Bereich von Bahnhöfen, in Grünanlagen und
städtischen Parks. Verwahrloste Orte senden die Botschaft aus, dass es nieman-
den gibt, der sich für deren Instandhaltung verantwortlich fühlt und sich um deren
Sicherheit kümmert. Die „Disorder-Theorie" besagt, dass Unsicherheitsgefühle
durch Zeichen einer nicht mehr funktionierenden öffentlichen Ordnung („Unzivi-
lisiertheiten") hervorgerufen werden (Skogan 1990; Perkins et al. 1993). Bemerkenswert ist hier die Empfehlung von Cohen et al. (2016), dass es einfacher ist, in
den Parks attraktive Programme für die Besucher anzubieten, als sich allein auf die
Beseitigung von Incivilities zu konzentrieren. Denn je mehr Besucher sich einfin-
den, umso belebter ist der Park und um so sicherer fühlt man sich dort.

Neben der Disorder-Theorie hält die Prospect-Refuge-Theorie eine Erklärung bereit, warum Umwelten als unsicher empfunden werden. Das ist der Fall,
wenn sie sich einer visuellen Kontrolle entziehen. Die Prospect-Refuge-Theorie
sagt voraus, dass sich Menschen an Orten sicher fühlen, die gut zu überblicken
sind (prospect) und die Schutz (refuge) sowie Fluchtmöglichkeiten (escape) bieten. Bei eingeschränkter Sicht kann man Gefahren nicht frühzeitig erkennen,
sodass man sich nicht sofort zur Wehr setzen, einen sicheren Ort aufsuchen oder
schnellstens fliehen kann. Die Prospect-Refuge-Theorie wurde in vielen Untersuchungen darunter von Nasar und Fisher (1993) und Loewen et al. (1993) bestätigt. Parks sollten also nicht zu mysteriös sein, z. B. einem verwilderter Wald
(wild forest) ähneln, der zuviel verdeckt und den Aus- und Überblick behindert.
Ein dunkler, mit Blicken nicht mehr zu durchdringender Wald ist ein unheimli-
cher Ort, wie er in vielen Märchen geschildert wird.

6.2.3 Feststellung der Qualität von Stadtparks

Als objektives Maß für die Attraktivität eines Parks gilt die Zahl der Besucher.
Hier ist jedoch Vorsicht geboten, denn hohe Besucherzahlen rühren nicht nur
von der Attraktivität der Anlage her, sondern es kann sich statt um eine Pull-
auch um eine Push-Wirkung handeln, wenn nämlich der Park einer der wenigen
Freiräume in der Stadt ist. So werden die städtischen Parks ausgiebig genutzt,
wenn es kaum private Gärten und andere städtische Grünflächen gibt, wie Yuen
(1996) aus Singapur berichtet hat. Auch umgekehrt gilt, dass aus einer geringen
Zahl an Besuchern nicht auf eine unzureichende Qualität eines Parks geschlos-
sen werden kann. Hier kann es sein. dass es viele Alternativen wie insbesondere

viele private Gärten gibt. Um vorschnelle Urteile über die Qualität eines Parks zu vermeiden, indem man sich an den Besucherzahlen orientiert, sind Befragungen der Parkbesucher eine weitere unverzichtbare Informationsquelle. Auf diese Weise erfährt man auch etwas über die Motive und warum ein bestimmter Park nicht oder ungern besucht wird, z. B. weil man sich dort unsicher fühlt, weil dort Müll herum liegt, nicht angeleinte Hunde herum laufen, man dort nirgendwo sitzen kann, die daran vorbei führende Autobahn die Gegend verlärmt, der Park ungünstig liegt und nur schwer zu erreichen ist. So hatte Spitthöver (2009) durch Befragung herausgefunden, dass ein gut zu erreichender Park nicht besucht wird, weil er als unsicher gilt oder so erlebt wird.

Weitere Gründe, warum die Zahl der Besucher nicht als einziges Maß für die Qualität eines Parks herangezogen werden sollte, sind off-site Effekte, die bei Besucherzählungen unberücksichtigt bleiben. In solchen Zählungen sind die potenziellen Besucher nicht enthalten, d. h. derjenigen, die im Moment oder überhaupt wenig Zeit haben, den schönen Park aufzusuchen, von dem sie aber wissen, dass sie ihn jederzeit aufsuchen könnten, sodass sie ihn nicht missen möchten. Der Park wird des Weiteren von denen geschätzt, die aus dem Fenster der Wohnung, des Büros, der Schule, des Krankenhauses usw. auf ihn blicken können. Die Benefits reichen so über die von den anwesenden Besuchern direkt erlebten Annehmlichkeiten hinaus.

6.3 Grüne Natur im öffentlichen Raum

Mit Bäumen, Grünstreifen und sonstigen Bepflanzungen wird zusätzlich zu den großen Parks grüne Natur in die Stadt geholt, die einen Ausgleich für die stadttypischen Belastungen wie Lärm, Beengtheit und Hektik schaffen soll (Bell et al. 1996). Das geschieht Top-down durch die städtischen Behörden und Bottom-up durch die Stadtbewohner, die Blumentöpfe auf ihren Balkon stellen, in ihrem Garten Blumen und Stauden anpflanzen oder mit anderen Bewohnern einen Gemeinschaftsgarten im Außenbereich oder auf dem Dach anlegen. Auch grüne Fassaden und grüne Dächer gehören zum Stadtgrün. Die Wirkungen sind nicht nur optisch. Man geht häufiger zu Fuß oder nutzt öfter das Fahrrad, wenn die Fuß- und Radwege durch Parks und Grünbereiche führen (Bretschneider 2014; Saelens und Handy 2008). Hinzukommt, dass die Stadtbewohner seltener ins Auto steigen, um aus der Stadt hinaus ins Grüne zu fahren, wenn sie in ihrer Wohnumgebung spazieren gehen oder sich dort sportlich betätigen können (Bucheker et al. 2003). Damit haben green spaces in der Stadt auch eine verkehrsberuhigende Wirkung.

Dass auf den Anblick von Straßen mit Bäumen emotional positiv reagiert wird, haben Sheets und Manzer (1991) nachgewiesen, indem sie Versuchspersonen Bilder von Straßenszenen mit Gebäuden zu beiden Seiten der Straße gezeigt haben, wobei auf den Bildern der einen Serie Bäume am Straßenrand und begrünte Hausfassaden zu sehen waren, auf den anderen gab es es keinerlei Grün. Die Straßenszenen mit grüner Natur gefielen sehr viel mehr. Straßen mit Bäumen haben einen ästhetischen Reiz und Affordanz. Ein schmaler Weg mit Bäumen fordert eher zum Gehen auf (Abb. 6.11) als ein Weg ohne eine solche flankierende Baumreihe.

Bäume am Straßenrand lassen die Umgebung nicht nur schöner erscheinen, sie vermögen noch mehr: sie haben Erholwirkung, und Autofahrer, die erholt sind, machen weniger Fehler. Die Verkehrssicherheit nimmt zu, das Unfallrisiko sinkt (Parsons et al. 1998). Und sie erhöhen die Frustrationstoleranz, was Cackowski und Nasar (2003) in einem Experiment herausgefunden haben, in dem Versuchspersonen Videos von Straßen mit und ohne Vegetation vorgeführt wurden. Danach bekamen sie unlösbare Anagramme vorgelegt. Die Zeit, die sie sich dieser

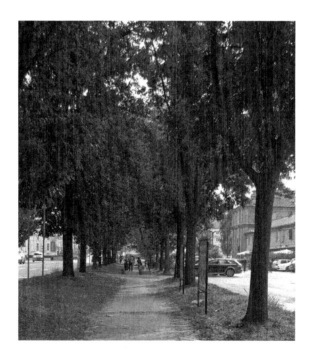

Abb. 6.11 Gehweg mit Affordanz

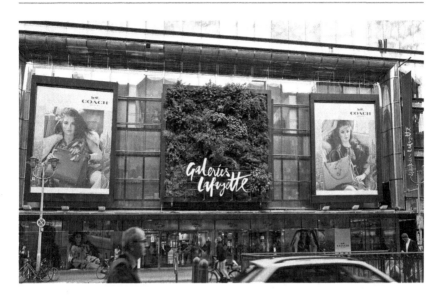

Abb. 6.12   Grüne Fassade am Kaufhaus Lafayette in Berlin

Aufgabe widmeten, diente als Maß für die Frustrationstoleranz. Diejenigen, die Videos von Straßen mit Bäumen gesehen hatten, gaben nicht so schnell auf.

Eine relativ neue Art, green spaces in der Stadt anzulegen, sind Fassadenbegrünungen. Bekannt geworden ist das Caixa Forum in Madrid, ein Gebäude, das als Museum, Auditorium und Konferenzzentrum dient, an dessen einer Gebäudewand ein vertikaler Garten angelegt wurde[5]. Für vertikale Gärten braucht man keine Grundfläche. Fassadenbegrünungen sind so eine Möglichkeit, trotz knapper städtischer Flächen Grün in den öffentlichen Raum zu bringen. Inmitten der dicht bebauten Umwelt ergibt sich so eine kleine grüne „Oase" (Abb. 6.12).

Grüne Natur kann verdecken und zudecken und den Eindruck von Hässlichkeit verringern, z. B. wirken Industrie- und Gewerbegebiete weniger monoton und trostlos, wenn es darin Pflanzen und Bäume gibt. Insbesondere Bäume verringern Reizarmut. Dass man sich dessen bewusst ist, zeigen Renaturierungsprojekte in den Gebieten, in denen einmal Braunkohle abgebaut wurde. Sie werden in grüne Freizeitumwelten verwandelt (vgl. Abb. 1.10).

---

[5]Beitrag im Feuilleton der SZ am 5. Juli 2010 „Urwald im Kleinen: Landschaftsarchitekten lassen urbane Gärten in die Höhe sprießen". Als Erfinder der vertikalen Begrünung gilt der Botaniker Patrick Blanc.

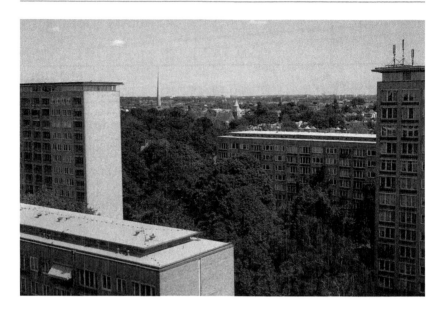

Abb. 6.13 Grüne Natur im Häusermeer

Die Feststellung von Lee und Maheswaran (2010), dass „Urban design can facilitate physical acitivity and reduce impediments to exercise" (S. 219), stimmt optimistisch. Es wird damit zum Ausdruck gebracht, dass es möglich ist, eine „healthy green city" zu planen und zu verwirklichen. Dichte Bebauung und grüne Natur müssen sich nicht ausschließen (Abb. 6.13).

6.4   Naturerfahrungsräume in der Stadt (Hans-Joachim Schemel)

Über Jahrzehnte hinweg ist Natur aus unseren Städten hinausgeplant worden. Naturnahe Bereiche in ihrer Vielfalt an Wildpflanzen, Käfern, Bienen, Schmetterlingen und anderen Tieren, wie sie etwa auf älteren Brachflächen, in Stadtwäldern und Baulücken zu finden waren, mussten Wohnhäusern, Gewerbebauten und Verkehrswegen weichen. Kindern ist in der Stadt auf diese Weise die Möglichkeit genommen worden, in ihrem Wohnumfeld Natur zu erleben. Die gestylten Grünflächen (Grünzüge, Parks, Sportplätze) mit kurzgeschorenem Rasen und eingestreuten Baumgruppen sind auf die Erholungsbedürfnisse der Erwachsenen beziehungsweise Sportler zugeschnitten. Kinder finden in der Stadt kaum Räume, die ihren spontanen Spielbedürfnissen gerecht werden und ihre Fantasie anregen. Als Reaktion auf diesen Mangel ist im Jahr 1998 im Rahmen eines BfN-Forschungsprojekts das Konzept der Städtischen Naturerfahrungsräume entwickelt worden (Schemel 1998), das danach in vier Städten erfolgreich auf seine Praxistauglichkeit getestet wurde (Reidl et al. 2005).

6.4.1 Merkmale von Naturerfahrungsräumen und Kinderspiel

Inzwischen sind in der Zusammenarbeit von Eltern und kommunalen Stellen in zahlreichen Städten Naturerfahrungsräume entstanden, z. B. in Berlin, Bochum, Bremen, Düsseldorf, Schwerin und Stuttgart[6]. Naturerfahrungsräume (NERäume) holen Natur in die Stadt zurück – eine Natur, die Menschen nicht ausschließt oder an Wege bindet, wie es in Naturschutzgebieten oder geschützten Biotopen der Fall ist, sondern die als „Gebrauchsnatur" für das Spiel älterer Kinder offen und geeignet ist. Hier finden Heranwachsende eine wohnungsnahe Gelegenheit zum alltäglichen Spielen in „wildem" (weitgehend ungestaltetem) Gelände, wo sie frei spielen und ihre Spielumgebung spielerisch umgestalten können (Abb. 6.14).

Auch der Gesetzgeber hat erkannt, dass mit der Einrichtung von NERäumen dem Verschwinden der Natur aus der Stadt entgegengewirkt werden kann – im Interesse einer gesunden Entwicklung der Kinder. Laut Bundesnaturschutzgesetz § 1(6) gehören Naturerfahrungsräume zu den Freiräumen im besiedelten und siedlungsnahen Bereich, die „zu erhalten und dort, wo sie nicht in ausreichendem Maße vorhanden sind, neu zu schaffen" sind. Die große Bedeutung des Erlebens von ungestalteter Natur für Stadtkinder ist kürzlich in einem Bericht hervorgehoben worden, in dem achtundachtzig Experten die verschiedenen Ökosystemleistungen in der Stadt umfassend beschreiben und bewerten (Kowarik et al. 2016)[7].

Bevor auf die Spielmöglichkeiten und Merkmale von NERäumen näher eingegangen wird und konkrete Beispiele skizziert werden, wird im Folgenden zunächst die Idee des freien Spielens erläutert. Diese Idee, die dem NERaum-Konzept

---

[6]siehe www.naturerfahrungsraum.de.

[7]Das Handbuch „Kinder und Natur in der Stadt" von Schemel und Wilke (2008) für Kommunalpolitiker, Planer und Elterninitiativen informiert über Idee und Praxis der Naturerfahrungsräume. Es kann vom Bundesamt für Naturschutz (Bonn-Bad Godesberg) bezogen werden.

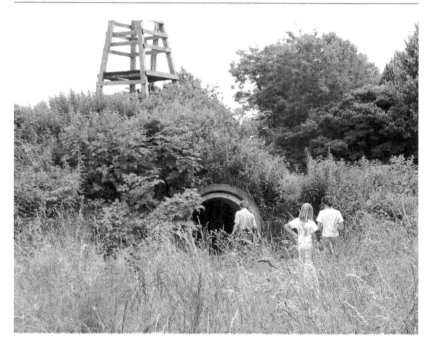

Abb. 6.14 Naturerfahrungsraum. (Foto Schemel)

zugrunde liegt, verdeutlicht die Erwartungen an die Flächenkategorie im Hinblick auf ältere Kinder.

Der oft zitierte Satz von Friedrich Schiller, der Mensch sei nur da ganz Mensch, wo er spielt, weist auf die Bedeutung hin, die große Denker schon vor langer Zeit dem zweckfreien Tun im weitesten Sinne zuerkannten. Das Kind kommt allerdings zum ungestörten Spielen nur, wenn die dafür notwendigen Rahmenbedingungen gegeben sind. NERäume bieten zahlreiche Möglichkeiten des freien Spielens. Diese Möglichkeiten sind dann gegeben, wenn Kinder dort, wo sie sich aufhalten, nach eigenem Belieben – nicht durch Verbote und Vorgaben eingeengt – in ihrem Tun das entfalten können, was in ihnen steckt. Was steckt in ihnen, was wollen und tun die Kinder, wenn sie spielen? Im Folgenden werden die wichtigsten Charakteristika und Bedingungen des freien Spielens angesprochen.

Träumerische Selbstvergessenheit: Kinder konzentrieren sich auf ihre Spielsituation und sind dann ganz in ihrer Fantasiewelt eingesponnen. Wir sagen dazu: Kinder sind in ihr Spiel „versunken". Erwachsene sollten Kinder dabei nicht stören und sich mit gut gemeinten Spielvorschlägen möglichst zurückhalten.

Nachspielen von Alltagssituationen: Was Kinder bei ihren Eltern und bei anderen Erwachsenen beobachten, wird im Spiel nacherlebt und in ihre eigene Welt übertragen. Kinder möchten auf diese Weise beeindruckende Geschehnisse oder alltägliche Erfahrungen auf eigene – kreative – Weise „verarbeiten".

Zweckfreiheit: Kinder wollen beim Spielen keine außerhalb ihres Spiels liegenden Zwecke erfüllen, sondern ihr Spiel ist für sie Selbstzweck. Das Spielen ist für das Kind eine Tätigkeit, zu der es ganz von selbst findet, wenn man es lässt. Das Kind spielt, weil es dies gern tut. Denn wenn das Spielen gelingt, befriedigt es die Neugier, fordert Fantasie und Geschick heraus und ermöglicht dem Kind entspannte Gemeinschaft mit anderen Kindern. Eltern und Erzieher mögen mit dem kindlichen Spielen Zwecke verfolgen, etwa eine gesunde Entwicklung ihrer Kinder.

Raumerleben: Was sich gerade im Raum als Möglichkeit bietet, wird in das Spiel einbezogen. Räume können entweder Anregungen zu spannendem und vielfältigem Spielen bieten oder – wenn sie monoton und langweilig sind – das Spielen behindern und einengen. Älteren Kindern vergeht bald die Lust am Spielen im Freien, wenn ihre Bedürfnisse in den wohnungsnahen Spielräumen nicht erfüllt werden können. Die Natur bietet eine hohe Vielfalt an Spielangeboten.

Zeiterleben: Kinder brauchen genügend Zeit zum Spielen. Jede Spielsituation hat ihre eigene Dauer, die nach Möglichkeit nicht „von außen" begrenzt werden sollte. Kinder kennen „eigentlich" keine Langeweile. Wenn wir sie in Ruhe lassen, kommen sie in anregungsreichen Räumen selbst auf genügend Spielideen. Wenn wir ihnen jedoch ständig Events bieten, versiegen die eigenen Spielideen und Langeweile stellt sich ein, sobald die Kinder auf sich selbst gestellt sind.

Variabilität und Gestaltbarkeit der Spielabläufe: Je weniger bestimmte Bewegungsabläufe z. B. durch Geräte vorgegeben sind und je mehr Kinder ihre Tätigkeit variieren können, desto mehr werden bei den Kindern Fantasie und Selbstbestimmung angeregt. Sie müssen die Bestandteile des Spielraums durch ihre Aktivitäten verändern können. Nur dann wird der Spielraum zu „ihrem" Raum. Vorgefertigtes wird schnell langweilig. Eine selbst gebaute einfache Hütte bedeutet den Kindern mehr als eine vorgefertigte komfortable Behausung. Eine von den Kindern an einem Hang selbst angelegte Rinne zum Rutschen macht mehr (und dauerhaften) Spaß als eine Spielplatzrutsche. Auf einen echten Baum zu klettern ist spannender als ein Klettergerüst zu benutzen. Die Funktionen aller Geräte auf Spielplätzen lassen sich auch in einem vielfältigen Naturraum erfüllen – mit dem Unterschied, dass im Naturraum Variabilität und Eigeninitiative im Vordergrund stehen. Vielfalt und Gestaltbarkeit zusammen sind Voraussetzungen für die Entwicklung von Kreativität beim Spielen. Beim Entdecken und Ausprobieren können Kinder die eigene Wirksamkeit erleben.

Herausforderung durch Risiken: Kinder mögen Risiken, an denen sie ihre Möglichkeiten und Grenzen austesten und ihre Fertigkeiten weiterentwickeln können. Wer sich auf Risiken einlässt, gewinnt Risikokompetenz. Kinder lieben Herausforderungen, an denen sie ihre Kraft und ihr Geschick üben und erproben können und die ihnen Erfolgserlebnisse versprechen. Nur versteckte und vom älteren Kind nicht beherrschbare Gefahrenquellen sind zu vermeiden.

Geheimnis: Wenn ein Spielraum unüberschaubar ist, dann wird das Spielen in diesem Raum spannender. Kinder wollen sich auch verstecken können. Sie wollen auch mal unter sich sein und die Gelegenheit haben, den kontrollierenden Blicken von Erwachsenen zu entgehen. Solche „Geheimnisse" sollten möglich sein.

Selbstbestimmung: Ältere Kinder möchten nicht ständig von Eltern und anderen Erwachsenen begleitet, angeleitet und betreut werden. Sie möchten ihren eigenen Spielimpulsen folgen. Etwas selbst zu entdecken und zu erkunden ist für sie spannender als die Belehrungen durch Erwachsene. Wo Kinder Erklärungen und Hilfen wünschen, werden sie das zu gegebener Zeit äußern.

Keine Reglementierungen: Kinder wollen beim Spielen auch nicht durch Gebote und Verbote eingeengt werden. Sofern Verbote (z. B. aus Sicherheitsgründen) notwendig sind, möchten Kinder die Gründe verstehen. Sie brauchen das Gefühl, dass sie beim Spielen von den Erwachsenen (nicht nur von den Eltern) erwünscht oder zumindest akzeptiert werden. Mögliche Konflikte mit berechtigten (nicht überzogenen) Ruhebedürfnissen von Nachbarn müssen daher schon im Rahmen der Planung weitestgehend ausgeschlossen werden (z. B. durch Einhaltung von Abständen).

In NERäumen können die zehn genannten Charakteristika und Bedingungen eines freien Spielens zur Geltung kommen. Zu den wichtigen Erfahrungen im Kindesalter gehören auch Erlebnisse mit der Tier- und Pflanzenwelt und der Umgang mit unbelebten Teilen der Natur wie Steinen, Boden und Wasser. Die Hirnforschung spricht von der angeborenen kindlichen Neugier, die allerdings vergeht, wenn ihr die „Nahrung" entzogen wird (Hüther 2008). Tab. 6.1 vermittelt einen Überblick.

Der unmittelbare Kontakt mit der Natur, der im spontanen und unbeaufsichtigten Spiel der Kinder zum Ausdruck kommt, erfüllt wichtige emotionale, aber auch kognitive Bedürfnisse heranwachsender Menschen. Darauf machen zahlreiche Autoren aufmerksam, darunter Blinkert (1996) und Gebhard (2003). Damit diese elementaren Bedürfnisse im Interesse einer gesunden Entwicklung der Kinder ausgelebt werden können, sind die räumlichen Voraussetzungen zu schaffen.

Ein städtischer Naturerfahrungsraum ist eine weitgehend ihrer natürlichen Entwicklung überlassene, mindestens ein Hektar große „wilde" Fläche im Wohnumfeld, auf der ältere Kinder und Jugendliche frei spielen können – ohne

Tab. 6.1 Beispiele spielerischer Aktivitäten in städtischen Naturerfahrungsräumen. (Entnommen aus Kowarik et al. 2016)

Spielaktivitäten	Das Erleben von Natur
...*mit Boden*	
Im Matsch herumwaten Aus Erde, Sand, Steinen etc. etwas formen, im Boden graben	Weiche nasse Erde spüren, das Zusammenwirken von Boden und Wasser erleben: sehen, hören, riechen Eigenschaften des Bodens wie Geruch, Farbe, Formbarkeit, Durchlässigkeit sinnlich erfahren, kreativ mit natürlichem Material umgehen
...*mit Wasser*	
Wasser als Element erkunden, sich im Wasser bewegen, waten Den Lauf des Wassers gestalten, umleiten Im Wasser „Schiffchen" schwimmen lassen	Wasser am Körper spüren (fühlen, riechen, hören, sehen, schmecken) Das Verhalten des Wassers kreativ erfahren Die Strömung und Tragfähigkeit des Wassers erleben
...*mit Pflanzen*	
Pflanzen wahrnehmen (beobachten, riechen, ihr Rascheln hören, sie mit Wurzeln ausgraben), auch in größerem räumlichen Verbund erleben Pflanzen sammeln, Blumen pflücken, sich vor stacheligen Pflanzen hüten Obst ernten und essen Sich in hohem Gras, zwischen den Hochstauden oder im Gebüsch verstecken Ein Lager oder eine Hütte bauen Seile zwischen Bäume spannen Auf Bäume klettern	Pflanzen und ihre Bestandteile entdecken, sinnlich genießen, sich am Landschaftsbild erfreuen Die Vielfalt von Pflanzenarten wahrnehmen: sehen, hören, riechen, tasten Die Art und Reife der essbaren Früchte erkennen und ihren Geschmack ausprobieren Sich zwischen Pflanzen geborgen fühlen, sich den Blicken anderer entziehen Pflanzen als Baumaterial ausprobieren und erfahren Pflanzen als Verankerung benutzen und erleben, Aktivitäten in der Schwebe genießen Geschicklichkeit üben, mit Risiken umgehen
...*mit Tieren*	
Tiere in ihrer natürlichen Umgebung beobachten Tiere behutsam fangen und wieder freilassen, Brücken für Ameisen bauen	Tiere in ihrem Lebensraum (zusammen mit Wasser, Boden, Luft, Pflanzen etc.) kennenlernen, sich an ihnen erfreuen Tiere berühren und ihr Verhalten erleben

(Fortsetzung)

Tab. 6.1   (Fortsetzung)

Spielaktivitäten	Das Erleben von Natur
Übergreifende Aktivitäten im Gelände	
Mit dem Mountainbike fahren Fangen spielen Sich ausruhen, herumliegen, sich sonnen, in die Wolken schauen Gegenstände herbeischleppen, etwas konstruieren Rollenspiele (z. B. „Räuber und Gendarm", „Vater, Mutter, Kind")	Die Vielfalt der Geländeformen genießen Die Unregelmäßigkeiten im Gelände nutzen Geräusche aus der Natur, Stimmungen, Luft und Sonne in Ruhe auf sich wirken lassen Künstliche und natürliche Elemente miteinander in Verbindung bringen Sich verstecken, überhängende Sträucher und Sitzgelegenheiten als „Wohnung" nutzen

pädagogische Betreuung und ohne Geräte. Die weitgehend natürliche Entwicklung der Fläche verträgt gestalterische und pflegende Eingriffe, wenn dabei das natürliche Erlebnispotenzial und der „wilde Charakter" des Raumes erhalten oder erhöht wird. Im Einzelnen sind die folgenden Merkmale für städtische Naturerfahrungsräume kennzeichnend:

- Nutzung: „Spielraum Natur". Erholung hat Vorrang. Schutzgebiete nur in Ausnahmefällen geeignet
- Charakter: Erleben von „wilder" (weitgehend ungestalteter) Natur. Auf mindestens der Hälfte der Fläche natürliche Entwicklung der Pflanzenwelt (natürliche Sukzession), Rest extensiv gepflegt
- Nutzer: vorrangig Schulkinder bis 12 Jahren, nachrangig auch ältere Jugendliche, Erwachsene und (unter Aufsicht) Kleinkinder
- Lage: in Wohnbereiche integriert oder diesen dicht zugeordnet (Erreichbarkeitsradius möglichst nicht über ca. 300 m), benachbarte Spielräume anderen Typs erwünscht
- Größe: Flächenumfang mindestens 1 ha = 100 mal 100 m (nach Möglichkeit mehr).
- Pflege/Gestaltung: zwecks Offenhaltung der Fläche extensive Pflege in Teilräumen (je nach örtlichen Gegebenheiten, Besucherfrequenz und Wünschen der Nutzer). Schaffung von Geländeformen („Naturspielberg") und Öffnung von unterirdischen Bachläufen, wenn möglich und sinnvoll
- Betreuung: möglichst keine pädagogische Betreuung, Kinder bleiben unter sich. Ausnahmen: Spielaktionen zum Kennenlernen, Abbau von Schwellenängsten bei der Begegnung mit „wilder" Natur. Allerdings Betreuung der Fläche zur Gewährleistung der Sicherheit.

- Keine Reglementierung: keine Verbote oder Gebote, allerdings Einhaltung von Sicherheitsstandards, ansonsten sind alle Aktivitäten außer Motorsport erlaubt.
- Planerische Sicherung: Überführung informeller in formelle NERäume. Im Rahmen der Bauleitplanung sind NERäume als Grünflächen mit besonderer Zweckbestimmung verbindlich auszuweisen, um sie vor konkurrierenden Flächenansprüchen zu schützen.

Die genannte Mindestgröße ist erforderlich, damit die Kinder das Gefühl haben, von Natur umgeben zu sein – abgesetzt von dem sonst vorherrschenden Charakter gebauter, technischer und gestalteter Räume. Die akustischen und optischen Einflüsse der städtischen Umwelt sollen den NERaum nicht überlagern. Bei der genannten Flächengröße können diese Störeinflüsse hinreichend abgeschwächt werden. Von NERäumen klar zu unterscheiden sind.

- Spielplätze mit Gräten aus Holz, mit großen Gesteinsbrocken und Baumstämmen und anderen Naturelementen. Sie vermitteln nicht das Erleben von Natur als komplexes Gefüge.
- Abenteuerspielplätze/„Aktivspielplätze". In ihnen dominieren technische Spielelemente und sie erfordern eine Aufsicht durch Erwachsene.
- „Natur- und Wasserspielbereiche" als Teil von größeren Spielplätzen. Diese Bereiche sind kleinräumig und technisch geprägt.

6.4.2 Kommunen mit Naturerfahrungsräumen – Beispiele

Städtischer Naturerfahrungsraum „Paradies" in Oppenheim, Rheinland-Pfalz
Der unter dem Namen „Paradies" im Jahr 1995 eingeweihte Naturerfahrungsraum wurde schon vor seiner offiziellen Ausweisung von den Kindern der Umgebung als Spielgelände genutzt. Als einige Eltern erfuhren, dass die Brachfläche bebaut werden sollte, schlossen sie sich zu einer Interessengemeinschaft zusammen und forderten mit Erfolg die Erhaltung der Fläche in ihrem naturnahen Charakter. Das Anliegen der Interessengemeinschaft war die Sicherung eines ausreichend großen Naturspielraums in Wohnungsnähe, den Kinder problemlos in ihrer alltäglichen Freizeit erreichen und in dem sie gefahrlos spielen können – und das ohne Reglementierung und ohne pädagogische Anleitung. Durch rege Öffentlichkeitsarbeit konnte den Bewohnern und dem Gemeinderat Oppenheims die Wichtigkeit des Naturerfahrungsraumes verdeutlicht werden. Die Ausweisung der Brachfläche als öffentliche Grünanlage mit der Zweckbestimmung „Naturnaher Spielraum"

erfolgte 1993. Diese wurde inzwischen mithilfe des städtischen Bauhofs und unter maßgeblicher Mitwirkung der Eltern zu einem hügeligen Gelände mit Felsengruppen, Lehm- und Sandbereichen entwickelt und erfreut sich bei den Kindern der nahen Schule und der angrenzenden Wohnbereiche großer Beliebtheit. Eine ausführliche Beschreibung der Entwicklung und Betreuung dieses Naturerfahrungsraumes findet sich in der Broschüre „Kinder und Natur in der Stadt" von Schemel und Wilke (2008).

Städtischer Naturerfahrungsraum „am Bächle" in Vaihingen an der Enz, Baden-Württemberg
Da es in Vaihingen keinen für Kinder geeigneten Bach in Siedlungsnähe gab, kam im Mai 2001 die BUND-Ortsgruppe Vaihingen auf die Idee, einen städtischen Naturerfahrungsraum anzulegen. Gemeinsam mit der Lokalen Agenda 21 bildete sich die Projektgruppe „Naturerlebnisraum am Bächle". Die Umsetzung der von der Gruppe geplanten Maßnahmen (Baggerarbeiten, Gehölzpflanzungen, Aussaaten…) wurden durch Spenden finanziert. Das Bürgerprojekt wurde in guter Zusammenarbeit mit der Stadtverwaltung vorangetrieben. Die Kommune stellte die notwendigen Flächen an einem Wassergraben zur Verfügung, der tief eingeschnitten in gerader Linie durch einen Acker am Stadtrand verlief (Abb. 6.15).

Es galt nun, diesen Graben in einen mäandrierenden Bach umzugestalten und auch die begleitenden Flächen für Kinder attraktiv zu machen. Unter Mitwirkung

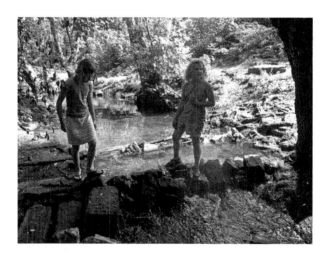

Abb. 6.15 Naturerfahrungsraum am Bächle. (Foto Schemel)

der Bürger entstanden eine kleine Insel, mehrere Kletterhügel, Sandbereiche, ein kleines Wäldchen und Flächen, auf denen sich Flora und Fauna spontan entwickeln konnten. Die differenzierte Pflege und das Spielen der Kinder sowie natürliche Entwicklungsprozesse sorgten dafür, dass sich die Natur immer wieder veränderte und weiterentwickelte. Aus einer zuvor monotonen Nutzfläche ist ein biologisch vielfältiger Raum geworden, der sich hervorragend für spielende Kinder eignet. „Das Bächle" wird von unterschiedlichen Gruppen zu unterschiedlichen Zeiten gut besucht. Der Bach ist Hauptanziehungspunkt für die Kinder. Sie kommen oft mit Schaufeln, um Staudämme zu bauen oder das Bachbett umzugestalten. Das Gebiet dient sowohl als alltäglicher Spielraum als auch als Ausflugsziel von Familien am Wochenende. Schulkinder und Kindergartengruppen spielen und picknicken hier. Ein Kindergarten veranstaltet alljährlich die Ferienaktion „Matschwochen"[8].

Naturerfahrungsräume in Berlin
Im September 2011 hat eine Gruppe aus ca. 10 Eltern und Erziehern eine Initiative gegründet mit dem Ziel, im insgesamt mehr als 30 ha großen Park am Gleisdreieck in Berlin-Kreuzberg einen wohnungsnahen NERaum zu schaffen. Dafür wurde in der Wohnbevölkerung mit einem Flugblatt und mit Führungen am potenziellen Standort geworben und bei der Stadt setzte sich die Gruppe für die Realisierung ein. Am 30.09.2008 wurde unter dem Titel „Wildnis für Kinder" eine Tagung über die Realisierungschancen für NERäume in Berlin durchgeführt, veranstaltet von Fachforum Soziale Stadtentwicklung, gefördert durch die Senatsverwaltung für Stadtentwicklung Berlin. Zum Anlass der Tagung heißt es u. a.: „Kinder und Jugendliche brauchen Natur in ihrem Wohnumfeld, um sich gesund und kreativ zu entwickeln. Dafür müssen geeignete Räume in der Stadt planerisch gesichert und gegen andere Nutzungsansprüche verteidigt werden." Der „Naturerfahrungsraum Gleisdreieck" ist inzwischen realisiert und erfreut sich großer Beliebtheit bei Kindern und Eltern des Stadtteils.

Ein weiterer NERaum wurde im Rahmen der Internationalen Gartenausstellung IGA 2017 in Hellersdorf (im Ostteil der Stadt) angelegt – als Teil eines über 100 ha großen Parks in einem Wald. Dazu waren kaum Gestaltungsmaßnahmen nötig. Dieses nach dem Ausstellungszeitraum weiter bestehende Beispiel dient der Bekanntmachung der NERaum-Idee und regt dazu an, dass Bürger und kommunale Entscheidungsträger diese Idee aufgreifen und auf je eigene Weise umsetzen.

Zurzeit werden darüber hinaus im Rahmen eines wissenschaftlichen Projekts Naturerfahrungsraum-Pilotflächen in den Berliner Bezirken Marzahn, Pankow und Spandau eingerichtet. Der dafür vorgesehene Zeitraum reicht bis 2018.

---

[8]Weitere Informationen unter http://www.vaihingen.de/d/3552.

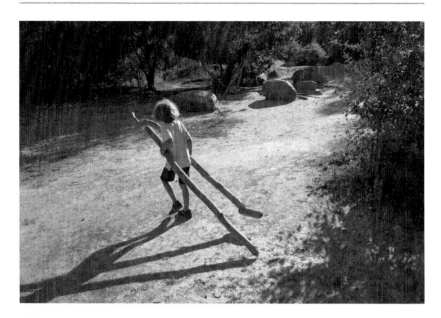

Abb. 6.16 Aneignung von Natur im Naturerfahrungsraum. (Foto Schemel)

Anhand der Pilotprojekte wird an der systematischen Einrichtung, Beobachtung und Auswertung von Naturerfahrungsräumen und deren Nutzung im großstädtischen Kontext gearbeitet. Ziel des vom Bundesamt für Naturschutz (BfN) geförderten Erprobungs- und Entwicklungsvorhabens ist es, das Konzept der städtischen Naturerfahrungsräume noch bekannter zu machen und dazu beizutragen, dass diese Räume in unseren Städten zur Normalität werden[9]. Sie bieten Kindern eine aktive Aneignung von Natur (Abb. 6.16).

6.5   Tiere in der Stadt (Torsten Schmidt)

Das Entdecken und Beobachten von Tieren in der Stadt durch eine breitere Öffentlichkeit ist ein relativ junges Phänomen. Die Wissenschaft widmet sich ihm auf gesamtstädtischer Ebene erst seit den 1970er Jahren in der Disziplin

---

[9]Weitere Informationen unter http://www.stiftung-naturschutz.de/unsere-projekte/naturerfahrungs-raeume/das-projekt/.

der Stadtökologie (urban ecology). Dieser Forschungszweig hat mit dazu beigetragen, dass der historisch gewachsene, vermeintliche Gegensatz von Stadt und Natur zunehmend verschwimmt. Wurde die Stadt lange Zeit als „funktionaler, raumtypologischer und geistiger Gegenpol zu Natur und Wildnis einerseits, zu Land und Landwirtschaft andererseits" (Bundesministerium für Umwelt 2016, S. 42) betrachtet, ist solch klare Grenzziehung heute nicht mehr haltbar. Zwar muten klassische Städte nicht unbedingt natürlich an, aber sie sind zweifellos aus der Natur heraus entstanden und sogar ein Teil von ihr. So macht Natur nicht vor Stadtgrenzen Halt. Vielmehr durchdringt sie den Siedlungsraum. So findet man hier neben bebauten Flächen sogar vielerorts Natur, die unserer klassischen Vorstellung von ihr entspricht; häufig in Form einer Vielzahl mehr oder weniger naturnaher, zumeist kleinräumiger Lebensräume für diverse Tierarten. Die Natur in der Stadt wird auch zunehmend von der Bevölkerung und Wissenschaft wahrgenommen. So wird die Stadt von Ökologen nicht mehr per se als naturferner Ort aufgefasst, sondern als komplexes Mosaik aus Natur- und Nicht-Natur (Hauck und Weiser 2017). Aber auch die bebauten Flächen selbst bieten Lebensräume für Pflanzen und Tiere, etwa stillgelegte Industrieschornsteine, alte Fabrikanlagen und Kirchtürme.

Wild lebende Tiere sind in der gesellschaftlichen Wahrnehmung heute fester und gleichzeitig dynamischer Bestandteil der Natur in der Stadt. Immerhin leben in einer europäischen Metropole, neben den in den Wohnungen und künstlichen Umgebungen gehaltenen Heim- und Zootieren, durchschnittlich mehr als 10.000 unterschiedliche Wildarten. Die Bundeshauptstadt Berlin gilt sogar als „Hauptstadt der Tiere". Die städtische Zweckgemeinschaft aus Mensch und Tier setzt häufig eine Anpassungsfähigkeit der Tiere voraus, bietet ihnen aber Vorteile, sodass sie dem Menschen folgen und aktiv die Städte aufsuchen. Die Bedeutung der Städte als Rückzugsräume für Wildtiere wächst. Denn die Flächeninanspruchnahme (= „Flächenfraß") für Siedlungs- und Verkehrsflächen in Deutschland von derzeit geschätzten 66 ha pro Tag (Sachverständigenrat für Umweltfragen 2017) sowie die anhaltende Intensivierung und Monotonisierung der Landwirtschaft, gehören heute zu den treibenden Kräften für den Verlust an biologischer Vielfalt. Diese Tatsache sollte im Rahmen der Städtebauplanung zukünftig vermehrt berücksichtigt werden.

6.5.1 Die Stadt, ein ambivalenter Lebensraum

Die Stadt ist in vielerlei Hinsicht ein besonderer Lebensraum. Unterschiedlichste Tierarten haben es geschafft, hier eine Ersatzheimat zu finden. Insbesondere profitieren diese Arten von den speziellen klimatischen Bedingungen: Die Temperaturen in Stadtgebieten sind durchweg höher als im Umland. Bereits in den kleinen Städten Japans, wo noch viele Holzhäuser stehen, ist es um bis zu fünf Grad wärmer als im Umland. In europäischen Städten beträgt diese Differenz zum Umland bis zu acht Grad, in amerikanischen Millionenmetropolen sogar bis zu zwölf (Kegel 2014). Es gilt die allgemeine Faustregel: Je größer eine Stadt und die Einwohnerzahl, umso größer ist auch das Temperaturgefälle zum Umland. Gründe dieses Phänomens sind unter anderem die thermophysikalischen Eigenschaften der verbauten Materialien (wie z. B. Asphalt, Beton, Metall, Glas, Naturstein) und die geringe Fähigkeit der Böden, Wasser zu speichern (Kegel 2014). Städte gelten als Wärmeinseln, in denen die Winter milder, die Windgeschwindigkeiten und Strahlungsbilanz geringer, die Niederschläge aber heftiger und häufiger sind als in einem unbebauten Umlandstandort.

Die Stadt bietet Tieren unterschiedlichste Futter- und Habitatangebote. Es ist die besondere Mischung aus Grünbereichen, Unterschlupfen und kurzen Wegen zu unterschiedlichsten Futterquellen, die die Städte so attraktiv macht. Kleingärten bieten Blüten, Früchte oder Kompost; unverschlossene Mülltonnen erscheinen nicht nur Waschbären attraktiv. Insbesondere alte, verlassene Industriebrachen, wie sie beispielsweise im Ruhrgebiet oder in Berlin nach der Wende entstanden sind, bieten Schutz und vielfältige Angebote für die Tiere. Stadtränder sind meistens besonders artenreich, da hier klassische Natur und die Angebote des Siedlungsraums nah aufeinandertreffen. Doch nicht nur Wärme, Nahrung und grüne Inseln der Städte ziehen die Tiere an, auch das Licht ist hierbei ein wichtiger Faktor. Städte sind selbst in der Nacht hell erleuchtet. Die fast flächendeckend vorhandenen künstlichen Lichtquellen locken gerade in den Sommermonaten massenhaft Insekten an, welche wiederum Nahrung für insektenfressende Tiere wie Fledermäuse darstellen.

Zur Attraktivität der Städte gehört ebenso, dass wild lebende Wirbeltiere weitgehend vor jagdlicher Verfolgung geschützt sind. Städte und Ortschaften gelten in Deutschland jagdrechtlich als befriedet. Von diesem Schutz profitieren nicht nur die jagdrechtlich relevanten Arten wie Marder, Fuchs, Waschbär, Wildkaninchen, Enten, Gänse, Tauben und Rabenvögel, sondern prinzipiell alle Wildtiere in der Stadt. Durch die wegfallende Bedrohung der Jagd zeigen die Wildtiere im urbanen Raum häufig wenig Scheu vor dem Menschen und lassen sich somit sogar leichter beobachten als ihre Artgenossen in Wald und Flur. Dieser „Nationalparkeffekt" ist keineswegs ein Artefakt der Stadtnatur. Vielmehr bestand wohl in geschichtlicher Vorzeit sogar eine Art Urvertrauen der Tierwelt gegenüber Menschen, das erst mit Jagd und Verfolgung nahezu global zerstört wurde. So zeigen verschiedene Vogel- und Säugetierarten, die auf entlegenen Inseln leben, auch heute noch kaum Angst vor dem Menschen. „Scheu ist aber kein natürlicher und zwangsläufig vorhandener Bestandteil des Tierverhaltens. Im Gegenteil: Wild wurde durch die Jagd „wild", d. h. scheu gemacht" (Reichholf 2013, S. 15). Manche Arten und Gruppen von Tieren erfreuen sich in der Bevölkerung traditionell großer Beliebtheit. Nicht selten werden sie ganzjährig gefüttert (zum Beispiel Singvögel in Gärten, Wasservögel an Teichen, Tauben in Stadtgärten, Eichhörnchen auf Friedhöfen). Mit Ausnahme der ganzjährigen Singvogelfütterung sind solche Maßnahmen aus Sicht des Tier- und Naturschutzes jedoch eher abzulehnen.

Städte können also durchaus attraktiv für viele Tierarten sein. So verzeichnete Berlin zwischen 1975 und 1990 den stärksten Zuwachs an Brutvogelarten seit 1850. Heute brüten hier rund 130 Vogelarten, also rund die Hälfte aller Brutvogelarten in Deutschland (Kegel 2014). Jedoch nimmt Berlin aufgrund seiner vielen Parks, Grünanlagen und Gewässer sicherlich eine Sonderrolle ein.

Der besondere Lebensraum Stadt hat jedoch seine Grenzen. Von ihm profitieren ausschließlich die euryöken Tierarten, also solche, die sich an eine breite Varianz von Umwelteinflüssen anpassen können. Bereits die Infrastruktur stellt für viele Tiere eine klare Grenze dar: Stark frequentierte Straßen, Wohnhäuser, Gewerbegebiete und kanalisierte Fließgewässer sind für viele Wildtiere – vom Laufkäfer bis zum Feldhasen – nahezu unüberwindliche Barrieren. Diese künstlichen Grenzen schränken die Bewegungsfreiheit der Tiere ein und unterbrechen ihre tradierten Wanderrouten. Selbst auf den nutzbaren Flächen in den Städten können sich Tierpopulationen selten etablieren, wenn die „effektive Lebensraumgröße" unterschritten und die Population in genetischer Hinsicht isoliert wird.

Manche Städte haben dieses Problem erkannt und versuchen, mit sogenannten Tierquerungshilfen Abhilfe zu schaffen, etwa dem Bau von Grünbrücken oder Amphibientunnel. Doch diese Maßnahmen versprechen oftmals nur geringen Erfolg. Insgesamt gilt die Zerschneidung und Fragmentierung der Landschaft heute als eine der Hauptursachen des besorgniserregenden Artenverlustes in Mitteleuropa.

Zudem kommen nur sehr anpassungsfähige Tierarten mit den im Vergleich zum Umland deutlich höheren Schadstoff-, Lärm- und Lichtemissionen sowie den mit dem Leben in der Stadt verbundenen Gefahren zurecht. So sind Fluginsekten die großen Verlierer in den Städten. Für sie stellen die künstlichen Lichtquellen in den Städten tödliche Fallen dar (Manfrin et al. 2017). Der Mainzer Zoologe Eisenbeis schätzt die Zahl der jährlich verendeten Insekten an deutschen Straßenlaternen auf 150 Billionen Tiere.

So überrascht die Bilanz einer international durchführten Studie kaum, welche die Ergebnisse aus 54 Städten zusammenfasst: Nur wenige kosmopolitische Arten kommen in mehr als 80 % dieser Städte vor. Bei den Vögeln sind dies sogar nur vier Arten: die Felsentaube (Columba livia), der Hausspatz (Passer domesticus), der Star (Sturnus vulgaris) und die Rauchschwalbe (Hirundo rustica) (Aronson et al. 2014). In derselben Studie gehen die Forscher davon aus, dass sich in Städten nur acht Prozent aller Vogelarten aufhalten, die in diesen Gebieten vor der Urbanisierung gelebt hätten. Sobald der Lebensraum eines Wirbeltieres urbaner wird, ist es gleichzeitig stärker vom Aussterben bedroht. Zudem konstatieren die Forscher, dass die urbane Entwicklung dafür verantwortlich ist, dass 420 Wirbeltierarten heute auf der Liste der bedrohten Arten stehen.

6.5.2 Unerwünschte Tiere in den Häusern

Städte bieten mit der Vielzahl an Häusern und Gebäuden sogar Nischen für solche Tierarten, denen der Mensch eher abgeneigt gegenübersteht. Dabei handelt es sich vor allem um Arten, die zur Synanthropie, also zur Ansiedlung im menschlichen Siedlungskreis neigen und dadurch in die Nähe von Menschen, Haustieren oder Vorräten kommen können. Diese Gruppe ist recht groß und reicht von der winzigen Hausstaubmilbe über die Kopflaus und das Silberfischchen bis hin zur Hausmaus und Wanderratte. Allgemein werden diese Hausbewohner in Schädlinge und Lästlinge unterteilt, je nachdem, ob sie für den Menschen tatsächlich Gefahren darstellen oder ihm nur lästig sind. Zu den bekanntesten Schädlingen gehört die aus Asien stammende Bettwanze. Dieser blutsaugende Kosmopolit konnte in Europa erst Fuß fassen, als die Menschen ab dem 17. Jahrhundert begannen, Häuser zu bauen, in denen Temperatur und Luftfeuchtigkeit wanzengerecht waren. Heute sind Bettwanzen aufgrund ihrer Verschleppung durch den internationalen Tourismus weitverbreitet. Durch ihre extreme körperliche Robustheit stellen sie selbst in Luxushotels keine Seltenheit mehr dar.

6.5.3 Die Verstädterung der Tiere

Das Stadtleben verändert die Verhaltensstrategien vieler Tiere. Auffällig ist besonders die geringe Scheu vieler Arten. Das Vorkommen von Rehen, Füchsen und Wildschweinen in den Vorgärten ist schon lange keine Seltenheit mehr und bietet Städtern die Gelegenheit, diese Tiere aus der Nähe zu beobachten. Eichhörnchen und Wasservögel stimmen ihren Tagesrhythmus auf den Menschen ab. Im Mittelpunkt stehen die Zeiten, zu denen die Besucher der Parkanlagen und Friedhöfe eintreffen und die Tiere dort täglich füttern. Während der nachtaktive, scheue Waldkauz sich zum tagaktiven Stadtkauz wandelt, werden manche Rotkehlchen nachtaktiv, um den Kontakt mit Menschen zu vermeiden. Diese Verhaltensweisen machen die Stadt zum hochinteressanten Freiluftlabor für Wissenschaftler. Gern genutztes Forschungsobjekt ist die Amsel. Vor rund 200 Jahren begann der ursprünglich scheue Waldbewohner den neuen Lebensraum Stadt zu besiedeln. Heute gehört die Amsel zu den häufigsten Stadtvogelarten in Europa.

So haben Amseln eine einfache Strategie gegen den stressigen Lärm der Städte entwickelt. Untersuchungen der Spontangesänge von Amseln, unter anderem in Heidelberg und in Wien, zeigten, dass die Lautstärke der Gesänge von den bewaldeten Stadtteilen ins Zentrum um fast zehn Dezibel zunimmt. Gleichzeitig nutzen die Stadtvögel aktiv jene hohen Tonlagen, in denen sie besonders laut singen können und so die akustische Überlagerung des umgebenden Lärms abschwächen (Max Planck Institut 2013). Verhaltensphysiologische Studien zeigen zudem, dass Stadtamseln gelassener mit urbanem Stress umgehen als Waldamseln (Partecke et al. 2006).

Das Stadtleben zeigt jedoch noch mehr Effekte auf Singvögel: Viele Vögel beginnen früher am Tag mit ihrem Gesang, pflanzen sich eher fort und können bei höheren Lichtstärken einschlafen. Offensichtlich spielt gerade das Kunstlicht der Städte eine bedeutende Rolle in der jahreszeitlichen Organisation der Wildtiere (Dominoni et al. 2013).

6.5.4 Heimtiere, Kumpanen-Tiere

Neben den Wildtieren spielen die über 33 Mio. Haus- und Heimtiere für den Stadtmenschen eine bedeutende Rolle. Anders als die Wildtierarten, die sich selbstständig ihren Lebensraum in den „beastly places" suchen, leben sie in den künstlichen, vom Menschen geschaffenen „animal spaces" (Hennecke und Roscher 2017, S. 8).

Dabei werden aber die klassischen Begriffe Haus- und Heimtier nicht immer synonym verwendet. Im Allgemeinen versteht man unter Haustieren solche, die in Abgrenzung zu frei lebenden, wilden Tieren wegen ihres Nutzens oder des Vergnügens halber vom Menschen gezüchtet werden. Dieser Haustierbegriff beinhaltet also nicht nur Hund und Katze, sondern auch die in der Obhut des Menschen gezüchteten Rinder, Schweine oder Hühner. Ihm entspricht der englische Begriff domestic animal. In den letzten Jahren veränderte sich jedoch diese Sichtweise. Entscheidend ist nun der Grund, aus dem ein Tier gehalten wird – ob wirtschaftlich und profitorientiert oder aus Vergnügen beziehungsweise zur Gesellschaft des Menschen. Letztere werden heute als Heimtiere bezeichnet. „Ein Heimtier ist ein in einen Haushalt eingegliedertes Tier, welches mit einem oder mehreren Menschen als unterlegener Sozialpartner in einem asymmetrischen Beziehungsverhältnis steht. Das Tier wird dabei als biografischer Akteur wahrgenommen dessen Anschaffung und Haltung nicht primär aus ökonomischen Gründen heraus gerechtfertigt wird" (Simeonov 2014, S. 14).

Einige Autoren verwenden statt des Heimtierbegriffes den Begriff der „companion animals" beziehungsweise der „Kumpanen-Tiere" (Harf und Witte 2017). Dieser Begriff beinhaltet eine kameradschaftliche, freundschaftliche Komponente und verdeutlicht, dass der Mensch mit diesen Gefährten nicht erst zusammenlebt, seit er sesshaft ist.

Das Heimtier hat unter den Tieren die herausragende Bedeutung für den Stadtmenschen: Mittlerweile besitzen 44 % aller Haushalte in Deutschland ein Heimtier. Bei Familien mit Kindern steigt diese Zahl sogar auf über 60 %. Insgesamt finden sich über 13,4 Mio. Katzen, 8,6 Mio. Hunde, 5 Mio. Kleintiere, 4,6 Mio. Kleinvögel sowie unzählige Aquarien, Gartenteiche sowie Terrarien in deutschen Haushalten (Industrieverband Heimtierbedarf 2016).

6.5.5 Die Bedeutung von Tieren in der Stadtnatur für den Menschen

Bereits die Namensbezeichnungen vieler Vogelarten wie Stadttaube, Turmfalke, Haussperling, Gartengrasmücke oder Zaunkönig weisen darauf hin, dass es sich hierbei um typische Stadtbewohner handelt. Dennoch werden die in den Städten wild lebenden Tiere in der öffentlichen Wahrnehmung bislang nur nachrangig mit Stadtnatur assoziiert, denn Stadtnatur wird vor allem räumlich verstanden. Eine im Jahr 2015 durchgeführte Umfrage des Bundesumweltministeriums ergab, dass über 80 % der Bevölkerung beim Begriff Stadtnatur primär an Parks und öffentliche Grünräume denken. An Tiere denken die Deutschen dabei erst an sechster Stelle mit 22 % (Bundesministerium für Umwelt 2016).

Bis heute gibt es vergleichsweise wenige wissenschaftliche Arbeiten zur Wechselwirkung zwischen Mensch und Tier in den Städten. Bei der wissenschaftlichen Disziplin der Stadtökologie, die seit den 1970er Jahren unter anderem die Energie-und Stoffflüsse urbaner Ökosysteme untersucht, kommen Tiere und deren Einflüsse im Zusammenhang mit den spezifischen Standortfaktoren zwar vor, sind aber nicht selbst Gegenstand der Forschung. Die Tier-Mensch-Beziehungen in urbanen Lebensräumen werden erst seit den 1990er Jahren im deutschsprachigen Raum näher erforscht. Die Human-Animal-Studies (HAS) sind ein junges interdisziplinäres Forschungsfeld und entstammen dem englischsprachigen wissenschaftlichen Diskurs. Zu den in den HAS agierenden Disziplinen gehören etwa Soziologie, Philosophie, Psychologie, Anthropologie sowie Kultur-, Literatur- und Rechtswissenschaften.

Ein Forschungsschwerpunkt der HAS beschäftigt sich mit dem Wandel gesellschaftlicher Mensch- Tier-Verhältnisse. Hier werden von der Wissenschaft zunehmend kulturelle oder psychische Wirkungen des Tieres auf den Menschen wahrgenommen.

Zwar betont Teutsch, der den Tierethik-Ansatz im deutschsprachigen Raum vorantrieb, dass jeder Mensch soziale Beziehungen zu Tieren hat (Teutsch 1975). Allerdings ist die Mensch-Tier-Beziehung weiterhin stark ambivalent, da diese sozialen Beziehungen höchst unterschiedlich ausfallen: von partnerschaftlicher Koexistenz (Hunde, Katzen, Pferde im Freizeitbereich) bis hin zur massenhaften Tötung von Tieren als Nahrungsmittel (Tiere in der Landwirtschaft). Dabei scheint der Mensch nicht so sehr in der Wahrnehmung gespalten, vielmehr in der Akzeptanz dessen, was er im Tier erkennen kann: „Das Tier ist ein Geschöpf, das dem Menschen Gefährte und Konkurrent ist, letztlich aber immer auch Verwandter sein wird. Diese Vielfalt der Beziehungen zum Tier fordert den Menschen heraus, fordert, dass der Mensch sich seiner Verantwortung gegenüber seinem Mitgeschöpf (Mensch wie Tier) bewusst wird" (Otterstedt 2012, S. 16). Eine der zentralen Fragen des ethischen Tierschutzes beziehungsweise des moralphilosophischen Diskurses ist die, ob der Mensch nur ein Tier unter Tieren ist oder ob es Unterschiede zwischen Mensch und Tier gibt, die es verantwortbar erscheinen lassen, Tieren im Gegensatz zu Menschen für unsere Zwecke Leid zuzufügen, sie zu manipulieren oder gar zu töten. Diese kontrovers geführte Diskussion hat in der öffentlichen Wahrnehmung in den letzten Jahren deutlich an Bedeutung gewonnen, sodass sich unser Bild vom Tier wandelt. Das Tier wird zunehmend weniger als Sache oder Objekt wahrgenommen, denn als individuelle Persönlichkeit und Subjekt, dem als Mitgeschöpf angemessen Sympathie und Mitgefühl entgegen gebracht werden sollte. Das Nutzen von Tieren außer in Notsituationen ist abzulehnen (Sezgin 203).

Eine emotionale Beziehung zeigt der Mensch insbesondere zu den Heimtieren, mit denen er eng zusammenlebt. Sie werden nicht nur aus altruistischen Gründen gehalten, sondern erfüllen heute viele Funktionen. Vernooij (2009) listet hierbei vier verschiedene Funktionskategorien der Heimtierhaltung auf: utilitaristisch, symbolisch, humanistisch und dominanz-orientiert. Die utilitaristische Funktion spricht menschliche Grundbedürfnisse wie Überlebenssicherung oder Schutz an. Hierzu gehört der Wachhund, aber auch die Zucht oder das Ausstellen und Präsentieren von Tieren, um den Lebensunterhalt abzusichern. Die symbolische

Funktion eines Haustieres steht im Zusammenhang mit dem Bedürfnis des Menschen nach Status, Prestige und Kommunikation. Beispielsweise signalisiert die Haltung bestimmter Tiere (Rassehund, edles Pferd, großes Reptil) aufgrund der damit verbundenen Kosten einen gehobenen Lebensstandard oder soziale Privilegierung. Haustiere können somit Identifikationshilfe leisten. Werden diese Tiere jedoch auf ihre Funktion als Status- und Prestigeobjekt reduziert, kann es sein, dass sie im Zuge einer Konsum- und Wegwerfmentalität ausgesetzt werden und/oder ihren Weg in die Tierheime finden. Eine sehr wichtige symbolische Funktion der Tiere ist ihre Kommunikationsförderung. Wohl alle Tierhalter können aus eigener Erfahrung bestätigen, dass ihre Haustiere als „ice-breaker" wirken und ihnen die Kontaktaufnahme mit Dritten erleichtern (Pollack 2007). Daneben verweist die humanistische Funktion auf das Bedürfnis, für andere zu sorgen und gebraucht zu werden. „Das Haustier kann ein Fixpunkt im menschlichen Leben sein, es ist darauf angewiesen, versorgt zu werden und kann Einfühlungsvermögen vermitteln und bei der Überwindung von psychischen Problemen helfen" (Kompatscher et al. 2017, S. 74). Die Bindung zum Tier kann so weit gehen, dass sie als „menschlicher Ersatz" fungiert, bei der die Haustiere Personenstatus gewinnen. Schließlich hat die Verantwortung für ein Tier eine dominanz-orientierte Funktion. Die Erziehung und das Abrichten der Tiere eröffnen den Menschen neue Handlungsmöglichkeiten. Die dadurch eingeschränkte Selbstbestimmtheit der Tiere kann jedoch in Extremfällen zu erheblichem Tierleid führen.

Die Heimtierhaltung erfüllt darüber hinaus noch weitere Funktionen außerhalb der oben genannten Kategorien. So empfinden viele Eltern den Umgang mit Tieren als förderlich für die Erziehung, damit Kinder frühzeitig Verantwortung und Empathie lernen. Die Versorgung von Heimtieren hilft vielen Menschen, den Tag zu strukturieren, Tiere sind auch häufig Trostspender. Das Streicheln von Hunden wirkt aggressionshemmend und bindungsfördernd (Anstieg des Oxytocin-Levels) sowohl beim Menschen als auch beim Hund, insbesondere, wenn es sich um das eigene Haustier handelt. Studien legen nahe, dass der Kontakt zu Tieren sich überwiegend positiv auf Herz-Kreislauf-Erkrankungen auswirkt (Kompatscher et al. 2017). Dennoch kann das Zusammenleben mit Tieren natürlich auch mit Risiken wie Allergien oder Verletzungen verbunden sein. Jedoch dürften die positiven Effekte bei weitem überwiegen. Ob wild lebend oder Heimtier – Tiere sind in den Städten allgegenwärtig. Sie erfüllen dabei unterschiedlichste Funktionen, egal ob wirtschaftlicher, kultureller oder sozialer Art (Tab. 6.2).

Die stetige Präsenz der Tiere in all unseren Lebensbereichen zeigt, dass der Kontakt und die Beziehung zu Tieren ein menschliches Grundbedürfnis darstellen.

Tab. 6.2 Verortung von Tieren in der Stadt und ihre Bedeutung. (In Anlehnung an Otterstedt 2012, S. 17)

Arbeitsmarkt	Tierhaltung für den Arbeitsmarkt (Zoofachhandel, Züchter, Tierheime, Zoo); Assistenztiere für Arbeitnehmer (Blindenführhund)
Bildung	Bauernhöfe als außerschulische Lernorte, Tierhaltung in Schulen
Forschung	Spezielle Tiergruppen als Bioindikatoren, u. a. in stadtökologischen Beweissicherungsverfahren, Freilandforschung; Tierversuche
Freizeit und Sport	Freizeit- und Leistungssport mit Tieren, Präsentation exotischer Tiere in Zoos und Zirkussen, private Tauben- und Kaninchenhaltungen
Finanzen	Kommunale Einnahmen aus Hundesteuer, Anlageobjekt Turnierpferde, Exoten, Zuchthunde etc.
Gesundheits-wesen	„Tiergestützte Therapie „Knabberfische" im Wellnessbereich"
Infrastruktur	Wildunfälle, Beachtung „planungsrelevanter Arten" bei Bauprojekten (bspw. Freiausläufe für Hunde, Stadttaubentürme)
Kultur und Medien	Tiere als Werbeträger, Tiere in Literatur, Film und Fernsehen, tierische Produkte kultureller Instrumente (z. B. Geigenbogen)
Religion	Tiergottesdienste, Tiere als Symbol
Sicherheit	Tiere im Wach-, Schutz, Sicherheits- und Rettungsdienst
Soziales	Haustiere als soziale Katalysatoren, tiergestützte Therapie, Pädagogik und Förderung in Altenheimen, in der Kinder- und Jugendarbeit sowie in Sozialprojekten
Tourismus	Zoos, Erlebnisbauernhöfe, Stadtschwäne (bspw. in Hamburg)
Wirtschaft	Handel mit Tieren und tierischen Produkten, (Heimtierbedarf), Tierbörsen als Event, Versicherungen

Umgekehrt stellt sich die Frage, weshalb Menschen für viele Säugetiere und Vögel so attraktiv sind. Zoologen vermuten die Ursache in der offenen, aufrechten Haltung und vor allem in der Stimme und Sprache. „Den Tieren „gut zuzureden", ist ein Schlüssel, ihnen näher zu kommen und ihr Vertrauen zu gewinnen. Zudem kann der Mensch mit seiner aufgerichteten, frei sichtbaren Haltung weit mehr als jedes andere vierfüßige Tier Signale geben, ob er freundlich gestimmt oder aggressiv ist" (Reichholf 2016, S. 28).

6.5.6   Ausblick

In der urbanen Landschaftsarchitektur besitzt die Stadtnatur bezogen auf die Tierwelt heute bislang nur eine untergeordnete, wenngleich wachsende Bedeutung.
Dabei ist es durchaus sinnvoll, diese in die Städteplanung frühzeitig mit einzubeziehen. So können wertvolle Lebensräume für bestimmte Arten erhalten, optimiert oder gar neu erschaffen werden. Solche Konzepte sollten zudem das teils
gravierende Gefahrenpotenzial der Städte berücksichtigen, um es im Vorhinein
für die Tiere zu mindern. Beispielsweise werden nach Schätzungen des BUND
alljährlich bundesweit rund 500.000 Igel Opfer des Straßenverkehrs. Auch im
direkten häuslichen Bereich drohen zahlreiche Gefahren unter anderem durch
ungesicherte Kellertreppen, Schächte und Gullys, in die Amphibien und andere
Tiere stürzen. Der Aufprall unzähliger Singvögel an Glasscheiben oder das Elend
der vielen Stadttauben und streunenden Katzen durch mangelnde Versorgung
bei gleichzeitig unkontrollierter Vermehrung sind seit Langem bekannte gravierende Tierschutzprobleme. Hinterfragt werden sollte außerdem das aktive Entfernen von Schlaf-, Nist- und Brutmöglichkeiten von Vögeln und Säugetieren oder
anderen Unterschlüpfen an Gebäuden durch Sanierungsmaßnahmen. In der Tat
gibt es ein großes Potenzial für Städteplaner, die Gefahren für die tierischen Mitbewohner zu mindern. So können beispielsweise nach Empfehlungen der Wiener Umweltanwaltschaft die massenhaften Verluste von Insekten an künstlichen
Lichtquellen bereits durch die Wahl der Leuchtmittel oder durch die räumliche
Ausrichtung des Lichtkegels deutlich gesenkt werden.

Recht jung ist in diesem Zusammenhang das Konzept des Animal-Aided-De-
sign (Hauck und Weiser 2017). Dabei werden Tiere nicht als Störfaktor betrachtet, sondern es wird versucht, das Vorkommen von bestimmten Tieren in urbanen
Freiräumen frühzeitig als Planungsgrundlage für Wohn- und Verkehrsräume
einzubeziehen. Zwar ist die Frage berechtigt, ob eine künstliche Steuerung der
Artenzusammensetzung durch den Menschen aus naturschutzfachlichen und
ethischen Gründen sinnvoll ist, zumal die tatsächlich entstehenden Effekte nicht
immer hinreichend abgeschätzt werden können. Gelingt es jedoch, eine seltene,
besonders schutzwürdige heimische Art neu und dauerhaft anzusiedeln, führt
diese Maßnahme naturschutzrechtlich betrachtet dazu, dass die Lebens- und
Brutstätten dieser Art – und somit gegebenenfalls größere Flächen –vor zukünfti-
gen Eingriffen geschützt werden. Von diesem Schutz profitieren ebenso die anderen dort ansässigen Arten.

Mehr als die Hälfte der weltweiten Bevölkerung lebt aktuell in urbanen Gebieten, die rund drei Prozent der Erdoberfläche bedecken. Beide Werte wachsen rasant. Deshalb ist es wichtig, die noch verbliebenen, halbwegs natürlichen und für Tiere nutzbaren Lebensräume zu schützen. Denn die Stadtnatur stellt – so spannend sie auch sein mag – keinen Ersatz für den anhaltend extremen globalen Lebensraumverlust der Tiere dar. Sie bietet aber eine sehr gute Möglichkeit, selbst für naturfremd aufwachsende Stadtbewohner, sich mit ihrer „wilden Nachbarschaft" auseinanderzusetzen. Dies könnte dazu beitragen, dass Stadtbewohner die Natur und ihren Platz darin besser verstehen und künftig mehr Verantwortung zum Erhalt der Natur übernehmen. Angesichts der offenkundigen Biophilie des Menschen kann mit geeigneten ordnungspolitischen Rahmenbedingungen die Haltung der Millionen von Heimtieren in den Städten ebenfalls einen Beitrag leisten, dass der Mensch seiner Verantwortung gegenüber Tieren und Umwelt bewusst wird. Die Stadtnatur kann somit zum Erhalt der biologischen Vielfalt eine zunehmende und herausragende Bedeutung einnehmen.

Literatur

Abels, N. (2008). *Benjamin Britten.* Reinbek: Rowohlt.

Abraham, A., Sommerhalder, K., & Abel, T. (2010). Landscape and well-being: A scoping study on the health-promoting impact of outdoor environments. *International Journal of Public Health, 55,* 59–69.

Allesch, C. G. (2006). *Einführung in die psychologische Ästhetik.* Wien: WUV Facultas.

Altman, I., & Chemers, M. (1980). *Culture and environment.* Monterey: Brooks-Cole.

Anderson, L. M., Mulligan, B. E., Goodman, L. S., & Regen, H. Z. (1983). Effects of sounds on preferences for outdoor settings. *Environment and Behavior, 15,* 539–566.

Anthony, K. H., & Watkins, N. J. (2002). Exploring pathology: Relationships between clinical and environmental psychology. In R. B. Bechtel & A. Churchman (Hrsg.), *Handbook of environmental psychology* (S. 129–146). New York: Wiley.

Arneill, A. B., & Devlin, A. (2002). Perceived quality of care: The influence of the waiting room environment. *Journal of Environmental Psychology, 22,* 345–360.

Aronson, M. et al. (2014). A global analysis of the impacts of urbanization on bird and plant diversity reveals key anthropogenic drivers. *Proceedings of the Royal Society B, 281,* 20133330. http://dx.doi.org/10.1098/rspb.2013.3330. Zugegriffen: 30. Nov. 2017.

Bagot, K. L., Allen, F. C. L., & Toukhsati, S. (2015). Perceived restorativeness of children's school playground environments: Nature, playground features and play period experiences. *Journal of Environmental Psychology, 41,* 1–9.

Baran, P. K., Smith, W. R., Moore, R. C., et al. (2014). Park use among youth and adults: Examination of individual, social, and urban form factors. *Environment and Behavior, 46,* 768–800.

Barnes, M., & Cooper Marcus, C. (1999). Design philosophy. In C. Cooper Marcus & M. Barnes (Hrsg.), *Healing gardens. Therapeutic benefits and design recommendations* (S. 87–114). New York: Wiley.

Bedimo-Rung, A. L., Mowen, A. J., & Cohen, D. A. (2005). The significance of parks to physical activity and public health: A conceptual model. *American Journal of Preventive Medicine, 28*(2), 159–168.

Bell, A. C., & Dyment, J. E. (2008). Grounds for health: The intersection of green school grounds and health-promoting schools. *Environmental Education Research, 14,* 77–90.

© Springer Fachmedien Wiesbaden GmbH, ein Teil von Springer Nature 2018   231
A. Flade, *Zurück zur Natur?,*
https://doi.org/10.1007/978-3-658-21122-6

Bell, P. A., Fisher, J. D., Baum, A., & Greene, T. C. (1996). *Environmental psychology* (4. Aufl.). Fort Worth: Harcourt College Publishers.

Bellin-Harder, F. (2017). Autonome Aneignung und planerische Regel der Kasseler Schule. In T. E. Hauck, S. Hennecke, & S. Körner (Hrsg.), *Aneignung urbaner Freiräume. Ein Diskurs über städtischen Raum* (S. 47–74). Bielefeld: transcript.

Benfield, J. A., Nurse Rainbolt, G., Bell, P. A., & Donovan, G. H. (2015). Classrooms with nature views: Evidence of differing student perceptions and behaviors. *Environment and Behavior, 47*, 140–157.

Bergler, R. (2009). *Heimtiere. Gesundheit und Lebensqualität*. Regensburg: Roderer.

Berlyne, D. E. (1971). *Aesthetics and psychobiology*. New York: Appleton-Century-Crofts.

Berto, R. (2005). Exposure to restorative environments helps restore attentional capacity. *Journal of Environmental Psychology, 25*, 249–259.

Beute, F., & Kort, Y. A. W. de. (2014). Natural resistance: Exposure to nature and self-regulation, mood, and physiology after ego-depletion. *Journal of Environmental Psychology, 40*, 167–178.

Beyer, R., Gerlach, R., Meer, E. van der, Reichmayr, R., & Türke, J. (2006). Charakteristik einer Metropole aus psychologischer Perspektive – das Beispiel Berlin. *Umweltpsychologie, 10*(2), 32–54.

Bhatti, M., & Church, A. (2004). Home, the culture of nature and the meanings of gardens in later modernity. *Housing Studies, 19*, 37–51.

Biedermann, A., & Ripperger, A.-L. (2017). *Urban Gardening und Stadtentwicklung. Neue Orte für konflikthafte Aushandlungsprozesse im städtischen Raum*. Wiesbaden: Springer Spektrum.

Bierhoff, H. W. (1996). Spielumwelt. In L. Kruse, C. F. Graumann, & E. D. Lantermann (Hrsg.), *Ökologische Psychologie. Ein Handbuch in Schlüsselbegriffen* (S. 365–370). Weinheim: Psychologie Verlags Union.

Bierhoff, H. W. (2002). *Einführung in die Sozialpsychologie*. Weinheim: Beltz.

Biner, P. M., Butler, D. L., Lovegrove, T. E., & Burns, R. L. (1993). Windowlessness in the workplace. A reexamination of the compensation hypothesis. *Environment and Behavior, 25*, 205–227.

Bischof, N. (1996). *Das Kraftfeld der Mythen*. München: Piper.

Bitgood, S. C. (2002). Environmental psychology in museums, zoos, and other exhibition centers. In R. B. Bechtel & A. Churchman (Hrsg.), *Handbook of environmental psychology* (S. 461–480). New York: Wiley.

Bixler, R. D., Floyd, M. F., & Hammitt, W. E. (2002). Environmental socialization. Quantitative tests of the childhood play hypothesis. *Environment and Behavior, 34*, 795–818.

Blinkert, B. (1996). *Aktionsräume von Kindern in der Stadt: Bd. 2. FIFAS-Schriftenreihe*. Pfaffenweiler.

Bodin, M., & Hartig, T. (2003). Does the outdoor environment matter for psychological restoration gained through running? *Psychology of Sport and Exercise, 4*, 141–153.

Boesch, E. E. (1998). *Sehnsucht. Von der Suche nach Glück und Sinn*. Bern: Huber.

Böhme, G. (1989). *Für eine ökologische Naturästhetik*. Frankfurt a. M.: edition suhrkamp.

Böhme, G. (1992). *Natürlich Natur. Über Natur im Zeitalter ihrer technischen Reproduzierbarkeit*. Frankfurt a. M.: edition suhrkamp.

Bollnow, O. F. (1963). *Mensch und Raum*. Stuttgart: Kohlhammer.

Bonaiuto, M., Aiello, A., Perugini, M., Bonnes, M., & Ercolani, A. P. (1999). Multidimensional perception of residential environment quality and neighborhood attachment in the urban environment. *Journal of Environmental Psychology, 19*, 331–352.

Brand, K.-W. (2014). *Umweltsoziologie. Entwicklungslinien, Basiskonzepte und Erklärungsmodelle.* Weinheim: Beltz Juventa.

Bretschneider, B. (2014). *Ökologische Quartierserneuerung. Transformation der Erdgeschosszone und Stadträume.* Wiesbaden: Springer VS.

Bringslimark, T., Hartig, T., & Patil, G. G. (2009). The psychological benefits of indoor plants: A critical review of the experimental literature. *Journal of Environmental Psychology, 29*, 422–433.

Brown, B. B. (1987). Territoriality. In D. Stokols & I. Altman (Hrsg.), *Handbook of environmental psychology* (S. 505–531). New York: Wiley.

Browne, C. A. (1992). The role of nature for the promotion of well-being of the elderly. In D. Relf (Hrsg.), *The role of horticulture in human well-being and social development* (S. 75–79). Portland: Timber Press.

Bruni, C. M., Chance, R. C., Schultz, P. W., & Jolan, J. M. (2012). Natural connections: Bees sting and snakes bite, but they are still nature. *Environment and Behavior, 44*, 197–215.

Bruni, C. M., Fraser, J., & Schultz, P. W. (2008). The value of zoo experiences for connecting people with nature. *Visitor Studies, 11*(2), 139–150. https://doi.org/10.1080/10645570802355489.

Brymer, E., & Oades, L. G. (2009). Extreme sports. A positive transformation in courage and humility. *Journal of Humanistic Psychology, 40*(1), 114–126.

Buchecker, M., Hunziker, M., & Kienast, F. (2003). Participatory landscape development: Overcoming social barriers to public involvement. *Landscape and Urban Planning, 64*, 29–46.

Bucher, A. A. (2007). *Psychologie der Spiritualität.* Weinheim: Beltz & Psychologie Verlags Union.

Bucher, A. A., & Oser, F. (2008). Entwicklung von Religiosität und Spiritualität. In R. Oerter & L. Montada (Hrsg.), *Entwicklungspsychologie* (6. Aufl., S. 607–624). Weinheim: Psychologie Verlags Union.

Bundesministerium für Umwelt, Naturschutz, Bau und Reaktorsicherheit. (Hrsg.). (2016). *Naturbewusstsein 2015. Bevölkerungsumfrage zu Natur und biologischer Vielfalt.* Berlin: Bundesministerium für Umwelt, Naturschutz, Bau und Reaktorsicherheit.

Cackowski, J. M., & Nasar, J. L. (2003). The restorative effect of roadside vegetation: Implications for automobile driver anger and frustration. *Environment and Behavior, 35*, 736–751.

Carson, R. (1976). *Der stumme Frühling.* München: Beck. Englische Fassung: Carson, R. (1962) *The silent spring.*

Catella Research. (2017). *Der Arbeitsplatz der Zukunft. Ergebnisse zum Zusammenhang zwischen Arbeiten und Büronutzung.* Frankfurt.

Chawla, L. (1998). Significant life experiences revisited: A review of research on sources of environmental sensitivity. *Environmental Education Research, 4*(3), 369–382.

Cheng, J. C. H., & Monroe, M. C. (2012). Connection to nature: Children's affective attitude toward nature. *Environment and Behavior, 44*, 31–49.

Claßen, T. (2016). Landschaft. In U. Gebhard & T. Kistemann (Hrsg.), *Landschaft, Identität und Gesundheit* (S. 31–43). Wiesbaden: Springer VS.

Clayton, S. (2003). Environmental identity: A conceptual and an operational definition. In S. Clayton & S. Opotow (Hrsg.), *Identity and natural environment: The psychological significance of nature* (S. 45–65). Cambridge: MIT Press.

Cohen, D. A., Han, B., Isacoff, J., Shulaker, B., Williamson, S., Marsh, T., McKenzie, T. L., Weir, M., & Bhatia, R. (2015). Impact of park renovation on park use and park-based physical activity. *Journal of Physical Activity and Health, 12*(2), 289–295.

Cohen, D. A., Han, B., Derose, K. P., Williamson, S., Marsh, T., Raaen, L., & McKenzie, T. L. (2016). The paradox of parks in low-income areas: Park use and perceived threats. *Environment and Behavior, 48*, 230–245.

Coley, R. L., Kuo, F. E., & Sullivan, W. C. (1997). Where does community grow? The social context created by nature in urban public housing. *Environment and Behavior, 29*, 468–494.

Collado, S., & Corraliza, J. A. (2015). Children's restorative experiences and self-reported environmental behaviors. *Environment and Behavior, 47*, 38–56.

Colley, K., Brown, C., & Montarzino, A. (2017). Understanding knowledge workers' interactions with workplace greenspace: Open space use and restoration experiences at urban-fringe business sites. *Environment and Behavior, 49*, 314–338.

Collis, G. M., & McNicholas, J. (1998). A theoretical basis for health benefits of pet ownership. In C. C. Wilson & D. C. Turner (Hrsg.), *Companion animals in human health* (S. 105–122). Thousand Oaks: Sage.

Cooper Marcus, C., & Barnes, M. (Hrsg.). (1999). *Healing gardens. Therapeutic benefits and design recommendations.* New York: Wiley.

Crawford, M. R., Holder, M. D., & O'Connor, B. (2017). Using mobile technology to engage children with nature. *Environment and Behavior, 49*, 959–984.

Crump, J. P. (2003). Finding a place in the county. Exurban and suburban development in Sonoma County, California. *Environment and Behavior, 35*, 187–202.

Davis, J. L., Green, J. D., & Reed, A. (2009). Interdependence with the environment: Commitment, interconnectedness, and environmental behavior. *Journal of Environmental Psychology, 29*, 173–180.

Devlin, A. S. (1992). Psychiatric ward renovation: Staff perception and patient behavior. *Environment and Behavior, 24*, 66–84.

Devlin, A. S., & Arneill, A. B. (2003). Health care environments and patients outcomes. A review of the literature. *Environment and Behavior, 35*, 665–694.

De Vries, J. (1937). *Altgermanische Religionsgeschichte* (Bd. 2). Berlin: De Gruyter.

De Vries, S., Dillen, S. M. E. van, Groenewegen, P. P., & Spreeuwenberg, P. (2013). Streetscape greenery and health: Stress, social cohesion and physical activity as mediators. *Social Science and Medicine, 94*, 26–33.

De Vries, S., Verheij, R. A., Groenewegen, P. P., & Spreeuwenberg, P. (2003). Natural environments – Healthy environments? An exploratory analysis of the relationship between greenspace and health. *Environment and Planning A, 35*, 1717–1731.

Diener, E., Oishi, S., & Lucas, R. E. (2003). Personality culture, and subjective well-being: Emotional and cognitive evaluations of life. *Annual Review of Psychology, 54*, 403–425.

Dominoni, D., Quetting, M., & Partecke, J. (2013). Artificial light at night advances avian reproductive physiology. *Proceedings of the Royal Society B, 280*, 20123017.

Dümpelmann, S. (2017). Bürgerrecht durch Straßenbäume. Das Neighborhood Tree Corps in Brooklyn. In T. E. Hauck, S. Hennecke, & S. Körner (Hrsg.), *Aneignung urbaner Freiräume. Ein Diskurs über städtischen Raum* (S. 241–261). Bielefeld: transcript.

Duvall, J. (2011). Enhancing the benefits of outdoor walking with cognitive engagement strategies. *Journal of Environmental Psychology, 31*, 27–35.

Elliot, A. J., & Maier, M. A. (2014). Color psychology: Effects of perceiving color on psychological functioning in humans. *Annual Review of Psychology, 65*, 95–120.

Ettema, D. (2016). Runnable cities: How does the running environment influence perceived attractiveness, restorativeness, and running frequency? *Environment and Behavior, 48*, 1127–1147.

Evans, G. W., Wells, N. M., & Moch, A. (2003). Housing and mental health: A review of the evidence and a methodological and conceptual critique. *Journal of Social Issues, 59*, 475–500.

Faber Taylor, A., & Kuo, F. E. (2009). Children with attention deficits concentrate better after walk in the park. *Journal of Attention Disorders, 12*(5), 402–409.

Faber Taylor, A., & Kuo, F. E. (2011). Could exposure to everyday green spaces help treat ADHD? Evidence from children's play settings. *Applied Psychology: Health and Well-Being, 3*(3), 281–303.

Faber Taylor, A., Kuo, F. E., & Sullivan, W. C. (2001). Coping with ADD: The surprising connection to green settings. *Environment and Behavior, 33*, 54–77.

Faber Taylor, A., Kuo, F. E., & Sullivan, W. C. (2002). Views of nature and self-discipline: Evidence from inner city children. *Journal of Environmental Psychology, 22*, 49–63.

Faber Taylor, A., Wiley, A., Kuo, F. E., & Sullivan, W. C. (1998). Growing up in the inner city. Green spaces as places to grow. *Environment and Behavior, 30*, 3–27.

Finlay, J., Franke, T., McKay, H., & Sims-Gould, J. (2015). Therapeutic landscapes and well being in later life: Impacts of blue and green spaces for older adults. *Health & Place, 34*, 97–106.

Finlay, T., James, L. R., & Maple, T. L. (1988). People's perception of animals. The influence of zoo environments. *Environment and Behavior, 20*, 508–528.

Flade, A. (1996). Kriminalität und Vandalismus. In L. Kruse, C. F. Graumann, & E. D. Lantermann (Hrsg.), *Ökologische Psychologie. Ein Handbuch in Schlüsselbegriffen* (S. 518–524). Weinheim: Psychologie Verlags Union.

Flade, A. (2006). *Wohnen psychologisch betrachtet* (2. Aufl.). Bern: Huber.

Flade, A. (2010). *Natur psychologisch betrachtet*. Bern: Huber.

Flade, A. (2013). *Der rastlose Mensch. Konzepte und Erkenntnisse der Mobilitätspsychologie*. Wiesbaden: Springer.

Flade, A. (2017). *Third Places – reale Inseln in der virtuellen Welt. Ausflüge in die Cyberpsychologie*. Wiesbaden: Springer.

Flouri, E., Midouhas, E., & Joshi, H. (2014). The role of urban neighbourhood green space in children's emotional and behavioral resilience. *Journal of Environmental Psychology, 40*, 179–186.

Foley, R., & Kistemann, T. (2015). Blue space geographies: Enabling health in place. *Health & Place, 35*, 157–165.

Frantz, C., Mayer, F. S., Norton, C., & Rock, M. (2005). There is no „I" in nature: The influence of self-awareness on connectedness to nature. *Journal of Environmental Psychology, 25*, 427–436.

Freeman, C., Dickinson, K. J. M., Porter, S., & Heezik, Y. van. (2012). „My garden is an expression of me": Exploring householders' relationships with their gardens. *Journal of Environmental Psychology, 32*, 135–143.

Freeman, C., Stein, A., Hand, K., & Heezik, Y. van. (2017). City children's nature knowledge and contact: It is not just about biodiversity provision. *Environment and Behavior.* https://doi.org/10.1177/0013916517732108 (journals.sagepub.com/home/eab).

Freud, S. (1931). *Das Unbehagen in der Kultur* (2. Aufl.). Wien: Internationaler Psychoanalytischer Verlag.

Fuhrer, U. (1996). Person-Umwelt-Kongruenz. In L. Kruse, C. F. Graumann, & E.-D. Lantermann (Hrsg.), *Ökologische Psychologie. Ein Handbuch in Schlüsselbegriffen* (S. 143–153). München: Psychologie Verlags Union.

Garrity, T. F., & Stallones. L. (1998). Effects of pet contact on human well-being. Review of recent research. In C. C. Wilson & D. C. Turner (Hrsg.), *Companion animals in human health* (S. 3–22). Thousand Oaks: Sage.

Gebhard, U. (2003). *Kind und Natur. Die Bedeutung der Natur für die psychische Entwicklung.* Wiesbaden: VS Verlag.

Gesler, W. M. (1992). Therapeutic landscapes: Medical issues in light of the new cultural geography. *Social Science and Medicine, 34*, 735–746.

Gesler, W. M. (1993). Therapeutic landscapes: Theory and case study of Epidauros, Greece. *Environment and Planning D: Society and Space, 11*, 171–189.

Gidlow, C. J., Jones, M. V., Hurst, G., et al. (2016). Where to put your best foot forward: Psycho-physiological responses to walking in natural and urban environments. *Journal of Environmental Psychology, 45*, 22–29.

Gifford, R. (2007). *Environmental psychology: Principles and practice* (4. Aufl.). Colville: Optimal Books.

Gifford, R. (2014). Environmental psychology matters. *Annual Review, 65*, 541–579.

Giles-Corti, B., & Donovan, R. J. (2003). Relative influences of individual, social environmental, and physical environmental correlates of walking. *American Journal of Public Health, 93*, 1583–1589.

Gobster, P. H. (1998). Urban parks as green walls or green magnets? Interracial relation in neighborhood boundary parks. *Landscape and Urban Planning, 41*, 43–55.

Grahn, P. (1996). *Wild nature makes children healthy* (Heft 4, S. 16–18). Swedish Building Research.

Graumann, C. F. (1996). Aneignung. In L. Kruse, C. F. Graumann, & E. D. Lantermann (Hrsg.), *Ökologische Psychologie. Ein Handbuch in Schlüsselbegriffen* (S. 124–130). Weinheim: Psychologie Verlags Union.

Greiner, S. (2017). Ruhephasen – rechtlich nur unvollkommen geschützt. *Zeitpolitisches Magazin 14, 30*, 16–18.

Grimm, J., & Grimm, W. (1854). *Deutsches Wörterbuch.* Leipzig: Verlag Samuel Hirzel.

Gross, H., & Lane, H. (2007). Landscapes of the lifespan: Exploring accounts of own gardens and gardening. *Journal of Environmental Psychology, 27*, 225–241.

Guéguen, N., & Stefan, J. (2016). „Green altruism": Short immersion in natural green environments and helping behavior. *Environment and Behavior, 48*, 324–342.

Guski, R. (1999). Personal and social variables as co-determinants of noise annoyance. *Noise & Health, 1*(3), 45–56.

Häberlin, U. W., & Furchtlehner, J. (2017). Öffentlicher Raum für alle? Raumaneignung versus Gemeinwesen in der Wiener Praxis. In T. E. Hauck, S. Hennecke, & S. Körner (Hrsg), *Aneignung urbaner Freiräume. Ein Diskurs über städtischen Raum* (S. 171–199). Bielefeld: transcript.

Hammitt, W. E. (2000). The relation between being away and privacy in urban forest recreation environments. *Environment and Behavior, 32,* 521–540.

Hard, G. (2002). Zu Begriff und Geschichte von "Natur" und "Landschaft" in der Geographie des 19. und 20. Jahrhunderts. In G. Hard (Hrsg.), *Landschaft und Raum. Aufsätze zur Theorie der Geographie* (Bd. 1, S. 171–210). Osnabrück: Universitätsverlag Rasch.

Hardin, G. (1968). The tragedy of the commons. *Science, 162,* 1243–1248 (abgedruckt in Proshansky, H. M., Ittelson, W. H., & Rivlin, L. G. (Hrsg.). (1976). *Environmental psychology. People and their physical settings* (S. 379–389). New York: Holt, Rinehart & Winston).

Harf, R., & Witte, S. (2017). Wenn Vierbeiner zu Vertrauten werden. Interview mit Prof. Dr. Kurt Kotschral. *Geo Wissen. Mensch und Tier, 60,* 80–87.

Hart, R. A. (1982). Wildlands for children: Considerations of the value of natural environments in landscape planning. *Landschaft und Stadt, 14*(1), 34–39.

Hartig, T., Barnes, M., & Cooper Marcus, C. (1999). Conclusions and prospects. In C. Cooper Marcus & M. Barnes (Hrsg.), *Healing gardens. Therapeutic benefits and design recommendations* (S. 571–596). New York: Wiley.

Hartig, T., Evans, G. W., Jamner, L. D., Davis, D. S., & Gärling, T. (2003). Tracking restoration in natural and urban field settings. *Journal of Environmental Psychology, 23,* 109–123.

Hartig, T., Kaiser, F. G., & Bowler, P. A. (1997). *Further development of a measure of perceived environmental restorativeness* (Working Paper No. 5). Institute for Housing Research, Uppsala Universitet.

Hartig, T., Mang, M., & Evans, G. W. (1991). Restorative effects of natural environment experiences. *Environment and Behavior, 23,* 3–26.

Hartig, T., Mitchell, R., Vries, S. de, & Frumkin, H. (2014). Nature and health. *Annual Review of Public Health, 35,* 207–228.

Hauck, T. E. (2017). Zwischennutzer, Raumpioniere, Raumunternehmer. In T. E. Hauck, S. Hennecke, & S. Körner (Hrsg.), *Aneignung urbaner Freiräume. Ein Diskurs über städtischen Raum* (S. 303–320). Bielefeld: transcript.

Hauck, T. E., & Weiser, W. W. (2017). Animal-Aided Design: Zur Steuerung und Planung des Vorkommens von wilden Tieren in der Stadt. In T. E. Hauck, S. Hennecke, A. Krebber, W. Reiner, & M. Roscher (Hrsg.), *Urbane Tier-Räume: Bd. 4. Schriften des Fachbereichs Architektur Stadtplanung Landschaftsplanung der Universität Kassel* (S. 66–81). Berlin: Reimer-Verlag.

Hayward, J. (1989). Urban parks. In I. Altman & E. H. Zube (Hrsg.), *Public places and spaces* (S. 193–216). New York: Plenum Press.

Heckhausen, H. (1964). Entwurf einer Psychologie des Spielens. *Psychologische Forschung, 27,* 225–243.

Heeg, S., & Bäuerle, K. (2004). *Freiräume. Gärten für Menschen mit Demenz.* Stuttgart: Demenz Support GmbH.

Hellpach, W. (1924). Psychologie der Umwelt. In E. Abderhalden (Hrsg.), *Handbuch der biologischen Arbeitsmethoden* (S. 109–112). Berlin: Urban & Schwarzenberg.

Hellpach, W. (1977). *Geopsyche. Die Menschenseele unter dem Einfluss von Wetter und Klima, Boden und Landschaft* (8. Aufl.). Stuttgart: Enke (erste Aufl. 1911).

Henckel, D. (2009). Stad(t)tnacht? *Zeitpolitisches Magazin, 15*, 4–5.

Hennecke, S., & Roscher, M. (2017). Urbane Tierräume. Eine Einführung. In T. E. Hauck, S. Hennecke, A. Krebber, W. Reiner, & M. Roscher (Hrsg.), *Urbane Tier-Räume: Bd. 4. Schriften des Fachbereichs Architektur Stadtplanung Landschaftsplanung der Universität Kassel* (S. 7–13). Berlin: Reimer-Verlag.

Herzog, T. R., & Gale, T. A. (1996). Preference for urban buildings as a function of age and nature context. *Environment and Behavior, 28*, 44–72.

Herzog, T. R., & Kropscott, L. S. (2004). Legibility, mystery, and visual access as predictors of preference and perceived danger in forest settings without pathways. *Environment and Behavior, 36*, 659–677.

Herzog, T. R., & Leverich, O. L. (2003). Searching for legibility. *Environment and Behavior, 35*, 459–477.

Heßler, M. (2012). *Kulturgeschichte der Technik*. Frankfurt: Campus.

Hofstätter, P. R. (1972). *Psychologie. Das Fischer Lexikon (Stichwort Anlage und Umwelt)*. Frankfurt a. M.: Fischer Taschenbuch.

Hordyk, S. R., Hanley, J., & Richard, E. (2015). „Nature is there; its free": Urban greenspace and the social determinants of health of immigrant families. *Health & Place, 34*, 74–82.

Hunecke, M. (2001). *Beiträge der Umweltpsychologie zur sozial-ökologischen Forschung: Ergebnisse und Potenziale*. Bochum: Ruhr-Universität Bochum & Fakultät für Psychologie.

Hunziker, M. (1995). The spontaneous reafforestation in abandoned agricultural lands: Perception and aesthetic assessment by locals and tourists. *Landscape and Urban Planning, 1*, 399–410.

Hunziker, M. (2006). Wahrnehmung und Beurteilung von Landschaftsqualitäten – ein Literaturüberblick. In K. M. Tanner, M. Bürgi, & T. Coch (Hrsg.), *Landschaftsqualitäten* (S. 39–56). Bern: Haupt.

Hüther, G. (2008). Die Erfahrung von Natur aus der Sicht moderner Hirnforschung. In H.-J. Schemel & T. Wilke (Bearb.). *Kinder und Natur in der Stadt* (S. 15–26). Bonn Bad Godesberg: Bundesamt für Naturschutz (BFN-Skripten 230).

Industrieverband Heimtierbedarf. (2016). Der deutsche Heimtiermarkt 2016. www. ivh-online.de. Zugegriffen: 30. Nov. 2017.

James, W. (1890). *The principles of psychology*. New York: Holt.

Johansson, M., Hartig, T., & Staats, H. (2011). Psychological benefits of walking: Moderation by company and outdoor environment. *Applied Psychology: Health and Well Being, 3*(3), 261–280.

Kagelmann, H. J., & Keul, A. G. (2005). Tourismus – Stressbewältigung und gesund-heitsförderliche Wirkungen. In D. Frey & C. Graf Hoyos (Hrsg.), *Psychologie in Gesellschaft, Kultur und Umwelt* (S. 375–381). Weinheim: Beltz & Psychologie Verlags Union.

Kals, E., Schumacher, D., & Montada, L. (1999). Emotional affinity toward nature as a motivational basis to protect nature. *Environment and Behavior, 31*, 178–202.

Kamitsis, I., & Francis, A. J. P. (2013). Spirituality mediates the relationship between engagement with nature and psychologiocal wellbeing. *Journal of Environmental Psychology, 36,* 136–143.

Kaplan, R. (1992). The psychological benefits of nearby nature. In D. Relf (Hrsg.), *The role of horticulture in human well-being and social development* (S. 125–133). Portland: Timber Press.

Kaplan, R., & Kaplan, S. (1989). *The experience of nature. A psychological perspective.* Cambridge: Cambridge University Press.

Kaplan, R., & Kaplan, S. (1991). Restorative experience: The healing power of nearby nature. In M. Francis & R. T. Hester (Hrsg.), *The meaning of garden* (S. 238–243). Cambridge: MIT Press.

Kaplan, S. (1995). The restorative benefits of nature. Toward an integrative framework. *Journal of Environmental Psychology, 15,* 169–182.

Kegel, B. (2014). *Tiere in der Stadt. Eine Naturgeschichte.* Köln: DuMont Buchverlag.

Keil, C. P. (1998). Loneliness, stress, and human-animal attachment among older adults. In C. C. Wilson & D. C. Turner (Hrsg.), *Companion animals in human health* (S. 123–132). Thousand Oaks: Sage.

Keller, U., & Meiners, B. (2015). *Die Farben der Nacht. Eine Hommage.* Wiesbaden: Corso.

Kelz, C., Evans, G. W., & Röderer, K. (2015). The restorative effects of redesigning the schoolyard: A multi-methodolodical, quasi-experimental study in rural Austrian middle schools. *Environment and Behavior, 47,* 119–139.

Keul, A. G. (1995). Wetter, Klima, Klimatisierung. In A. G. Keul (Hrsg.), *Wohlbefinden in der Stadt* (S. 155–171). Weinheim: Beltz & Psychologie Verlags Union.

Kianicka, S., Buchecker, M., Hunziker, M., & Müller-Böker, U. (2006). Locals' and tourists' sense of place. A case study of a Swiss alpine village. *Mountain Research and Development, 26*(1), 55–63.

Kistenmann, T., Völker, S., & Lengen, C. (2010). Stadtblau. Die gesundheitliche Bedeutung von Gewässern im urbanen Raum. In Natur- und Umweltschutzakademie (NUA) (Hrsg.), *Die Bedeutung von Stadtgrün für die Gesundheit. Dokumentation zur Tagung 2008* (S. 61–75). Recklinghausen: NUA.

Kjellgren, A., & Buhrkall, H. (2010). A comparison of the restorative effect of a natural environment with that of a simulated natural environment. *Journal of Environmental Psychology, 30,* 464–472.

Knopf, R. C. (1987). Human behavior, cognition, and affect in the natural environment. In D. Stokols & I. Altman (Hrsg.), *Handbook of environmental psychology* (Bd. 1, S. 783–825). New York: Wiley.

Kompatscher, G., Spannring, R., & Schachinger, K. (Hrsg.). (2017). *Human-Animal Studies. Eine Einführung für Studierende.* Münster: Waxmann (UTB 4759).

Körner, S. (2017). Aneignung in der Freiraumplanung – eine ideengeschichtliche und planungstheoretische Einordnung. In T. E. Hauck, S. Hennecke, & S. Körner (Hrsg.), *Aneignung urbaner Freiräume. Ein Diskurs über städtischen Raum* (S. 129–150). Bielefeld: transcript.

Korpela, K. (1992). Adolescents' favourite places and environmental self regulation. *Journal of Environmental Psychology, 12,* 249–258.

Korpela, K., Borodulin, K., Neuvonen, M., Paronen, O., & Tyrväinen, L. (2014). Analyzing the mediators between nature-based outdoor recreation and emotional well-being. *Journal of Environmental Psychology, 37,* 1–7.

Korpela, K., & Hartig, T. (1996). Restorative qualities of favorite places. *Journal of Environmental Psychology, 16,* 221–233.

Korpela, K., Kytta, M., & Hartig, T. (2002). Restorative experience, self-regulation, and children's place preferences. *Journal of Environmental Psychology, 22,* 387–398.

Kowarik, I., Bartz, R., & Brenck, M. (Hrsg.). (2016). *Ökosystemleistungen in der Stadt. Gesundheit schützen und Lebensqualität erhöhen.* Berlin: TU Berlin & Helmholz-Zentrum für Umweltforschung UFZ Leipzig.

Krömker, D. (2004). *Naturbilder, Klimaschutz und Kultur.* Weinheim: Psychologie Verlags Union.

Krosigk, K. von. (2008). Krankenhausgärten des ausgehenden 19. und 20. Jahrhunderts. In Deutsche Gesellschaft für Gartenkunst und Landschaftskultur (Hrsg.), *Garten und Gesundheit. Zur Bedeutung des Grüns für das Wohlbefinden* (S. 29–35). München: Callwey.

Kühn, N., & Prominski, M. (2009). Potenziale frei werdender Flächen im Stadtumbau. *Stadt + Grün, 58*(1), 37–43.

Kuo, F. E., Bacaicoa, M., & Sullivan, W. C. (1998). Transforming inner-city landscapes: Trees, sense of safety, and reference. *Environment and Behavior, 30,* 28–59.

Kuo, F. E., & Faber Taylor, A. (2004). A potential natural treatment for attention-deficit/hyperactivity disorder: Evidence from a national study. *American Journal of Public Health, 94*(9), 1580–1586.

Kuo, F. E., Sullivan, W. C., Coley, R. L., & Brunson, L. (1998). Fertile ground for community: Inner-city neighborhood common spaces. *American Journal of Community Psychology, 26,* 823–851.

Kweon, B. S., Sullivan, W. C., & Wiley, A. R. (1998). Green common spaces and the social integration of inner-city older adults. *Environment and Behavior, 30,* 832–858.

Kyttä, M. (2002). Affordances of children's environments in the context of cities, small towns, suburbs, and rural villages in Finland and Belarus. *Journal of Environmental Psychology, 22,* 109–123.

Landgrebe, C. (2012). *Zurück zur Natur? Das wilde Leben des Jean Jacque Rousseau.* Weinheim: Beltz.

Laumann, K., Gärling, T., & Stormark, K. M. (2001). Rating scale measure of restorative components of environments. *Journal of Environmental Psychology, 21,* 31–44.

Lee, A. C. K., & Maheswaran, R. (2010). The health benefits of urban green spaces: A review of evidence. *Journal of Public Health, 33,* 212–222.

Lee, K. E., Williams, K. J. H., Sargent, L. D., Willimas, N. S. G., & Johnson, K. A. (2015). 40-second green roof views sustain attention: The role of micro-breaks in attention restoration. *Journal of Environmental Psychology, 42,* 182–189.

Lee, K. J., Hur, J., Yang, K.-S., Lee, M.-K., & Lee, S.-J. (2017). Acute biophysical responses and psychological effects of different types of forests in patients with metabolic syndrome. *Environment and Behavior, 49,* 1–26.

Leong, L. Y. C., Fischer, R., & McClure, J. (2014). Are nature lovers more innovative? The relationship between connectedness with nature and cognitive styles. *Journal of Environmental Psychology, 40,* 57–63.

Levi, D., & Kocher, S. (1999). Virtual nature. The future effects of information technology on our relationship to nature. *Environment and Behavior, 31*, 203–226.

Lewis, C. A. (1991). Gardening as healing process. In M. Francis & R. T. Hester (Hrsg.), *The meaning of gardens* (S. 244–251). Cambridge: MIT Press.

Lichtenberger, E. (2002). *Die Stadt. Von der Polis zur Metropolis.* Darmstadt: Wissenschaftliche Buchgesellschaft.

Lickliter, R. (2009). The fallacy of partitioning: Epigenetics' validation of the organism-environment system. *Ecological Psychology, 21*(2), 138–146.

Lindal, P. J., & Hartig, T. (2013). Architectural variation, building height, and the restorative quality of urban residential streetscapes. *Journal of Environmental Psychology, 33,* 26–36.

Lindholm, G. (1995). Schoolyards. The significance of place properties to outdoor activities in schools. *Environment and Behavior, 27,* 259–293.

Loewen, L. J., Steel, G. D., & Suedfeld, P. (1993). Perceived safety from crime in the urban environment. *Journal of Environmental Psychology, 13,* 323–331.

Lohr, V. I., & Pearson-Mims, C. H. (2006). Responses to scenes with spreading, rounded, and conical tree forms. *Environment and Behavior, 38,* 667–688.

Lohr, V. I., Pearson-Mims, C., & Goodwin, G. K. (1996). Interior plants may improve worker productivity and reduce stress in a windowless environment. *Journal of Environmental Horticulture, 14,* 97–100.

Louv, R. (2011). *Das letzte Kind im Wald? Geben wir unseren Kindern die Natur zurück!* Weinheim: Beltz (englische Ausgabe 2005).

Ludwig, G. (2014). *Der lange Schatten von Tschernobyl.* Baden: Edition Lammerhuber.

Luy, J. (2014). Wie wär's mit einem anständigen Zoo? *TIERethik, 6*(2, Heft 9), 7–12.

Maas, J., Verheij, R. A., Groenewegen, P. P., Vries, S. de, & Spreeuwenberg, P. (2006). Green space, urbanity, and health: How strong is the relation? *Journal of Epidemiology & Community Health, 60,* 587–592.

Maier, G. W., Jonas, E., & Frey, D. (2005). Innovation und Kreativität in der Wirtschaft. In D. Frey, L. von Rosenstiel, & C. Graf Hoyos (Hrsg.), *Wirtschaftspsychologie* (S. 155–163). Weinheim: Beltz & Psychologie Verlags Union.

Maller, C., Townsend, M., Pryor, A., Brown, P., & Leger, L. (2005). Healthy nature, healthy people: 'Contact with nature' as an upstream health promotion intervention for populations. *Health Promotion International, 21*(1), 45–54.

Manfrin, A., Singer, G., Larsen, S., et al. (2017). Artificial light at night effects organism flux across ecosystem boundaries and drives community structure in the recipient ecosystem. *Frontiers in Environmental Science, 5,* 61. https://doi.org/10.3389/fenvs.2017.00061.

Martens, D., & Bauer, N. (2014). Erholungs(t)raum Natur. Wirkt objektive Umwelt oder subjektive Bedeutung? In G. Hartung & T. Kirchhoff (Hrsg.), *Welche Natur brauchen wir? Analyse einer anthropologischen Grundproblematik des 21. Jahrhunderts* (S. 275–295). Freiburg: Verlag Karl Alber.

Martens, D., Gutscher, H., & Bauer, N. (2011). Walking in „wild" and „tended" urban forests: The impact on psychological well-being. *Journal of Environmental Psychology, 31,* 36–44.

Martin, C., & Czellar, S. (2016). The extended inclusion of nature in self scale. *Journal of Environmental Psychology, 47,* 181–194.

Matsuoka, R. H. (2010). Student performance and high school landscapes: Examining the links. *Landscape and Urban Planning, 97,* 273–282.

Maurer, G. (2015). *Italien als Erlebnis und Vorstellung. Landschaftswahrnehmung deutscher Künstler und Reisender 1760 bis 1870.* Regensburg: Verlag Schnell + Steiner.

Max-Planck-Institut. (2013). Amseln: Die Höhe allein bringt's nicht. Stadtvögel singen höher, um eine größere Lautstärke zu erreichen. www.scinexx.de/wissen-aktuell-15485-2013-01-17. html. Zugegriffen: 30. Nov. 2017.

Mayer, F. S., & Frantz, C. M. (2004). The connectedness to nature scale: A measure of individual's feeling in community with nature. *Journal of Environmental Psychology, 24,* 503–515.

Mayer, F. S., Frantz, C. M., Bruehlman-Senecal, E., & Dolliver, K. (2009). Why is nature beneficial? The role of connectedness to nature. *Environment and Behavior, 41,* 607–643.

Mehrabian, A., & Russell, J. A. (1974). *An approach to environmental psychology.* Cambridge: MIT Press.

Miller, G. (1969). Psychology as a means of promoting human welfare. *American Psychologist, 24,* 1063–1075.

Modrow, B. (2008). In guter Gesellschaft kuren. Zur Geschichte der Bäder und Kur-anlagen in Deutschland. In Deutsche Gesellschaft für Gartenkunst und Land-schaftskultur (DGGL) (Hrsg.), *Garten und Gesundheit. Zur Bedeutung des Grüns für das Wohlbefinden* (S. 20–24). München: Callwey.

Müller, A.-L. (2013). *Green creative city.* Konstanz: UVK.

Napier, M. A., Brown, B. B., Werner, C. M., & Gallimore, J. (2011). Walking to school: Community design and child and parent barriers. *Journal of Environmental Psychology, 31,* 45–51.

Nasar, J. L. (1997). New developments in aesthetics for urban design. In G. T. Moore & R. W. Marans (Hrsg.), *Advances in environment, behavior, and design* (S. 151–193). New York: Plenum Press.

Nasar, J. L., & Fisher, B. (1993). Hot spots of fear and crime: A multi-method investigation. *Journal of Environmental Psychology, 13,* 187–206.

Neuberger, K. (2010). Gartentherapie und Arbeitstherapie In C. Berting-Hüneke (Hrsg.), *Gartentherapie* (2. erweiterte Aufl., S. 90–115). Idstein: Schulz-Kirchner.

Neuberger, K., & Putz, M. (2010). Zu den Wurzeln der Gartentherapie im internationalen Kontext. In C. Berting-Hüneke (Hrsg.), *Gartentherapie* (2. erweiterte Aufl., S. 39–49). Idstein: Schulz-Kirchner Verlag.

Nisbet, E. K., Zelenski, J. M., & Murphy, S. A. (2009). The nature relatedness scale. Linking individuals' connection with nature to environmental concern and behavior. *Environment and Behavior, 41,* 715–740.

Nohl, W. (2003). Die Kleingärten im Nachkriegsdeutschland. Ein ästhetisches Modell für private Gartenräume der Zukunft? In S. Lamnek & M.-T. Tinnefeld (Hrsg.), *Privatheit, Garten und politische Kultur* (S. 189–213). Opladen: Leske + Budrich.

Oberndorfer, E., Lundholm, J., Bass, B., Coffman, R. R., et al. (2007). Green roofs as urban ecosystems: Ecological structures, functions, and services. *BioScience, 57,* 823–833.

Otterstedt, C. (2012). Bedeutung des Tieres für unsere Gesellschaft. In Bundeszentrale für politische Bildung (Hrsg.), *Aus Politik und Zeitgeschichte 8–9* (S. 14–19).

Palinkas, L. A. (1991). Effects of physical and social environment on the health on well-being of Antartic winter-over personnel. *Environment and Behavior, 23,* 782–799.

Palmer, J. A. (1993). Development of concern for the environment and formative experiences of educators. *Journal of Environmental Education, 24*(3), 26–30.

Palmer, J. A., & Suggate, J. (1996). Influences and experiences affecting the pro-environmental behaviour of educators. *Environmental Education Research, 2*(1), 109–121.

Partecke, J., Schwabl, I., & Gwinner, E. (2006). Stress and the city: Urbanization and its effects on the stress physiology in European blackbirds. *Ecology, 87*, 1945–1952.

Parsons, R., Tassinary, L. G., Ulrich, R. S., Hebl, M. R., & Grossman-Alexander, M. (1998). The view from the road: Implications for stress recovery and immunization. *Journal of Environmental Psychology, 18*, 113–140.

Pennebaker, J. W., & Brittingham, G. L. (1982). Environmental and sensory cues affecting the perception of physical symptoms. In A. Baum & J. E. Singer (Hrsg.), *Environment and health. Advances in environmental psychology* (Bd. 4, S. 115–136). Hillsdale: Erlbaum.

Perkins, D., Wandersman, A., Rich, R., & Taylor, R. (1993). The physical environment of street crime: Defensible space, territoriality and incivilities. *Journal of Environmental Psychology, 13*, 29–49.

Pollack, U. (2007). *Tiere in der Stadt. Die städtische Mensch-Tier-Beziehung. FachbereichSozialwissenschaften.* Dissertation, FU Berlin

Purcell, T., Peron, E., & Berto, R. (2001). Why do preferences differ between scene types? *Environment and Behavior, 33*, 93–106.

Quellette, P., Kaplan, R., & Kaplan, S. (2005). The monastery as a restorative environment. *Journal of Environmental Psychology, 25*, 175–188.

Raanaas, R. K., Evensen, K. H., Rich, D., Sjøstrøm, G., & Patil, G. (2011). Benefits of indoor plants on attention capacity in an office setting. *Journal of Environmental Psychology, 31*, 99–105.

Ratcliffe, E., Gatersleben, B., & Sowden, P. T. (2013). Bird sounds and their contributions to perceived attention restoration and stress recovery. *Journal of Environmental Psychology, 36*, 221–228.

Ratcliffe, E., Gatersleben, B., & Sowden, P. T. (2016). Associations with birds sounds: How do they relate to perceived restorative potential? *Journal of Environmental Psychology, 47*, 136–144.

Raymond, C. M., Brown, G., & Weber, D. (2010). The measurement of place attachment: Personal, community, and environmental connections. *Journal of Environmental Psychology, 30*, 422–434.

Recktor, B. (2003). Gärten für Menschen mit Demenz. Gartenanlage am Demenzzentrum Heidehof in Berlin. *Stadt + Grün, 11*, 19–22.

Regan, C. L., & Horn, S. A. (2005). To nature or not to nature: Associations between environmental preferences, mood states and demographic factors. *Journal of Environmental Psychology, 25*, 57–66.

Reiche, V. (2016). *Meine Pfote wirft keinen Schatten.* Berlin: Insel.

Reichholf, J. H. (2013). Warum Jagd? Folgen des Jagens für Menschen, Tiere, Pflanzen und Landschaften. *TIERethik. Zeitschrift zur Mensch-Tier-Beziehung, 2013*(7), 12–32.

Reichholf, J. H. (2016). Der Mensch, das fremde Wesen. Über das Interesse von Tieren an Menschen. *TIERethik. Zeitschrift zur Mensch-Tier-Beziehung, 2016*(13), 13–29.

Reidl, K., & Schemel, H.-J. (2003). Naturerfahrungsräume im städtischen Bereich – Konzeption und erste Ergebnisse eines anwendungsbezogenen Forschungsprojekts. *Naturschutz und Landschaftsplanung, 35*(11), 325–331.

Reidl, K., Schemel, H.-J., & Blinkert, B. (2005). *Naturerfahrungsräume im besiedelten Bereich. Ergebnisse eines interdisziplinären Forschungsprojektes.* Nürtinger Hochschulschriften 24.

Reis, A. C. (2012). Experiences of commodified nature: Performances and narratives of nature-based tourists on Stewart Island, New Zealand. *Tourist Studies, 12*(23), 305–324.

Rittelmeyer, C. (1994). *Schulbauten positiv gestalten.* Wiesbaden: Bauverlag.

Robinson, E. S. (1928). *The behavior of the museum visitor.* Washington, D.C.: American Associations of Museums (zit. nach Bell et al. 1996, S. 503).

Röhrbein, R. (1986). Wandel städtebaulicher Leitbilder. *Garten + Landschaft, 96*(1), 42–48.

Röhrig, A. (2017). Dichte und Vielfalt. Umwidmung des Deutzer Hafens in Köln. *Forum Wohnen und Stadtentwicklung, 9*(12), 331–333.

Rossmann, P. (2004). *Einführung in die Entwicklungspsychologie des Kindes- und Jugendalters* (4. Nachdruck). Bern: Huber.

Roth, W. (2006). Planungsgrundlagen und Rechtsnormen. In A. Flade (Hrsg.), *Wohnen psychologisch betrachtet* (S. 215–238). Bern: Huber.

Rumjanzewa, M. (2009). *Auf der Datscha. Eine kleine Kulturgeschichte und ein Lesebuch.* Zürich: Dörlemann.

Rummel, D. (2017). Aneignung pur im Restraum und die Justierung des städtischen Freiraums. In T. E. Hauck, S. Hennecke, & S. Körner (Hrsg.), *Aneignung urbaner Räume* (S. 105–126). Bielefeld: transcript.

Russell, J. A., & Snodgrass, J. (1987). Emotion and environment. In D. Stokols & I. Altman (Hrsg.), *Handbook of environmental psychology* (Bd. 1, S. 245–280). New York: Wiley.

Sachverständigenrat für Umweltfragen. (2017). Stellungnahme des SRU zu dem „Entwurf eines Gesetzes zur Umsetzung der Richtlinie 2014/52/EU im Städtebaurecht und zur Stärkung des neuen Zusammenlebens in der Stadt". Februar.

Saebens, H., & Gothe, O. (1982). *Backtorf. Bilder und Geschichten aus dem alten Teufelsmoor.* Worpswede: Worpsweder Verlag.

Saelens, B. E., & Handy, S. L. (2008). Built environment correlates of walking: A review. *Medicine & Science in Sports & Exercise, 40,* S550–S566.

Schemel, H.-J. (1998). Das Konzept der Flächenkategorie „Naturerfahrungsräume" und Grundlagen für die planerische Umsetzung. In H. J. Schemel et al. (Hrsg.), *Naturerfahrungsräume. Angewandte Landschaftsökologie 19* (S. 207–371). Bonn-Bad Godesberg: Selbstverlag.

Schemel, H.-J. (2008). Das Konzept der Städtischen Naturerfahrungsräume und Thesen zu seiner Umsetzung. In H.-J. Schemel & T. Wilke (Bearb.). *Kinder und Natur in der Stadt* (S. 79–92). Bonn Bad Godesberg: Bundesamt für Naturschutz (BFN-Skripten 230).

Schemel, H.-J., & Wilke, T. (Bearb.). (2008). *Kinder und Natur in der Stadt.* Bonn-Bad Godesberg: Bundesamt für Naturschutz (BFN-Skripten 230).

Schneewind, K. A., & Pekrun, R. (1994). Theorien der Erziehungs- und Sozialisati-onspsychologie. In K. A. Schneewind (Hrsg.), *Theorien der Erziehungs- und Sozialisationspsychologie* (S. 3–39). Göttingen: Hogrefe.

Schönhammer, R. (2009). *Einführung in die Wahrnehmungspsychologie. Sinne, Körper, Bewegung.* Wien: facultas wuv.

Schönpflug, W. (1996). Umweltstress. In L. Kruse, C. F. Graumann, & E. D. Lantermann (Hrsg.), *Ökologische Psychologie. Ein Handbuch in Schlüsselbegriffen* (S. 176–180). Weinheim: Psychologie Verlags Union.

Schubert, D. (2015). Stadtplanung – Wandlungen einer Disziplin und zukünftige Herausforderungen. In A. Flade (Hrsg.), *Stadt und Gesellschaft im Fokus aktueller Stadtforschung. Konzepte – Herausforderungen – Perspektiven* (S. 121–176). Wiesbaden: Springer VS.

Schubert, I., Köster, I., & Lehmkuhl, G. (2010). The changing prevalence of attention-deficit/hyperactivity disorder and methylphenidate prescriptions. A study of data from a random sample of insurees of the AOK Health Insurance Company in the German state of Hessen, 2000–2007. *Deutsches Ärzteblatt international, 107*(36), 615–621.

Schultz, P. W. (2000). Empathizing with nature. The effects of perspective taking on concern for environmental issues. *Journal of Social Issues, 56,* 391–406.

Schultz, P. W. (2002). Inclusion with nature: The psychology of human-nature-relations. In P. Schmuck & P. W. Schultz (Hrsg.), *Psychology of sustainable development* (S. 61–78). Dordrecht: Kluwer.

Schultz, P. W., Shriver, C., Tabanico, J. J., & Khazian, A. M. (2004). Implicit connections with nature. *Journal of Environmental Psychology, 24,* 31–42.

Schultz, P. W., & Tabanico, J. J. (2007). Self, identity, and the natural environment. Exploring implicit connections with nature. *Journal of Applied Social Psychology, 37*(6), 1219–1247.

Sebba, R. (1991). The landscapes of childhood. The reflection of childhood's environment in adult memories and in children's attitudes. *Environment and Behavior, 23,* 395–422.

Seel, M. (1991). *Eine Ästhetik der Natur.* Frankfurt: Suhrkamp.

Sezgin, H. (2012). Dürfen wir Tiere für unsere Zwecke nutzen? In Bundeszentrale für politische Bildung (Hrsg.), *Aus Politik und Zeitgeschichte 8–9* (S. 3–8).

Sheets, V. L., & Manzer, C. D. (1991). Affects, cognition, and urban vegetation: Some effects of adding trees along city streets. *Environment and Behavior, 23,* 285–304.

Simeonov, M. (2014). *Die Beziehung zwischen Mensch und Heimtier. Entwicklungen und Tendenzen innerhalb Deutschlands seit der Jahrtausendwende.* Wiesbaden: Springer.

Singh, S. N., Donavan, D. T., Misra, S., & Little, T. D. (2008). The latent structure of landscape perception: A mean and covariance structure modeling approach. *Journal of Environmental Psychology, 28,* 339–352.

Skjaeveland, O., & Gärling, T. (1997). Effects of interactional space on neighboring. *Journal of Environmental Psychology, 17,* 181–198.

Skjaeveland, O., & Gärling, T. (2002). Spatial–physical neighborhood attributes affecting social interactions among neighbors. In J. I. Aragones, G. Francescato, & T. Gärling (Hrsg.), *Residential environments* (S. 183–203). London: Bergin & Garvey.

Skjaeveland, O., Gärling, T., & Maeland, J. G. (1996). A multidimensional measure of neighboring. *American Journal of Community Psychology, 24,* 413–435.

Skogan, W. G. (1990). *Disorder and decline.* New York: Free Press.

Sloterdijk, P. (1985). *Der Zauberbaum.* Frankfurt a. M.: Suhrkamp.

Smardon, R. C. (1988). Perception and aesthetics of the urban environment: Review of the role of vegetation. *Landscape and Urban Planning, 15,* 85–106.

Spitthöver, M. (2009). Nutzung und Akzeptanz von Parkanlagen. Untersuchung zu drei öffentlichen Parks im "Vorderen Westen" Kassels. *Stadt + Grün, 58*(1), 53–60.

Staats, H., Kieviet, A., & Hartig, T. (2003). Where to recover from attentional fatigue: An expectancy-value analysis of environmental preference. *Journal of Environmental Psychology, 23*, 147–157.

Stadt Frankfurt. (Hrsg.). (2017). *Monsterspecht und Dicke Raupe. Komische Kunst im Frankfurter GrünGürtel.* Frankfurt a. M.: Umweltamt.

Stamps, A. E. (2000). *Psychology and the aesthetics of the built environment.* Boston: Academic.

Stein, H. (2010). Oasen in der Steinwüste – Der deutsche Kleingarten zwischen pädagogischer Provinz, ökonomischer Nische und privatem Paradies. In B. Reimers (Hrsg.), *Gärten und Politik. Vom Kultivieren der Erde* (S. 121–136). München: oekom.

Stokols, D. (1990). Instrumental and spiritual views of people-environment relations. *American Psychologist, 45*, 641–646.

Stokols, D. (1992). Establishing and maintaining healthy environments. Toward a social ecology of health promotion. *American Psychologist, 47*, 6–22.

Sullivan, W. C., Kuo, F. E., & DePooter, S. F. (2004). The fruit of urban nature. *Environment and Behavior, 36*, 678–700.

Tang, I.-C., Sullivan, W. C., & Chang, C.-Y. (2015). Perceptual evaluation of natural landscapes: The role of the individual connection to nature. *Environment and Behavior, 47*, 595–617.

Tanner, C. K. (2009). Effects of school design on student outcomes. *Journal of Educational Administration, 47*, 381–399.

Tanner, T. (1980). Significant life experiences: A new research area in environmental education. *The Journal of Environmental Education, 11*(4), 20–24.

Tennessen, C. M., & Cimprich, B. (1995). Views to nature: Effects on attention. *Journal of Environmental Psychology, 15*, 77–85.

Tenngart, C. I., & Hagerhall, C. M. (2008). The perceived restorativeness of gardens. Assessing the restorativeness of a mixed built and natural scene type. *Urban Forestry & Urban Greening, 7*(2), 107–118.

Teutsch, G. M. (1975). *Soziologie und Ethik der Lebewesen. Eine Materialsammlung.* Frankfurt a. M.: Lang.

Tifferet, S., & Vilnai-Yavetz, I. (2017). Phytophilia and service atmospherics: The effect of indoor plants on consumers. *Environment and Behavior, 49*, 814–844.

Toftager, M., Ekholm, O., et al. (2011). Distance to green space and physical activity: A Danish national representative survey. *Journal of Physical Activity and Health, 8*(6), 741–749.

Tyrväinen, L., Ojala, A., Korpela, K., Lanki, T., Tsunetsugu, Y., & Kagawa, T. (2014). The influence of urban green environments on stress relief measures: A field experiment. *Journal of Environmental Psychology, 38*, 1–9.

Ulrich, R. (1983). Aesthetic and affective response to natural environment. In I. Altman & J. F. Wohlwill (Hrsg.), *Behavior and the natural environment* (S. 85–125). New York: Plenum Press.

Ulrich, R. S. (1984). View through a window may influence recovery from surgery. *Science, 224*, 420–421.

Ulrich, R. S., Simons, R. F., Losito, B. D., Fiorito, E., Miles, M. A., & Zelson, M. (1991). Stress recovery during exposure to natural and urban environments. *Journal of Environmental Psychology, 11*, 201–230.

Valtchanov, D., & Ellard, C. G. (2015). Cognitive and affective responses to natural scenes: Effects of low level viszal properties on preference, cognitive load and eye-movements. *Journal of Environmental Psychology, 43,* 184–195.

Van den Berg, A. E., Koole, S. L., & van der Wulp, N. Y. (2003). Environmental preference and restoration: (How) are they related? *Journal of Environmental Psychology, 23,* 135–146.

Van den Berg, A. E., Hartig, T., & Staats, H. (2007). Preference for nature in urbanized societies: Stress, restoration, and the pursuit of sustainability. *Journal of Social Issues, 63,* 79–96.

Van den Berg, A. E., Wesselius, J. E., Maas, J., & Tanja-Dijkstra, K. T. (2017). Green walls for a restorative classroom environment: A controlled evaluation study. *Environment and Behavior, 49,* 791–813.

Vernooij, M. (2009). Beziehungsstrukturen zwischen Menschen und Tier in einer veränderten Gesellschaft. In C. Otterstedt & M. Rosenberger (Hrsg.), *Gefährten – Konkurrenten – Verwandten. Die Mensch-Tier-Beziehung im wissenschaftlichen Diskurs* (S. 158–181). Göttingen: Vandenhoek & Ruprecht.

Virilio, P. (1978). *Fahren, fahren, fahren …* Berlin: Merve.

Walden, R. (2008). *Architekturpsychologie: Schule, Hochschule und Bürogebäude der Zukunft.* Lengerich: Pabst.

Walden, R. (2009). Criteria for the judgment of the quality of school buildings. In R. Walden (Hrsg.), *Schools for the future. Design proposals from architectural psychology* (S. 169–188). Göttingen: Hogrefe & Huber.

Ward Thompson, C. W., Aspinall, P., & Montarzino, A. (2008). The childhood factor: Adult visits to green places and the significance of childhood experience. *Environment and Behavior, 40,* 111–143.

Ward Thompson, C., & Aspinall, P. A. (2011). Natural environments and their impact on activity, health, and quality of life. *Applied Psychology: Health and Well-Being, 3,* 230–260.

Weiland, U. (2015). Stadtökologie – zum Verhältnis von Stadt und Umwelt. In A. Flade (Hrsg.), *Stadt und Gesellschaft im Fokus aktueller Stadtforschung. Konzepte – Herausforderungen – Perspektiven* (S. 177–210). Wiesbaden: Springer VS.

Wells, N. M. (2000). At home with nature. Effects of "greenness" on children's cognitive functioning. *Environment and Behavior, 32,* 775–795.

Wells, N. M., & Evans, G. W. (2003). Nearby nature. A buffer of life stress among rural children. *Environment and Behavior, 35,* 311–330.

Werner, C. M., & Altman, I. (1998). A dialectical/transactional framework of social relations: Children in secondary territories. In D. Görlitz, H. J. Harloff, G. Mey, & J. Valsiner (Hrsg.), *Children, cities, and psychological theories. Developing relationships* (S. 123–154). Berlin: De Gruyter.

White, E. V., & Gatersleben, B. (2011). Greenery on residential buildings: Does it affect preferences and perception of beauty? *Journal of Environmental Psychology, 31,* 89–98.

White, M. P., Pahl, S., Ashbullly, K., Herbert, S., & Depledge, M. H. (2013). Feelings of restoration from recent nature visits. *Journal of Environmental Psychology, 35,* 40–51.

Whitehouse, S., Varni, J. W., Seid, M., Cooper-Marcus, C., Ensberg, M. J., Jacobs, J. R., & Mehlenbeck, R. S. (2001). Evaluating a children's hospital garden environment: Utilization and consumer satisfaction. *Journal of Environmental Psychology, 21,* 301–314.

Wilhelm, H.-J. (2003). Gemeinsame Freiräume für Senioren und Studenten. *Stadt + Grün, 2003*(11), 23–25.

Williams, K., & Harvey, D. (2001). Transcendant experience in forest environments. *Journal of Environmental Psychology, 21,* 249–260.

Wohlwill, J. F. (1983). The concept of nature: A psychologist's view. In I. Altman & J. F. Wohlwill (Hrsg.), *Behavior and the natural environment* (S. 5–37). New York: Plenum Press.

Wolbert, K. (2001). Natur. Fluchtziel, Ursprungsquell und sensualistischer Projektionsraum. In K. Buchholz, R. Latocha, H. Peckmann, & K. Wolbert (Hrsg.), *Die Lebensreform. Entwürfe zur Neugestaltung von Leben und Kunst um 1900* (Bd. 2, S. 185–186). Darmstadt: Häusser.

Wyles, K. J., Pahl, S., Thomas, K., & Thompson, R. C. (2016). Factors that can undermine the psychological benefits of coastal environments: Exploring the effect of tidal state, presence, and type of litter. *Environment and Behavior, 48,* 1095–1148.

Yildirim, K., Akalin-Baskaya, A., & Celebi, M. (2007). The effects of window proximity, partition height, and gender on perceptions of open-plan offices. *Journal of Environmental Psychology, 27,* 154–165.

Yuen, B. (1996). Use and experience of neighborhood parks in Singapore. *Journal of Leisure Research, 28,* 293–311.

Zelenski, J. M., Dopko, R. L., & Capaldi, C. A. (2015). Cooperation is in our nature: Nature exposure may promote cooperative and environmentally sustainable behavior. *Journal of Environmental Psychology, 42,* 24–31.

Zelenski, J. M., & Nisbet, E. K. (2014). Happiness and feeling connected: The distinct role of nature relatedness. *Environment and Behavior, 46,* 3–23.

Ziesenitz, A. (2010). *Die Natur als Erholungs(t)raum? Ein empirischer Vergleich von virtueller und physischer Natur.* Dissertation, Universität Kassel. urn:nbn:de:hebis:34-2010011131639.

Zinnecker, J. (2001). *Stadtkids. Kinderleben zwischen Straße und Schule.* Weinheim: Juventa.

Zuckerman, M. (1994). *Behavioral expressions and biosocial bases of sensation seeking.* Cambridge: Cambridge University Press.

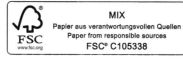